实用放射卫生培训系列教材

总主编 朱宝立 主审 余宁乐

电离辐射防护基础

DIANLI FUSHE FANGHU JICHU

主编 王进 孙亮

U0396053

苏州大学出版社
Soochow University Press

图书在版编目(CIP)数据

电离辐射防护基础 / 王进,孙亮主编. — 苏州:
苏州大学出版社,2022.12
实用放射卫生培训系列教材
ISBN 978-7-5672-4268-5

Ⅰ.①电… Ⅱ.①王… ②孙… Ⅲ.①电离辐射—辐
射防护—教材 Ⅳ.①R14

中国国家版本馆 CIP 数据核字(2023)第 000186 号

书　　名:	电离辐射防护基础
主　　编:	王　进　孙　亮
责任编辑:	赵晓嬿
装帧设计:	刘　俊
出版发行:	苏州大学出版社 (Soochow University Press)
社　　址:	苏州市十梓街 1 号　邮编:215006
印　　刷:	镇江文苑制版印刷有限责任公司
邮购热线:	0512-67480030
销售热线:	0512-67481020
开　　本:	787 mm×1 092 mm　1/16　印张:17.75　字数:421 千
版　　次:	2022 年 12 月第 1 版
印　　次:	2022 年 12 月第 1 次印刷
书　　号:	ISBN 978-7-5672-4268-5
定　　价:	60.00 元

图书若有印装错误,本社负责调换
苏州大学出版社营销部　电话:0512-67481020
苏州大学出版社网址　http://www.sudapress.com
苏州大学出版社邮箱　sdcbs@suda.edu.cn

"实用放射卫生培训系列教材"编委会

《电离辐射防护基础》编写组

主　编　王　进（江苏省疾病预防控制中心）
　　　　孙　亮（苏州大学）

副主编　杨小勇（江苏省疾病预防控制中心）
　　　　张友九（苏州大学）
　　　　马加一（江苏省疾病预防控制中心）

编　者（按姓氏音序排列）
　　　　蔡鹏飞（江苏省肿瘤医院）
　　　　陈　娜（苏州大学）
　　　　党　鹏（江苏省疾病预防控制中心）
　　　　窦建瑞（扬州市疾病预防控制中心）
　　　　冯子雅（江苏省疾病预防控制中心）
　　　　马加一（江苏省疾病预防控制中心）
　　　　史晓东（江苏省疾病预防控制中心）
　　　　孙　亮（苏州大学）
　　　　王　进（江苏省疾病预防控制中心）
　　　　杨小勇（江苏省疾病预防控制中心）
　　　　张友九（苏州大学）
　　　　周媛媛（江苏省疾病预防控制中心）

秘　书　李圣日（江苏省疾病预防控制中心）
　　　　祁　浩（南京医科大学）

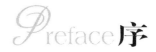

Preface 序

随着 X 射线和放射性核素的发现，人类对电离辐射的认知和应用取得了快速发展。我国核与辐射技术广泛应用于医学、工业、农业、国防等诸多领域，为社会进步与经济发展做出了诸多贡献。然而，若缺少对电离辐射的科学控制措施，可能造成辐射危害，威胁生命健康，甚至发生严重的放射事故，危害环境安全，造成人员伤亡和财产损失。有鉴于此，一些国际权威组织出版了一系列的辐射防护指南。如国际放射防护委员会明确了辐射防护的指导方针、原则与方法，为世界各国制定放射防护法规与标准提供了基本依据。在我国，国务院于 1989 年颁布了《放射性同位素与射线装置安全和防护条例》，卫生部于 2006 年颁布了《放射诊疗管理规定》，对放射卫生相关检测提出了框架性要求。此外，全国放射卫生防护标准委员会也针对放射卫生检测制定了一系列标准，用以规范具体检测工作。

但随着电离辐射在医疗和工业领域应用日趋增多，应用形式日新月异，各类新型放射设备层出不穷，这也对放射诊疗和工业射线装置的放射防护检测提出新的要求。同时，随着放射诊疗技术对临床医务工作者的支持作用不断增加，放射诊疗设备的应用直接影响临床医疗行为和生命健康。因此，放射诊疗设备的质量也成为影响医疗质量安全的重点问题。

江苏省疾病预防控制中心联合苏州大学放射医学与防护学院组织编写了这套"实用放射卫生培训系列教材"。本套教材编委汇聚了从事放射医学和电离辐射剂量学等专业的教学科研人员以及放射卫生技术服务机构管理工作的从业者，以适应社会需求为目标，以培养技术能力为主线，以"实用"为第一准则，以放射卫生技术服务机构和包括核技术工业应用检测范围的职业卫生技术服务机构相关人员为施教对象，深入浅出地介绍了放射电离辐射检测技术、放射诊疗设备检测方法、工业核技术应用检测方法、放射卫生技术服务机构质量控制等内容，充分体现了基础理论和实际应用相结合的内容体系，并系统地按照认知规律兼顾检测实用的原则安排知识体系。佳文共欣赏，疑义相与析。我特别推荐此套书给相关医学从业者和从事医疗健康相关行业的科研人员学习、讨论与交流。

是以为序，与读者共飨。

南京医科大学原校长

中国工程院院士

沈洪兵

2022 年 9 月 7 日

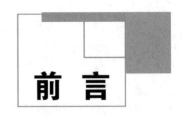

前 言

　　电离辐射是广泛存在于宇宙和人类生存环境中的自然现象。自 19 世纪末伦琴发现 X 射线以来，电离辐射研究不断深入，应用领域不断拓展。同时，电离辐射是把双刃剑，一方面医学上可以用它来诊断和治疗疾病，另一方面大剂量电离辐射又会对机体造成损伤。我们既要充分利用它来造福人类，又要严防它的危害。随着对辐射损伤认识的逐步深入和新技术的发展，辐射安全和防护的重要性得到了进一步的确认，相关的研究也取得了很大进展。例如，核辐射探测器研究从开始到现在经历了 100 多年的历史，其作为实验核物理技术的分支，对核物理的发展具有重要作用。掌握电离辐射基础知识，做好辐射防护工作，制定并实施科学有效的防护措施，是使核能和核技术得到广泛应用的保障。

　　本册书是编者在长期从事放射防护实践及教学研究的基础上撰写而成的，主要内容着眼于电离辐射的基本理论，介绍了电离辐射的产生、常用量与单位、辐射及辐射场的性质、放射毒物基础、电离辐射测量及定量技术等问题，希望能为放射卫生相关领域及放射卫生技术服务机构的专业人员掌握原子核和电离辐射的基础知识、放射生物学效应、放射化学基础及主要探测器的工作原理提供有益的帮助和参考，增强分析和解决电离辐射测量、辐射防护相关领域问题的基本能力，为后续的放射卫生防护及放射卫生检测与评价工作打下牢固的基础。

　　由于编者的知识和水平有限，本册书不免存在一些问题和不足，请予谅解，敬请广大读者提出意见。

2022 年 12 月 28 日

主要内容简介

本册书是实用放射卫生培训系列教材的第 1 册。本册从理论与实践相结合的角度，以核辐射物理学、辐射剂量学、放射化学和放射生物学基本理论为基础，讨论了常见辐射源和辐射测量原理等方面的应用，为后续分册内容的展开提供预备知识。

本册共分为 6 章：第 1 章原子核物理基础介绍了原子组成和基本特性、核衰变与放射性、核反应和辐射基本概念等；第 2 章电离辐射剂量学基础着眼于电离辐射场、射线与物质的相互作用和剂量学指标体系；第 3 章放射毒理学主要介绍放射性核素进入机体后的损伤效应及放射性核素内污染的急救和处理；第 4 章放射化学基础主要介绍放射化学基本概念、分离方法与放射性元素化学；第 5 章放射生物学基础从生物学及人体各个系统辐射损伤等方面进行了描述；第 6 章辐射测量及定量基础主要从辐射的可探测性及辐射测量的发展趋势等方面开展阐述。

本册在注重理论的前提下结合了相关应用，可作为核与辐射技术应用单位人员入门的学习书籍，以及相关领域科研人员和技术人员的参考书籍。

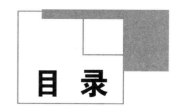

目 录

第1章 原子核物理基础

在对电离辐射现象进行深入了解之前，我们首先应该对物质的基本构成——原子及其最重要的部分原子核有基本的了解。

人类对物质的微观结构的了解，是一个循序渐进的过程。人们在上古时代就提出过"物质是否无限可分"这样的问题，但是对其进行科学探索却始于近代，对这一命题的探索引领人类认识了微观粒子及其伴随的放射性现象。本章从物质微观结构的发现开始，对原子核的组成、原子核的基本性质、原子核反应的物理基础进行初步介绍，为以后章节的讨论准备必要的知识。

1.1 原子的基本组成

1.1.1 物质微观结构的发现

在古代，人们通常认为物质是由基本元素构成的，如东方认为物质是由金、木、水、火、土构成的，古希腊认为物质是由土、气、水、火构成的。古希腊唯物主义哲学家德谟克利特在继承其导师留基伯原子论的基础之上认为，物质是由原子和虚空所构成的。他认为原子是一种最后不可分割的物质微粒，原子之间并不完全一样。这也奠定了古代原子论的基础。德谟克利特所提出的原子论是基于经验的，是一种哲学思辨而非科学实验。

现代原子论的奠基人是道尔顿。道尔顿在 1803 年基于当时已有的物理实验，再次提出物质世界的最小单位是原子，认为原子是单一的、独立的、不可被分割的，在化学变化中保持稳定状态的最小单位。道尔顿随后所著的《化学哲学新体系》全面阐述了原子论，根据原子论解释了当时已知的物理现象，同时对氧、氢、氮、碳、硫、磷以及许多金属元素的性质进行了分析，并首先测定了一些元素的基本信息。道尔顿的重要发现使得原子论从哲学领域进入科学领域，他的发现代表了科学原子论的形成。

在原子论提出后，威廉·普罗特主张原子是由单位粒子组成的，其单位就是氢原子。但是氯元素的原子量被测得为氢原子量的 35.5 倍，该理论对此无法予以解释，所以被放弃。自此以后，许多原子微观模型陆续出现。1871 年，德国物理学家威廉·韦伯提出原子是由一个带正电的亚原子粒子与一个带负电的核心物质所组成的，质量非常微小的亚原子微粒围绕质量非常大的核心物质进行圆周运动。1874 年，爱尔兰物理学家乔治·斯托尼通过研究电解现象得出了电量是离散的这一结论，这意味着自然界存在着基本电荷，其基本电量为氢原子所带电量，与电解物质的种类无关。于是他在 1891

年提议，将基本电荷命名为电子。19 世纪，多位物理学者开展的阴极射线的实验为电子的发现奠定了基础，其中包括麦克尔·法拉第、卢木考夫·海因里希、盖斯勒·海因里希、尤利乌斯·普吕克、欧根·戈尔德斯坦等。1897 年，英国剑桥大学卡文迪许实验室的约瑟夫·汤姆孙重做了 1883 年赫兹的实验，发现阴极射线会在电场中偏转，从而计算了电子的电荷-质量比。由于这个数值与阴极的物质及阴极射线管内气体无关，因此汤姆孙推断阴极射线的粒子源是阴极附近被强电场分解的气体原子。他从测定的数值推断，这种粒子质量很小，电荷很大，其质量与电解单位电荷相同，为氢原子的千分之一，汤姆孙称之为"微粒"。不久之后，乔治·费斯杰罗对此结论表示不同意，他认为阴极射线粒子就是自由电子。汤姆孙团队还发现光电效应、热离子发射等物理现象中涉及的粒子都是电子，他被公认为是电子的发现者，电子是人类发现的第一种基本粒子。

1896 年 2 月 26 日和 27 日，法国物理学家亨利·贝可勒尔本打算用包好的铀和感光底片进行实验，以证明铀能发出荧光，却意外发现铀矿石可以使照相底片在黑暗环境中曝光（图 1.1）。这是人类第一次发现放射性现象。

当时，贝可勒尔的研究生玛丽·居里利用其丈夫皮埃尔·居里的验电器，证明了铀矿石所发出的射线可以使样品周围的空气导电。这向人们第一次揭露了电离辐射的性质。她还成功地分离出了钋和镭两种元素，向人们揭示了放射性核素的真相。为此她获得了 1903 年的诺贝尔物理学奖和 1911 年的诺贝尔化学奖。1899 年，欧内斯特·卢瑟福通过让铀矿石发射出的射线在磁场中偏折，发现贝可勒尔实验中实际上发出了两种射线，他将带正电的射线命名为 α 射线，组成它的是 α 粒子，将带负电的射线命名为 β 射线，并于 1900 年证明 β 射线与汤姆孙计算得到的电子的电荷-质量比相同，两者为同一种粒子。1903 年，他发现还有另外一种射线不带电荷，将它命名为 γ 射线。1914 年，卢瑟福通过观察伽马射线在晶体表面的反射发现它是一种电磁波，也就是一种波长极短的光。

随着电子的发现，人们发现原子是可分的，电子是原子的组成部分，因此提出了第一种原子模型——汤姆孙模型，或被称为葡萄干布丁模型。该模型认为原子中电子悬浮于均匀分布的正电荷物质内，如同葡萄干散布于布丁中一般（图 1.2）。

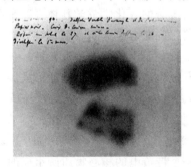

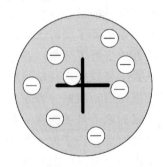

图 1.1　贝可勒尔发现放射性的底片　　　　图 1.2　原子的汤姆孙模型

1909 年，卢瑟福实验室的汉斯·盖革和欧内斯特·马斯登将 α 射线照射在几个原子厚度的薄铂金箔上，发现绝大部分 α 射线通过铂金箔时路径都没有发生改变，而少数射线发生了很大角度的方向改变。1911 年，欧内斯特·卢瑟福发表了卢瑟福模型，认为原子的大多数质量都集中于一个很小的区域，这个区域带有正电荷被称为原子核，原子核周围是围绕原子核运动的电子。1913 年，正在英国曼彻斯特大学工作的尼尔斯·玻尔，在卢瑟福工作的基础上提出了玻尔原子模型（图 1.3），他认为在氢原子中电子围绕着原子核进行圆周运动，轨道中运动的电子的角动量大小是离散的。这些离散的值被称为电子的轨道，电子在不同的离散值之间变化称为轨道跃迁。玻尔原子模型在理论上并不完善，在马克斯·普朗克引入量子的概念及埃尔温·薛定谔、维尔纳·海森堡等科学家提出量子力学以后，原子模型才日趋完善。但是，玻尔原子模型中很多术语由于具有直观性且和实验结果有良好的吻合，依旧得到了广泛的使用。

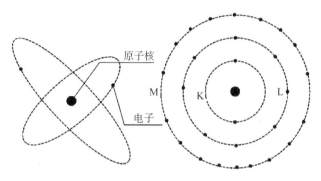

图 1.3　玻尔原子模型

人类对微观世界的认知并没有止步于对原子的发现。长期以来，人们发现氢原子似乎能作为其他原子的组成部分。早在 1815 年，威廉·普鲁特就提出所有原子均由氢原子组成。1886 年，欧根·戈尔德斯坦发现了运河射线，也就是阳极射线，并且证明这种射线带正电荷且具有与阴极射线不同的电荷-质量比，根据产生它们的气体的不同，电荷-质量比也不同。汤姆孙在发现电子以后，并没有用单个粒子来识别它们，但是1898 年，威廉·维恩注意到氢离子是离子化气体中电荷-质量比最高的粒子。在 1911 年卢瑟福发现原子核后，安东尼·范登布洛克提出元素周期表中每个元素的位置对应于其原子核的电荷数，也就是核电荷数。亨利·莫斯利在 1913 年使用 X 射线光谱通过实验证实了这一点。1917 年，卢瑟福证明氢原子核存在于其他原子核中，并于 1919 年和1925 年报告了自己的发现。受到普鲁特的影响，也为了区别于作为氢元素的中性氢原子，卢瑟福给作为基本粒子的带一个基本电荷单位正电的氢原子核重新命名，称其为质子。

1920 年前后，英国格拉斯哥大学的放射化学家弗雷德里克·索迪研究了到 1910 年为止科学家发现的介于铀和铅之间的四十几种放射性元素，但是根据元素周期表，这两个元素间只有 11 种元素，于是索迪将化学性质相同的元素归为一类，称为同位素。他因此获得了 1921 年的诺贝尔化学奖。不仅如此，1901 年索迪和卢瑟福还发现放射性钍可以自发转变为镭，这是人类第一次发现一种原子可以自发转变为另一种原子，现在这一过程一般叫作原子核的衰变。随后，1919 年卢瑟福用放射性衰变产生的 α 粒子轰击氮气，首次通过人工原子核反应制得氧-17。

虽然人们已经观察到了原子核的反应，但是此时科学界普遍认为原子核是由质子和电子组成的，β射线就是原子核放出的电子，这就是核内电子假说。1920年，卢瑟福预言了质量与质子质量相同的中性粒子，并于1921年和威廉·哈金斯分别独立地将这种粒子命名为中子。卢瑟福与威廉·哈金斯从1921年起就在寻找这种中性粒子，但是随着实验的深入反而得到了越来越多不符合核内电子假说的实验结果。同时，随着量子力学的发展，人们也发现核内电子假说并不能很好地被量子力学所解释。1931年，伽莫夫汇总了前人的研究成果，系统地对核内电子假说提出了质疑。1930年，瓦尔特·博特和赫伯特·贝克尔在德国吉森发现轻元素如铍、硼、锂受到钋源的高能α射线照射会产生具有异常穿透力的射线。他们同时观测到所产生的射线与α射线不同，并不会受到电场的影响，当时推测其可能是γ射线，但是这种射线的一些实验细节与γ射线并不相同，其穿透能力甚至比γ射线更强。1932年，约雷纳·居里与弗里德里克·居里在巴黎发现石蜡等富含氢化合物的物质受到这种未知射线辐照会释放出能量非常高的质子。当时在罗马的青年物理学家埃托雷·马约拉纳认为与质子发生作用的射线应该是一种全新的中性粒子。在听说了巴黎实验结果后，卡文迪许实验室的卢瑟福和查德威克都不认为这种射线会是γ射线。在诺曼·费色的帮助下，查德威克通过实验证明了这种射线并不是γ射线，而是由与质子质量差不多的中性粒子构成的，这种粒子就是中子。查德威克因为发现中子而获得1935年诺贝尔物理学奖。至此，人们确定了原子核是由质子和中子所组成的。

1934年，恩里科·费米和他的同事在研究中子撞击原子序数为92的铀原子时，认为其产生了93个质子及94个质子的元素，但是其他科学家在重复他们的实验时，却得到了不同的结果。德国物理学家奥托·哈恩和弗里德里希·斯特拉斯曼在1938年12月的论文中说明他们用中子撞击铀发现了钡元素，哈恩因为发现了重原子核的核裂变而获得1944年的诺贝尔化学奖。

随着量子力学的发展，1927年12月，英国物理学家保罗·狄拉克提出了电子的相对论方程，即狄拉克方程。但是，他发现等式中除了一般的电子以外，还有能量为负的负能级电子，而且负能级无穷多。为了解释这种现象，狄拉克提出真空是充满负能量电子的海，称为"狄拉克之海"。沿着这个想法，他预言了电荷为正、质量与电子相同的粒子，也就是正电子。1932年，美国物理学家卡尔·安德森在实验中证实了正电子的存在。狄拉克本人在他1933年获得诺贝尔物理学奖的演讲中，预言了反质子和其他反物质的存在。

与此同时，理论物理学也在飞速发展。1930年，通过对β衰变中电子能量分布的研究，英国物理学家沃尔夫冈·泡利预言了一种不带电的小质量粒子的存在。1934年，费米将其命名为中微子。1934年，日本物理学家汤川秀树预测了介子的存在及其近似质量。与此同时，实验物理学也有不少收获。1936年，美国物理学家卡尔·安德森在宇宙射线中发现带正电荷或负电荷的粒子，并将其命名为μ介子，但是他很快发现该粒子并不参与强相互作用，而将其改名为μ子。1947年，塞西尔·鲍威尔、塞萨尔·拉特斯和朱塞佩·奥基亚利尼合作在英国布里斯托尔大学发现了第一个真正的介子，即带电的π介子。同年，为了研究微观物质世界的构成，人们制造了用强电场加速带电粒子的装置，称其为加速器。1928 年，德国亚琛工业大学建造了第一台直线加速器。1931
年，美国加州大学伯克利分校利用带电粒子会在磁场中回旋的特性，建造了第一台回旋
加速器，通过这些加速器让高速粒子互相碰撞来研究基本粒子间的相互作用及它们的组
成，乃至制造新的粒子。1948 年，拉特斯和尤金·加德纳利用美国加州大学伯克利分
校的粒子加速器，用 α 粒子轰击碳原子并成功制造了 π 介子。从此，粒子的发现进入了
快车道，一种又一种的新粒子在宇宙射线和加速器的粒子流中被发现，但人们不知道这
些新发现的粒子中哪些是基本粒子，哪些是由其他粒子所组成的，时代呼唤着理论物理
学的进步。1954 年，杨振宁和罗伯特·米尔斯划时代地提出了杨-米尔斯理论。基于这
套理论，1961 年，希尔登·格拉肖将弱相互作用和电磁力统一起来。随后在 1964 年，
盖尔曼和乔治·茨威格提出了夸克模型。1973 年到 1974 年，物理学家终于在夸克模型
中将强相互作用与弱相互作用相统一，形成了现在的被普遍接受的粒子物理标准模型。

1.1.2　原子的基本性质

在玻尔模型中，核外电子都在原子核外固定的轨道上运动。在现代量子力学模型
中，原子核外的电子并没有固定的轨道，甚至没有固定的空间位置。它们运动的特征需
要用量子力学的波函数来表示。波函数代表着电子出现在空间特定位置的概率，电子就
像是弥散在原子核周围的云，因此被称为电子云。描述不同运动状态的电子，需要用到
不同的量子数，这些量子数不能连续取值，只能取离散值。而且，电子作为典型的费米
子，遵守量子力学的泡利不相容原理，即没有两个电子可以在同一时间共享相同的量子
态，也就是说不可能有两个电子所有量子数均相同。不同量子数的电子能量有高有低，
如同水往低处流一样，电子总是倾向于占据能量更小的量子态，每个量子态能够占据的
电子只有一个，每层根据次要量子数的不同，量子数可以取值的范围不同，能容纳的电
子数量也是有限的。描述核外电子的量子数一共有三个，其中最重要的就是主量子数
n，它决定了电子的分层。主量子数越小，电子越容易出现在靠近原子核的位置，其势
能也就越低。从靠近原子核往外分别是第 1 层、第 2 层、第 3 层……一直到第 n 层。主
量子数为 1 的轨道又称为 K 层轨道，主量子数为 2 的轨道称为 L 层轨道，依此类推。
每一层能容纳的电子数是有限的，最多容纳 $2n^2$ 个电子。电子首先填充主量子数较低的
轨道，主量子数较低的轨道全部填满以后，才填充主量子数较高的轨道。因此，原子只
有最外层轨道上有空位，而除最外层轨道以外的所有内层轨道全部被填满。

电子的第二个量子数是角量子数 l。在同一层内，根据角量子数的不同，电子层还
能细分成亚电子层。由内而外，角量子数分别为 0，1，2，3，4，5，6。每个亚电子层
能容纳的电子数如表 1.1 所示。电子的角量子数必定小于主量子数，角量子数可以取值
的范围是从 0 到 $n-1$，也就是说，K 层电子只有一个 s 亚层，角量子数为 0；L 层电子
有 s、p 两个亚层，角量子数分别为 0 和 1；M 层电子有 s、p、d 三个亚层，角量子数分
别为 0，1 和 2。

电子的第三个量子数是自旋量子数 j。自旋是电子的内禀属性，它能取值的范围与
轨道角动量有关，所以自旋角动量可以取值的范围是 $j=|l\pm1/2|$。因此，s 层电子的
自旋量子数只可能取 1/2；p 层电子角量子数是 1，自旋量子数可以取 1/2 和 3/2；d 层

电子角量子数是 2，自旋量子数只能取 3/2 和 5/2；以此类推。每个电子轨道都有主量子数 n、角量子数 l 和自旋量子数 j 三个轨道量子数，可以容纳两个自旋相反的电子。电子可以在不同轨道之间跃迁，并将不同轨道之间的能量差以 X 射线的形式发出，由于原子核外电子轨道能级与原子核性质有关，因此其被称为原子的特征 X 射线，如图 1.4 所示。

表 1.1   原子的亚电子层

由内而外的亚电子层次序	亚电子层名称	角量子数	可容纳电子数
1	s	0	2
2	p	1	6
3	d	2	10
4	f	3	14
5	g	4	18

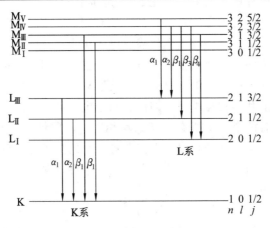

图 1.4   原子的特征 X 射线

电子吸收能量后能从主量子数较低的轨道跃迁到主量子数较高的轨道，如果主量子数较低的轨道上出现空位，主量子数较高的轨道上的电子也可以跃迁到主量子数较低的轨道上去，并且放出能量。

1.1.3   原子核的基本性质

1.1.3.1   原子核的电荷

原子核是由质子和中子组成的。质子和中子统称核子。不同的原子核所含的核子数目不同。原子核所含核子总数称为原子核的质量数，用 A 表示。由于中子不带电，质子带一个单位正电荷，因此原子核内质子数也就是原子核的核电荷数。1931 年，莫塞莱就提出了确定核电荷数的经验公式。他发现元素放出的特征 X 射线频率 ν 与原子序数 Z 之间存在以下经验关系：

$$\sqrt{\nu} = AZ - B \tag{1.1}$$

式中，A、B 都是常量，通过测量已知元素，可以知道 $A \approx 5.2 \times 10^7$ s$^{-1/2}$，$B \approx 1.5 \times 10^8$ s$^{-1/2}$。只要测得元素的特征 X 射线频率，就可以利用该经验公式计算原子的核电荷数，从而推断元素的种类，如 43 号元素锝、61 号元素钷、85 号元素砹、87 号元素钫。

自然界中存在除 43 号元素锝、61 号元素钷、93 号元素镎以外的全部 1～94 号元素。截止到 2010 年，人们已经合成了所有核电荷数小于 118 的元素，也就是元素周期表内第 1 到第 7 周期的全部元素。

1.1.3.2　原子核的质量

原子核的质量是原子质量与核外电子质量之差（忽略核外电子的结合能）。原子核的质量可以用质谱仪测量带电粒子的电荷-质量比来测得。其原理是带电粒子在磁场中会发生偏转，如果已知磁场的磁感应强度 B，加速电压 V，再测量带电粒子在磁场中偏转的半径 R，可知其电荷质量比为：

$$\frac{q}{M} = \frac{2V}{B^2 R^2} \tag{1.2}$$

从而得到原子的质量为：

$$M = \frac{q B^2 R^2}{2V} \tag{1.3}$$

由于原子的质量是一个非常微小的物理量，因此通常不能用克或者千克做原子质量的单位，原子质量单位定义如下：

$$1 \text{ u} = {}^{12}\text{C 原子质量的} \frac{1}{12} = 1.660\,538\,7 \times 10^{-27} \text{ kg} \tag{1.4}$$

因此一个 ^{12}C 原子的质量就是 12 u。

能量和质量都是物质的。爱因斯坦的质能方程揭示了其相对关系：

$$E = mc^2 \tag{1.5}$$

其中，c 是真空中的光速。当物体的质量发生变化时，其能量也会发生变化，质量在一定条件下可以转化成能量；反之，能量在一定条件下可以转化成质量。对于宏观世界，我们可以计算 1 g 质量能转化出的能量约为 $8.987\,551\,79 \times 10^{13}$ J，折算成电力约为 25 GW·h，这相当于 2 800 吨标准煤燃烧产生的热量。由此可见，如果不涉及核反应，在宏观世界中我们很难察觉质量的变化。对于微观世界，我们可以将原子质量单位写作：

$$1 \text{ u} = 1.492\,418 \times 10^{-10} \text{ J} \tag{1.6}$$

原子核物理学中常用电子伏特（eV）作为能量单位，1 eV 的定义是 1 个电子在真空中通过 1 V 电势差所获得的动能：

$$1 \text{ eV} = 1.602\,176\,46 \times 10^{-19} \text{ J} \tag{1.7}$$

相应的千电子伏（keV）、兆电子伏（MeV）、吉电子伏（GeV）也是常用的能量单位：

$$1 \text{ keV} = 10^3 \text{ eV}$$
$$1 \text{ MeV} = 10^6 \text{ eV}$$
$$1 \text{ GeV} = 10^9 \text{ eV} \tag{1.8}$$

在原子核物理学中，我们也可以用能量来表示质量，这时候原子质量单位可以写作：

$$1\text{ u} = 931.5\text{ MeV} \tag{1.9}$$

类似地，我们可以计算得到电子、质子、中子的质量和能量，如表 1.2 所示。

表 1.2　一些粒子的质量和能量

粒子	静止质量/u	能量/MeV
电子 e	0.000 548	0.511
质子 p	1.007 276	938.272
中子 n	1.008 665	939.565
氘核 d	2.013 553	1 875.613
氚核 t	3.015 501	2 808.921
氦核 α	4.001 506	3 727.379

1.2　放射性和核的稳定性

1.2.1　原子核的结合能与原子核的稳定性

我们可以从表 1.2 看到，质子和中子的质量都大于原子质量单位，这意味着当质子和中子结合形成原子核时会放出能量。原子核的总质量小于组成它的核子的质量之和。以氦核（^{4}He）为例，其组成为 2 个质子和 2 个中子，质量之和为 $2m_p + 2m_n$，与氦核质量 m_{He} 之差为：

$$\Delta m_{He} = (2m_p + 2m_n) - m_{He} = 0.030\ 377\text{ u} = 28.30\text{ MeV} \tag{1.10}$$

如果核素 $^A_Z X$ 的质量 $m(Z, A)$ 以原子质量单位表示，其数值将非常接近其质量数，我们定义核素的质量过剩为：

$$\Delta(Z, A) \equiv m(Z, A) - A \tag{1.11}$$

一些核素的原子质量与质量过剩如表 1.3 所示。

表 1.3　一些核素的原子质量与质量过剩

粒子/元素	质量数（A）	原子质量（m）/u	质量过剩（Δ）/MeV
n	1	1.008 665	8.071
H	1	1.007 825	7.289
	2	2.014 102	13.136
	3	3.016 049	14.950
He	3	3.016 029	14.931
	4	4.002 603	2.425
Li	6	6.015 122	14.086
	7	7.016 004	14.908

粒子/元素	质量数（A）	原子质量（m）/u	质量过剩（Δ）/MeV
Be	9	9.012 183	11.348
C	12	12.000 000	0.000
	14	14.003 242	3.020
N	14	14.003 074	2.863
O	16	15.994 915	−4.737
Al	27	26.981 538	−17.197
Fe	56	55.934 942	−60.601
U	235	235.043 922	40.913
	238	238.050 784	47.305

我们将核子在结合成原子核时由于质量亏损产生的能量叫作原子核的结合能 B，核素 $_Z^A X$ 的原子核结合能为：

$$B(Z,A)=Zm_p+(Z-A)m_n-m(Z,A) \qquad (1.12)$$

不同原子核的结合能也是不同的，这不但是因为不同原子核结合的核子数不同，也由于原子核本身的结构导致了每个核子的结合能的平均值是不同的。一般地说，核子数 A 越大，原子核结合能 B 也越大。原子核中每个核子结合能的平均值称为比结合能，用 ε 表示。

$$\varepsilon=\frac{B}{A} \qquad (1.13)$$

一些原子核的结合能与比结合能如表 1.4 所示。

表 1.4　一些原子核的结合能与比结合能

核素	结合能（B）/MeV	比结合能（ε）/MeV	核素	结合能（B）/MeV	比结合能（ε）/MeV
^{2}H	2.224	1.112	^{17}F	128.22	7.54
^{3}He	7.718	2.573	^{19}F	147.80	7.78
^{4}He	28.30	7.07	^{40}Ca	342.05	8.55
^{6}Li	31.99	5.33	^{56}Fe	492.3	8.79
^{7}Li	39.24	5.61	^{107}Ag	915.2	8.55
^{12}C	92.16	7.68	^{129}Xe	1 087.6	8.43
^{14}N	104.66	7.48	^{131}Xe	1 103.5	8.42
^{15}N	115.49	7.70	^{132}Xe	1 112.4	8.43
^{15}O	111.95	7.46	^{208}Pb	1 636.4	7.87
^{16}O	127.61	7.98	^{235}U	1 783.8	7.59
^{17}O	131.76	7.75	^{238}U	1 801.6	7.57

我们以原子核核子数 A 与比结合能 ε 为轴得到图 1.5。

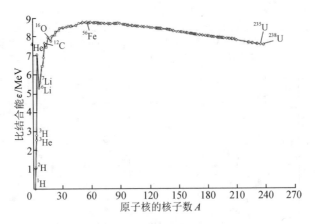

图 1.5 原子核内核子的比结合能

从图中我们可以得出以下结论：

（1）由于结合能是核子结合过程中放出的能量，每个核子结合时放出能量的平均值越大，核子的能级越低，越稳定。

（2）根据能量最低原理，核子数少于 ^{56}Fe 的原子核在结合过程中能够放出能量；而核子数大于 ^{56}Fe 的原子核在分裂过程中能够放出能量。因此，位于曲线两端的 H 和 U 两种元素分别在结合和分裂时产生的能量最大，这就是核聚变和核裂变的理论基础。

（3）当核子数较少时，核子数是 4 的整数倍的原子核往往比核子数相近的其他原子核更加稳定，如 ^{4}He、^{12}C、^{16}O、^{20}Ne、^{24}Mg。这表明原子核内可能存在类似 α 粒子的结构，同时解释了为什么天然放射性核素在原子核放出核子时总是放出 α 粒子而不是质子。

1.2.2 放射性衰变的基本规律

研究人员在研究磁场中天然铀放射性时发现，天然铀发出的射线是由三种成分组成的：其中一种成分在磁场中的偏转方向与带正电的离子流相同，被称为 α 射线；另一种成分的偏转方向与带负电的离子流相同，被称为 β 射线；第三种成分在磁场中不发生任何偏转，被称为 γ 射线。这三种射线与原子核的 α 衰变、β 衰变有关。原子核通过衰变从一种元素的原子核变成另一种元素的原子核。实践证明，原子核的衰变并不是同时发生的，而是有先后的。其在不同时间的衰变概率始终相等，而且各个原子核之间的衰变没有相互关联。我们无法预知哪个原子核先衰变，哪个原子核后衰变，或者某个原子核是否衰变，只能做这样的规律统计：假设在 t 时刻，有 N 个粒子，那经过时间 dt 衰变掉的粒子数目 dN 有：

$$-dN = \lambda N dt \tag{1.14}$$

其中，λ 称为衰变常量，单位是 s^{-1}。它表示单位时间内每个原子的衰变概率。负号代表原子核随着衰变不断减少。对其积分我们可以得到：

$$N = N_0 e^{-\lambda t} \tag{1.15}$$

其中，t 代表经过的时间，N_0 代表 $t=0$ 时刻粒子数目。这个式子称为放射性衰变的统计规律，它只适用于大量原子核的衰变，对于少量原子核的衰变行为，这个式子给出的是概率描写。对于特定的时间，粒子的衰变速度叫作放射性活度，用下式表示：

$$A \equiv \frac{-\mathrm{d}N}{\mathrm{d}t} = \lambda N = \lambda N_0 \mathrm{e}^{-\lambda t} = A_0 \mathrm{e}^{-\lambda t} \tag{1.16}$$

其中，A_0 是 $t=0$ 时刻的放射性活度。由此可见，放射性活度是指单位时间内物质发生衰变的次数。1975 年国际计量大会（General Conference on Weights and Measures）通过决议对放射性活度单位做出规定，国际单位制中放射性活度的单位是贝可勒尔，简称贝可，符号为 Bq。

$$1\ \mathrm{Bq} = 1\ \mathrm{s}^{-1} \tag{1.17}$$

其代表物质每秒进行 1 次衰变。在这次大会之前，放射性活度的单位为居里，符号是 Ci。它指的是 1 g 镭处于平衡时氡的每秒衰变次数。这样的定义实际使用起来不方便，因此 1950 年以后规定它与 Bq 的换算关系是：

$$1\ \mathrm{Ci} = 3.7 \times 10^{10}\ \mathrm{Bq} \tag{1.18}$$

根据国际单位制衍生规则，常用的衍生单位还有 MBq、GBq、mCi、μCi 等，其换算关系如下：

$$1\ \mathrm{Ci} = 37\ \mathrm{GBq} \tag{1.19}$$

实际生活中，我们还会遇到两个与此有关的概念：活度浓度和射线强度。活度浓度又称比活度，是指放射性活度与其数量之比。常用的单位有 Bq/L、$\mathrm{Bq/m}^3$、Bq/kg 等。射线强度是指放射源在单位时间内放出某种射线粒子的个数。应当注意，射线强度与放射性活度有本质区别。对于每次衰变放出一个粒子的核素，其射线强度与放射性活度相等，但对于多数放射性核素，一次衰变往往放出若干粒子，如 ^{60}Co 每次衰变可以放出两个 γ 光子，所以 ^{60}Co 源的射线强度是其放射性活度的两倍。

描述一种粒子衰变速度快慢的物理量除了衰变常量 λ 以外，还有半衰期 $T_{1/2}$。顾名思义，半衰期是指全部粒子衰变掉一半的时间，也是指物质放射性活度下降一半的时间，即：

$$N = \frac{1}{2} N_0 = N_0 \mathrm{e}^{-\lambda T_{1/2}} \tag{1.20}$$

所以有：

$$T_{1/2} = \frac{\ln 2}{\lambda} = \frac{0.693}{\lambda} \tag{1.21}$$

可见，$T_{1/2}$ 与 λ 成反比，$T_{1/2}$ 越小表示粒子衰变得越快。

同时，每个粒子的平均寿命，我们可以从 N_0 个粒子总寿命的平均值进行计算。平均寿命计算公式为：

$$\tau = \frac{1}{N_0} \int_0^\infty t \lambda N \, \mathrm{d}t = \int_0^\infty \lambda t \, \mathrm{e}^{-\lambda t} \, \mathrm{d}t = \frac{1}{\lambda} \tag{1.22}$$

可见，粒子的平均寿命是衰变常量的倒数，单位为 s。粒子的半衰期 $T_{1/2}$ 和平均寿命 τ 之间的关系为：

$$T_{1/2} = \frac{\ln 2}{\lambda} = \tau \ln 2 = 0.692\tau \tag{1.23}$$

因此，衰变常量 λ、半衰期 $T_{1/2}$ 及平均寿命 τ 并不是相互独立的，只要知道其中一个就能求出其余两个。如果核素具有多个衰变分支，那么有：

$$\lambda = \sum_i \lambda_i \tag{1.24}$$

第 i 个分支衰变的部分放射性活度为：

$$A = \lambda_i N = \lambda_i N_0 e^{-\lambda t} \tag{1.25}$$

由此可知，部分放射性活度始终与总放射性活度成正比，而部分放射性活度随时间是按 $e^{-\lambda t}$ 而不是按 $e^{-\lambda_i t}$ 衰减的。这是因为任何放射性活度随时间的衰减都是因为总原子数目更少了，是所有衰变的总结果。

我们定义第 i 个分支衰变的分支比 R_i 为：

$$R_i \equiv \frac{A_i}{A} = \frac{\lambda_i}{\lambda} \tag{1.26}$$

1.2.3　放射性平衡

原子核衰变的产物，也就是子核，往往也是不稳定的，衰变会一代一代连续进行下去，直至最后达到平衡为止，这种衰变过程叫作递次衰变或者连续衰变。

我们考虑如下衰变过程：

$$A \rightarrow B \rightarrow C$$

母核 A 衰变为子核 B，再衰变为二代子核 C。三种核素的衰变常量分别为 λ_1、λ_2 和 λ_3；在 t 时刻，A、B、C 的原子核数目分别为 N_1、N_2 和 N_3。在 $t=0$ 时刻，只有母核 A，不存在子核 B 和二代子核 C，即 $N_2(0) = N_3(0) = 0$。

由于子核衰变不影响母核，所以母核衰变规律 N_1 服从指数衰变规律，即：

$$N_1(t) = N_1(0) e^{-\lambda_1 t} \tag{1.27}$$

A 核的放射性活度为：

$$A_1(t) = A_1(0) e^{-\lambda_1 t} \tag{1.28}$$

子核 B 单位时间原子核数目的变化 $\dfrac{dN_2}{dt}$，一方面以 $\lambda_1 N_1$ 的速率产生，另一方面以 $\lambda_2 N_2$ 的速率减少，即：

$$\frac{dN_2}{dt} = \lambda_1 N_1 - \lambda_2 N_2 \tag{1.29}$$

由此可得，B 核的原子核数目 N_2 有：

$$N_2(t) = \frac{\lambda_1}{\lambda_2 - \lambda_1} N_1(0)(e^{-\lambda_1 t} - e^{-\lambda_2 t})$$

$$= \frac{\lambda_1}{\lambda_2 - \lambda_1} N_1(t)(1 - e^{-(\lambda_2 - \lambda_1)t}) \tag{1.30}$$

B 核的放射性活度 A_2 有：

$$A_2(t) = \lambda_2 N_2(t) = \frac{\lambda_1 \lambda_2}{\lambda_2 - \lambda_1} N_1(0)(e^{-\lambda_1 t} - e^{-\lambda_2 t}) \tag{1.31}$$

如果第二代子核 C 是稳定的，那么有 $\lambda_3 = 0$，则

$$N_3(t) = \frac{\lambda_1 \lambda_2}{\lambda_2 - \lambda_1} N_1(0) \left[\frac{1}{\lambda_1}(1 - e^{-\lambda_1 t}) - \frac{1}{\lambda_2}(1 - e^{-\lambda_2 t}) \right] \tag{1.32}$$

由此可以看到，当 $t \to \infty$ 时，$N_3 \to N_1(0)$，母核 A 逐渐全部衰变为二代子核 C。

同时，从公式（1.30）我们可以看到，当 $\lambda_1 < \lambda_2$ 时，如果 t 足够大，也就是经过足够长的时间有 $\mathrm{e}^{-(\lambda_2 - \lambda_1)t} \ll 1$，此时有：

$$N_2 = \frac{\lambda_1}{\lambda_2 - \lambda_1} N_1 \tag{1.33}$$

或者：

$$\frac{N_2}{N_1} = \frac{\lambda_1}{\lambda_2 - \lambda_1} \tag{1.34}$$

将活度定义带入后，子核和母核的活度有：

$$\frac{A_2}{A_1} = \frac{\lambda_2}{\lambda_2 - \lambda_1} \tag{1.35}$$

由此可见，当时间足够长时，母核和子核间出现暂时平衡，即它们的原子核数目或放射性活度之比为一个固定值（图 1.6）。

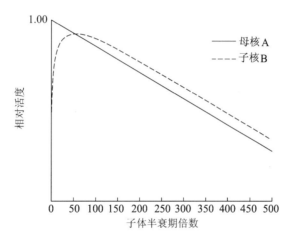

图 1.6　母核和子核间的暂时平衡

当母核的半衰期远远长于子核的半衰期即 $\lambda_1 \ll \lambda_2$ 时，母核和子核的原子核数目有：

$$\frac{N_2}{N_1} = \frac{\lambda_1}{\lambda_2} \tag{1.36}$$

母核和子核的活度有：

$$A_2 = A_1 \tag{1.37}$$

这就是母核和子核间的长期平衡（图 1.7）。由此可见，当母核半衰期远远长于子核半衰期时，经过足够长的时间以后，子核活度将趋近于母核活度。

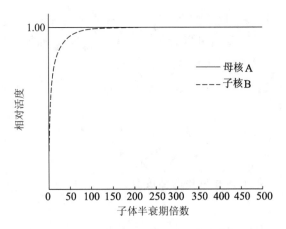

图 1.7　母核和子核间的长期平衡

当母核半衰期小于子核的半衰期时，母核按照指数规律较快衰变，而子核原子数目开始为零，随着时间逐步增加，越过极大值后开始较慢地衰变。当时间足够长时，子核按照自身衰变规律衰变。这种情况下，不会出现母核和子核之间的平衡。

1.3　原子核的衰变

1.3.1　衰变纲图

核衰变可以用图来表示，这种图叫作衰变纲图。图 1.8、图 1.9、图 1.10、图 1.11 分别为 ^{65}Zn、^{3}H、^{86}Rb 和 ^{64}Cu 的衰变纲图。

图中横线表示原子核的能级，对应每种核素的最低的一条横线表示基态，其余上方横线表示不同的激发态。元素按照质子数排列，从左到右质子数依次增加。箭头向右的斜线代表核电荷数增加，因此是 β^- 衰变。箭头向左的斜线有三种可能：β^+ 衰变、轨道电子俘获和 α 衰变。两个能级之间的垂直线段表示 γ 跃迁。斜线旁标注了衰变类型、能量和以百分数形式表示的分支比。

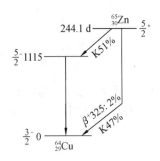

图 1.8　^{65}Zn 的衰变纲图

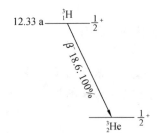

图 1.9　^{3}H 的衰变纲图

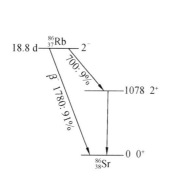

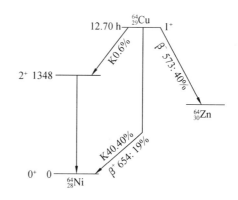

图 1.10　^{86}Rb 的衰变纲图　　　　图 1.11　^{64}Cu 的衰变纲图

衰变纲图一般是根据原子间的质量差而不是原子核间的质量差画出来的。所以，对于 β^+ 衰变的情形，由于母核与子核的原子质量差对应的能量相差两个电子的静止质量。只有减去两个电子的静止质量以后才是 β^+ 粒子的最大动能。因此，在代表 β^+ 衰变的斜线前面画了一条表示两个电子静止质量的垂线。当 β^+ 衰变和轨道电子俘获到同一个能级时，为了使衰变纲图简化，一般不独立表示轨道电子俘获，而是在 β^+ 衰变的斜线旁同时标上 K 或 ε 等以示 K 层电子俘获或轨道电子俘获。

1.3.2　α 衰变

α 衰变是原子核发射一个 α 粒子，转变成另一种元素原子的过程。α 衰变的半衰期随核素不同变化非常大，最短的可以小于 1 ms，最长的可以长于地球年龄。α 粒子由两个质子和两个中子构成，是 $^4_2$He 原子核。α 衰变使原子核质量数减少 4，核电荷数减少 2。衰变过程中产生的 α 粒子动能一般分布在 4～9 MeV 之间，典型动能为 5 MeV，速度约为 15 000 000 m/s，即 5% 光速。α 衰变一般可以写作下式：

$$^A_Z\text{X} \rightarrow ^{A-4}_{Z-2}\text{Y} + ^4_2\text{He} \tag{1.38}$$

其中，元素 X 被称为母核，元素 Y 被称为子核。设反应的衰变能为 E_d，由能量守恒和动量守恒定律可以知道 α 粒子的动能 E_k 为：

$$E_k = \left(\frac{A-4}{A}\right)E_d \tag{1.39}$$

子核反冲动能 E_Y 为：

$$E_Y = \left(\frac{4}{A-4}\right)E_k = \frac{4}{A}E_d \tag{1.40}$$

发生 α 衰变的粒子质量数 A 通常都很大，甚至大于 200。由此可知，衰变产生的能量的约 98% 变成了 α 粒子的动能，反冲核的动能只有约 2%。

α 能谱图如图 1.12 所示。

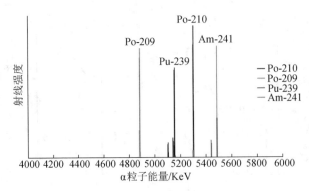

图 1.12　α 能谱图

1.3.3　β 衰变

β 衰变是指原子核自发地发射一个 β 粒子或俘获一个轨道电子而发生的转变。β 粒子是电子和正电子的统称。电子和正电子的质量相同，电荷大小也相等，但是电性相反。电子带一个单位负电荷，正电子带一个单位正电荷。为了区分，我们把发射一个电子的衰变叫作 β⁻ 衰变，发射一个正电子的衰变叫作 β⁺ 衰变。另外还有一种衰变方式是原子核直接俘获一个核外电子，叫作轨道电子俘获（electron capture，EC）。俘获 K 层电子的，叫作 K 俘获；俘获 L 层电子的，叫作 L 俘获。一般来说，由于 K 层电子靠近原子核，因此 K 俘获的概率最大。

与 α 衰变时发射出来的离散的 α 粒子能谱不同，β 粒子的能谱不是离散的，而是连续的。也就是说，β 衰变时发射出来的 β 射线，其强度随能量变化是连续分布的。β 射线的能量是连续分布的，这一现象在早期是很难理解的，因为大量事实证明衰变过程发出的 α 射线和 γ 射线的能量都是离散的。这与原子核的离散的能量状态相一致。既然 β 射线也是从原子核中射出的，那么它的能量似乎也应该是离散的。但是无数实验表明，β 能谱是连续分布的，其最大能量 $E_{\beta,\max}$ 正好等于衰变能。实验结果看上去与能量守恒定律相矛盾。为了解释这种矛盾，泡利于 1930 年至 1933 年间提出了 β 衰变放出中微子的假说，成功解决了上述矛盾，假说也被日后的实验所证实。泡利的中微子假说告诉我们，原子核在 β 衰变过程当中不仅放出一个 β 粒子，还放出一个不带电的中性粒子，它的质量很小几乎为 0，叫作中微子，符号为 ν。这时 β 衰变过程中的动量守恒涉及三个物体，即 β 粒子、中微子和反冲核，由于三个物体从一点分离时，它们之间的角度可以出现各种状况，这些状况都满足动量守恒，因此 β 衰变的能谱是连续的。当中微子动量为零时，可以从动量守恒和能量守恒定律得到下式：

$$E_{\mathrm{d}} = E_{\beta}\left(1 + \frac{E_{\beta}}{2 m_{\mathrm{R}} c^{2}} + \frac{m_{\mathrm{e}}}{m_{\mathrm{R}}}\right) \approx E_{\beta} \tag{1.41}$$

其中，反冲核的质量 m_{R} 远远大于电子质量 m_{e}，$m_{\mathrm{R}} c^{2}$ 也远远大于 E_{β}，因此后两项可以忽略，此时 β 射线的动能 E_{β} 与衰变能 E_{d} 几乎相等，为最大值。

当中微子的动量与反冲核的动量大小相等、方向相反时，电子动能最小，为 0。

所以，对于一般情况，β 粒子的动能介于两种极端情况之间，是一条在 0 和 $E_{\beta,\max}$ 之间连续分布的曲线，如图 1.13 所示。

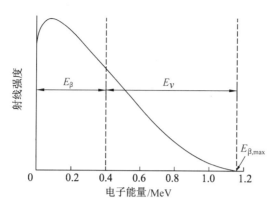

图 1.13　典型 β 能谱

将中微子考虑在内，β 衰变的三种类型 β⁻ 衰变、β⁺ 衰变、轨道电子俘获可以分别用式（1.42）、式（1.43）和式（1.44）表示：

$$_Z^A X \to _{z+1}^{\ A} Y + e^- + \bar{\nu} \tag{1.42}$$

$$_Z^A X \to _{z-1}^{\ A} Y + e^+ + \nu \tag{1.43}$$

$$_Z^A X + e^- \to _{z-1}^{\ A} Y + \nu \tag{1.44}$$

其中，X 和 Y 分别表示母核和子核对应的核素。

β 衰变的本质在于衰变过程中原子核中一个中子转变成一个质子或者一个质子转变成一个中子。对应的过程可以写作：

$$n \to p + e^- + \bar{\nu} \tag{1.45}$$

$$p \to n + e^+ + \nu \tag{1.46}$$

$$p + e^- \to n + \nu \tag{1.47}$$

在发生轨道电子俘获时，原子核外电子内层会出现空洞，电子从外壳层跃迁到内壳层的空洞并释放出能量，虽然能量有时以光子的形式被释放出来，这种能量也可以被转移到另一个电子，导致其从原子被激发出来。这个被激发的电子就是俄歇电子。这个过程被称为俄歇效应，以发现此过程的法国物理学家 P. V. 俄歇命名。

1.3.4　γ 跃迁

α 衰变和 β 衰变所形成的子核往往处于激发态。原子核内部的能量也是量子化的。原子核可以处于不同的离散的能级状态。我们把能量最低的状态叫作基态。所有高于基态的能量状态统称为激发态。核反应所形成的原子核，情况也是如此。激发态是不稳定的，它要直接退激发或者级联退激发到基态。原子核通过发射 γ 光子（或称 γ 辐射）从激发态跃迁到较低能态的过程，称为 γ 跃迁，或称为 γ 衰变。由于 γ 跃迁的性质与激发态的性质相关联，因而通过对它的研究，可以获得激发态能级特性的知识。

原子核从激发态到较低的能态或基态的跃迁，除发射 γ 光子外，还可以通过发射电子来完成。研究表明，这种电子通常不是来自原子核，而是来自原子的电子壳层的，即核的激发能可以直接通过原子的壳层电子跃迁而发射出来。这种现象称为内转换，内转换过程放出来的电子称为内转换电子。

1.3.5　天然放射系

递次衰变系列叫作放射系。地壳中存在的一些重放射性核素形成三个天然放射系。这三个放射系的母核半衰期都非常长，和地球年龄相近或更长。所以经过漫长的地质年代后，母核还能保留下来。这些天然放射性成员大多数具有 α 放射性，少数具有 β 放射性，除个别核素外一般伴有 γ 辐射，但是没有 β^+ 衰变或者轨道电子俘获。每个放射系从母核开始经过十次或者更多次连续的衰变，最后到达稳定的铅同位素。

（1）钍系

钍系的母核是 ^{232}Th，最后的稳定子核是 ^{208}Pb。其衰变链为：

$$^{232}_{90}\text{Th} \xrightarrow[1.405\times10^{10}\,\text{a}]{\alpha} {}^{228}_{88}\text{Ra} \xrightarrow[5.75\,\text{a}]{\beta} {}^{228}_{89}\text{AC} \xrightarrow[6.15\,\text{h}]{\beta} {}^{228}_{90}\text{Th} \xrightarrow[1.913\,\text{a}]{\alpha} {}^{224}_{88}\text{Ra} \xrightarrow[3.66\,\text{d}]{\alpha} {}^{220}_{86}\text{Rn} \xrightarrow[55.6\,\text{s}]{\alpha} {}^{216}_{84}\text{Po}\cdots\!\rightarrow {}^{208}_{82}\text{Pb}$$

从上述衰变过程可以看出所有钍系成员的质量数都是 4 的整数倍，也就是可以写成 $4n$ 的形式。母核的半衰期为 1.405×10^{10} 年。子核中半衰期最长的是 ^{228}Ra，为 5.75 年，因此钍系衰变平衡建立需要几十年时间。

（2）铀系

铀系的母核是 ^{238}U，最后的稳定子核是 ^{206}Pb。其衰变链为：

$$^{238}_{92}\text{U} \xrightarrow[4.468\times10^{9}\,\text{a}]{\alpha} {}^{234}_{90}\text{Th} \xrightarrow[24.1\,\text{d}]{\beta} \left[\begin{array}{c}^{234}_{91}\text{Pa}\xrightarrow[6.70\,\text{h}]{\beta}\\[2mm]^{234}_{91}\text{Pa}\xrightarrow[1.17\,\text{min}]{\beta}\end{array}\right] {}^{234}_{92}\text{U} \xrightarrow[2.455\times10^{5}\,\text{a}]{\alpha} {}^{230}_{90}\text{Th} \xrightarrow[7.54\times10^{4}\,\text{a}]{\alpha} {}^{226}_{88}\text{Ra}\cdots\!\rightarrow {}^{206}_{82}\text{Pb}$$

从上述衰变过程可以看出所有铀系成员的质量数都是 4 的整数倍加 2，也就是可以写成 $4n+2$ 的形式。母核的半衰期为 4.468×10^{9} 年，子核中半衰期最长的是 ^{234}U，为 2.455×10^{5} 年，因此铀系衰变平衡建立时间非常长，通常需要几百万年。通常情况下，铀系中半衰期较长的子核，如 ^{234}U、^{226}Ra 等在个别样品中不满足长期平衡的条件。

（3）锕系

锕系的母核是 ^{235}U，由于 ^{235}U 俗称为"锕铀"，所以该系也被称为锕铀系，最后的稳定子核是 ^{207}Pb。其衰变链为：

$$^{235}_{92}\text{U} \xrightarrow[7.04\times10^{8}\,\text{a}]{\alpha} {}^{231}_{90}\text{Th} \xrightarrow[25.52\,\text{h}]{\beta} {}^{231}_{91}\text{Pa} \xrightarrow[3.276\times10^{4}\,\text{a}]{\alpha} {}^{227}_{89}\text{Ac} \xrightarrow[21.772\,\text{a}]{\beta,\ \alpha} \left[\begin{array}{c}^{227}_{90}\text{Th}\xrightarrow[18.697\,\text{d}]{\alpha}\\[2mm]^{223}_{87}\text{Fr}\xrightarrow[22.0\,\text{min}]{\beta}\end{array}\right] {}^{223}_{88}\text{Ra}\cdots\!\rightarrow {}^{207}_{82}\text{Pb}$$

从上述衰变过程可以看出所有锕系成员的质量数都是 4 的整数倍加 3，也就是可以写成 $4n+3$ 的形式。母核的半衰期为 7.04×10^{8} 年。子核中半衰期最长的是 ^{231}Pa，半衰期长达 3.276×10^{4} 年，因此锕系衰变平衡建立需要数十万年的时间。

在自然界地壳中存在这三种天然放射系，他们的核子数目分别为 $4n$、$4n+2$ 和 $4n+3$，但是缺少 $4n+1$ 系。这是因为 $4n+1$ 系核素的半衰期都远小于地球年龄，所以无法天然存在，但是可以通过人工方法合成。$4n+1$ 系核素半衰期最长的母核为 ^{237}Np，因此被称为镎系，其母核半衰期为 2.14×10^{6} 年，最终会衰变为稳定的 ^{209}Bi。

除了天然放射系外，某些人工放射系核素也存在递次衰变关系，叫作人工放射系。

图 1.14 至图 1.17 分别为钍系、铀系、锕系和镎系衰变过程示意图。

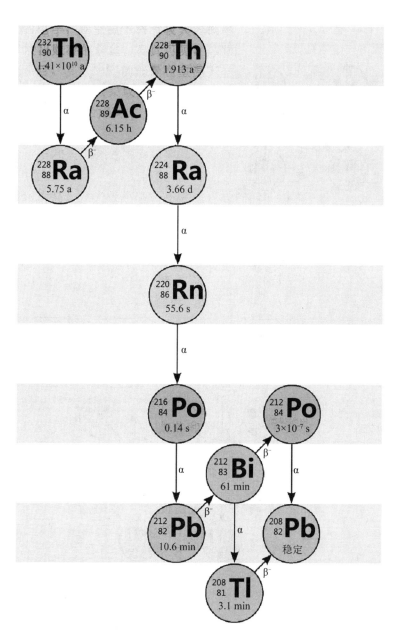

图 1.14　钍系（4n）衰变过程示意图

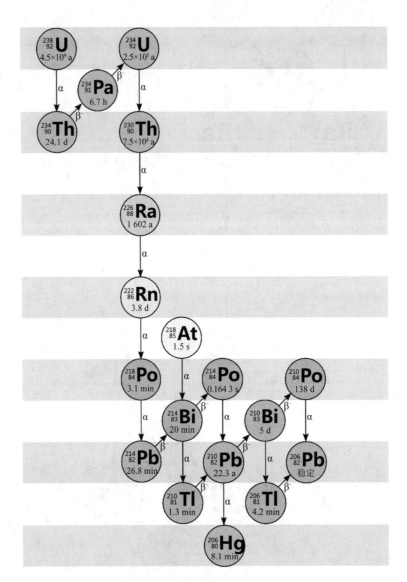

图 1.15　铀系（$4n+2$）衰变过程示意图

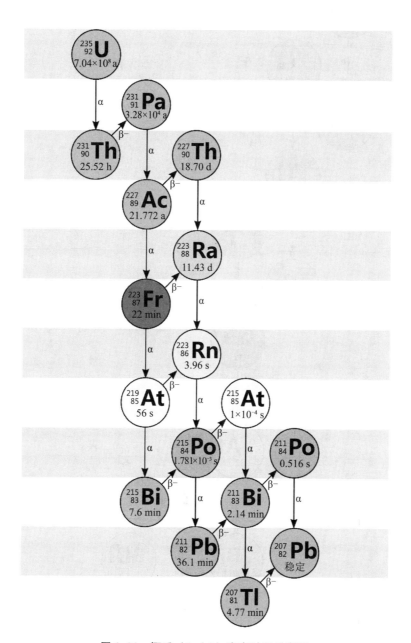

图 1.16　锕系（4n＋3）衰变过程示意图

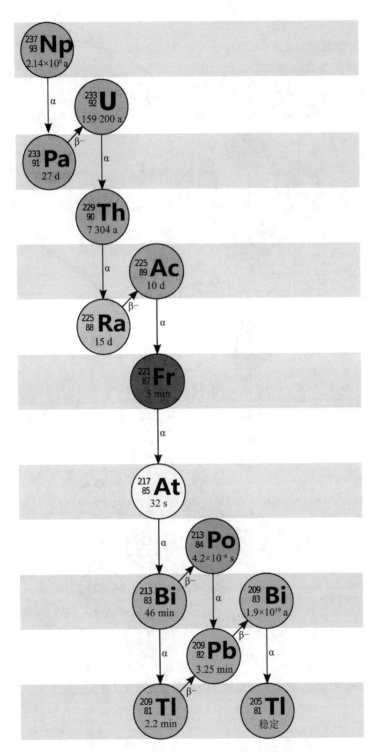

图 1.17 镎系（$4n+1$）衰变过程示意图

1.4　原子核反应

1.4.1　原子核反应

根据狭义相对论，当物质运动时，其质量会随着速度发生改变，运动物体的质量 m 可以写成下式：

$$m = \frac{m_0}{\sqrt{1 - \dfrac{v^2}{c^2}}} \tag{1.48}$$

其中，v 是物体运动的速率，m_0 是物体的静止质量。由于微观粒子往往高速运动，牛顿定律不再适用，这时候微观粒子的动能 E_k 可以由下式计算：

$$E_k = E - m_0 c^2 \tag{1.49}$$

其中，E 是粒子的总能量，$m_0 c^2$ 是粒子的静止质能。对于光子，其静止质能为 0，其总能量就是其动能。

在目前所知的放射性核素中，绝大多数都是通过人工原子核反应制造的。人工原子核反应主要使用反应堆和加速器。用反应堆制备放射性核素有以下两个途径：一是利用堆中强中子流来照射靶核，靶核俘获中子而生成放射性核素；二是利用中子引起重核裂变，从裂变碎片中提取放射性核素。用加速器制备放射性核素主要通过带电粒子引起的核反应来获得反应生成核，这种生成核大多是放射性的。利用反应堆来生产放射性核素，产量大，成本低，是人工放射性核素的主要来源。这样生产出来的是丰中子核素，因此它们通常具有 β⁻ 衰变。用加速器生产则相反，得到的往往是缺中子核素，因而具有 β⁺ 衰变或轨道电子俘获，而且多数是短寿命的。所以，利用反应堆和加速器这两种办法各有特点，相互补充。

一方面，如果带电粒子束或中子束的强度是固定的，则单位时间内产生放射性核素的原子核数目，即产生率 P 也是一定的。另一方面，生成的放射性原子核也在衰变，其衰变常量为 λ。令 $N(t)$ 代表照射开始后 t 时刻的放射性原子核数目，则变化率 N 为：

$$\frac{\mathrm{d}N}{\mathrm{d}t} = P - \lambda N \tag{1.50}$$

解此微分方程并利用起始条件（$t = 0$ 时，$N = 0$），可得生成的放射性原子核数目随时间的变化公式：

$$N(t) = \frac{P}{\lambda}(1 - \mathrm{e}^{-\lambda t}) \tag{1.51}$$

放射性活度 $A(t)$ 随时间的变化公式：

$$A(t) = \lambda N(t) = P(1 - \mathrm{e}^{-\lambda t}) \tag{1.52}$$

利用关系 $\lambda = \dfrac{\ln 2}{T_{1/2}}$，上式可以写为：

$$A = P\left(1 - \mathrm{e}^{-\frac{t\ln 2}{T_{1/2}}}\right) = P(1 - 2^{-t/T_{1/2}}) \tag{1.53}$$

如果照射时间 t 以半衰期 $T_{1/2}$ 为度量单位，即 $t = nT_{1/2}$，则上式可以写为：

$$A = P(1 - 2^{-n}) \qquad (1.54)$$

A/P 随 t 的变化见表 1.5，其曲线图见图 1.18。

表 1.5　A/P 随 t 的变化

$n = t/T_{1/2}$	0.5	1	2	3	4	5	6	8	10
A/P	0.292 9	0.500 0	0.750 0	0.875 0	0.937 5	0.968 8	0.984 4	0.996 1	0.999 0

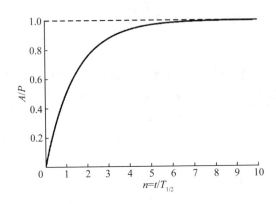

图 1.18　放射性核素的产生

可以看出，当 t 足够大时，放射性活度 A 为一饱和值 P，当照射时间大约为 5 个半衰期时，其就接近饱和了。显然，无限制地增长照射时间是不能进一步提高放射性活度的。所以，照射时间一般选择小于 5 个半衰期。至于照射时间究竟多长才算合理，则要根据半衰期的长短、使用要求和是否经济等因素进行全盘考虑。

除了反应堆和加速器能够制造新的放射性同位素外，原子核反应还包括利用放射源和宇宙射线来进行核反应。核反应的一般形式可以写作：

$$A + a \longrightarrow B + b \qquad (1.55)$$

其中，A 为靶核，a 是入射粒子，b 是出射粒子，B 是剩余核，也可以简写为：

$$A(a, b)B \qquad (1.56)$$

例如，α 射线轰击 ^{14}N 核的反应

$$^{14}N + \alpha \longrightarrow {}_{8}^{17}O + p \qquad (1.57)$$

可以简写为：

$$^{14}N(\alpha, p)^{17}O \qquad (1.58)$$

当出射粒子不止一个，如高能 α 射线轰击 ^{60}Ni 核的反应：

$$^{60}Ni + \alpha \longrightarrow {}^{62}Cu + p + n \qquad (1.59)$$

可以简写为：

$$^{60}Ni(\alpha, pn)^{62}Cu \qquad (1.60)$$

核散射是指出射粒子和入射粒子相同的核反应。核散射又分弹性散射和非弹性散射两种。

弹性散射是指散射前后系统的总动能相等，原子核的内部能量不发生变化。弹性散

射的一般表示式是：

$$A(a,a)A \qquad (1.61)$$

非弹性散射是指散射前后系统的总动能不相等，原子核的内部能量要发生变化。最常见的非弹性散射是剩余核处于激发态的情形，它的一般表示式是：

$$A(a,a')A^* \qquad (1.62)$$

另一类核反应即核转变，是指出射粒子和入射粒子发生不同的反应。

核反应按入射粒子种类的不同也可分为：

- 中子核反应，即入射粒子为中子的核反应。
- 光子核反应，即 γ 光子引起的核反应。
- 带电粒子核反应。这部分又可以分为质子引起的核反应、氘核引起的核反应、α粒子引起的核反应、重离子引起的核反应、电子引起的核反应。

核反应按照入射粒子能量的不同，还可以不严格地分为：

- 低能核反应，指入射粒子的单核子能量 E 比靶核内核子能量（约 30 MeV）低的核反应。此反应产生的出射粒子的数量一般最多是 4 个。
- 中能核反应，指单核子能量为 30~1 000 MeV 的核反应。此反应可以使靶核散裂成许多碎片。当能量大于 100 MeV 时，该反应还可以产生介子。
- 高能核反应，指单个核子能量大于 1 GeV 的核反应。此反应除可以产生介子外，还可以产生其他一些基本粒子和形成奇特核。

本章介绍的核反应主要是低能核反应。

对一定的入射粒子和靶核，能发生的核反应过程往往不止一种。例如，能量为 2.3 MeV 的氘核轰击 ^{6}Li 时，可以产生下面一些反应：

$$^6\text{Li}+\text{d} \rightarrow \begin{cases} ^4\text{He}+\alpha \\ ^7\text{Li}+\text{p}_0 \\ ^7\text{Li}^* (\text{第一激发态})+\text{p}_1 \\ ^7\text{Li}^* (\text{第二激发态})+\text{p}_2 \\ ^6\text{Li}+\text{d} \\ \cdots\cdots \end{cases} \qquad (1.63)$$

式中，p_0，p_1，p_2 分别表示相应反应中放出的质子。

对应于每一种核反应过程，称为一个反应道。反应前的道称为入射道，反应后的道称为出射道。式（1.63）表示对于同一个入射道有若干出射道。相反，对于同一出射道也可能有若干入射道。如：

$$\left.\begin{array}{l} ^6\text{Li}+\text{d} \\ ^7\text{Li}+\text{p} \\ ^7\text{Be}+\text{n} \end{array}\right\} \rightarrow {}^4\text{He}+\alpha \qquad (1.64)$$

大量实验表明，在核反应过程中，主要遵守以下守恒定律：电荷守恒、质量数守恒、能量守恒、动量守恒、角动量守恒、宇称守恒。

每个反应道都有一定的概率，为了便于对核反应过程进行理论分析，以及实际应用的需要，我们希望找到一个实验上可以测量的，理论上能够计算的，便于实验与理论比较的物理量来描述反应概率的大小，因此引入反应截面的概念。

假设一个薄靶，其厚度 x 甚小，入射粒子垂直通过靶时能量可以认为不变。令靶中单位体积的靶核数为 N_v，则单位面积靶上的靶核数为 $N_s = N_v x$。如果入射粒子的强度，即单位时间的入射粒子数为 I，则单位时间内入射粒子与靶核发生的反应数 N' 与 I 和 N_s 成正比，即

$$N' \propto I N_s \tag{1.65}$$

令其比例系数为 σ，则有

$$N' = \sigma I N_s \tag{1.66}$$

σ 称为反应截面或有效截面。

因为

$$\sigma = \frac{N'}{I N_s} = \frac{\text{单位时间发生的反应数}}{\text{单位时间的入射粒子数} \times \text{单位面积的靶核数}} \tag{1.67}$$

所以，反应截面 σ 的物理意义是表示一个粒子入射到单位面积内只含一个靶核的靶上所发生的反应概率，或者说，表示一个入射粒子同单位面积靶上一个靶核发生反应的概率。

从定义中可知，反应截面的量纲与面积相同，是 m^2。由于原子核的直径非常小，为了使用方便，我们常用靶恩作为反应截面的单位。靶恩，简称靶，记作 barn 或 b。

$$1\ b = 10^{-24}\ cm^2 = 10^{-28}\ m^2 \tag{1.68}$$

对于一定的入射粒子和靶核，往往有若干个反应道。如果 N' 是通过各个反应道的总反应率，则相应的 σ 称为核反应的总截面。如果 N' 只是通过某一反应道的反应率，则相应的 σ 称为分截面。所谓反应率指的是单位时间的反应数。显然，总截面应该等于所有分截面之和。核反应中的各种截面均与入射粒子的能量有关。截面随入射粒子能量的变化关系称为激发函数。用此函数画成的曲线称为激发曲线（图 1.19）。

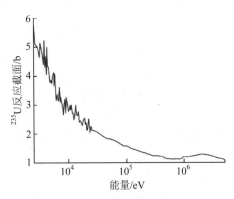

图 1.19　^{235}U 中子俘获激发曲线

1.4.2　中子物理

中子物理是核物理的一个分支，它主要研究中子、中子和物质相互作用的性质。

中子物理的发展，对原子核理论的研究，对原子核基本性质的了解，都是很重要

的。在历史上，中子的研究工作对于裂变的发现与研究、核反应理论的建立与发展，起过重要的作用。

原子能的开发及应用，进一步促进了中子物理的研究。自从 1938 年发现中子能引起重核裂变释放出核能以后，人们就以很大的精力研究中子及它和物质相互作用的性质，这为建立反应堆和制造原子弹提供了许多有用的数据。

中子物理和其他学科相结合，在工、农、医各部门的应用中，都取得了一些明显的效果，产生了一些有生命力的边缘学科。例如：利用慢中子的非弹性散射和衍射，研究原子和固体物质的性质；中子活化分析可使微量分析做到快速准确；中子测水、中子测井、中子辐照育种和中子成像等技术已较广泛地应用；另外，也开展了中子治癌的临床试验。

中子存在于除氢以外所有原子的原子核中，是构成原子核的重要组分。中子会以高度凝聚态的形式构成中子星物质。自 1932 年查德维克等人发现中子以来，人们对中子的基本性质进行了大量研究，目前已有相当清楚的了解。

自由中子是不稳定的。一个自由中子会自发地转变成一个质子、一个电子（β^- 粒子）和一个反中微子，并释放出 0.782 MeV 的能量。自由中子的半衰期为（10.61 ± 0.16）min。自由中子的不稳定性反映出中子静止质量稍大于氢原子质量这个事实。两者的静止质量分别为 $m_u = 1.008\ 664\ 9\ u = 939.565\ 3\ MeV$ 和 $m_H = 1.007\ 825\ u = 938.783\ 0\ MeV$。

为了研究中子与物质相互作用及它们在实际问题中的应用，首先必须要有能够满足不同要求的中子源以产生所需的中子。当今，人们使用的中子源大致分成三类，即加速器中子源、反应堆中子源和放射性中子源。一般说来，前两种中子源，特别是加速器中子源性能更好，多用性强；而放射性中子源可实现便携式应用，使用方便，适合野外及现场使用。

加速器中子源是利用各种带电粒子加速器去加速某些粒子，如质子和氘等，用它们去轰击靶原子核产生中子。这种中子源的特点是可以在较广阔的能区内获得强度适中、能量单一的中子束流。

在低能加速器上用来产生 0～20 MeV 单能中子的几种反应如表 1.6 所示。

表 1.6　在加速器上产生单能中子的核反应

核反应	单能中子能区/MeV	入射粒子能量/MeV
D (d, n)³He	2.4～8.0	0.1～4.5
T (d, n)⁴He	12～20	0.1～3.8
⁷Li (p, n)⁷Be	0.12～0.6	1.92～2.4
T (p, n)³He	0.3～7.5	1.15～8.4

反应堆中子源是利用重核裂变，在反应堆内形成链式反应，不断地产生大量的中子。这种中子源的特点是中子注量率大，能谱形状比较复杂。

反应堆中子源是一个体中子源，它的强度不宜用总的中子数来描述，而是用每秒进入某一截面的单位面积的中子数来表示，称为中子注量率。一般反应堆中子注量率在活

性区内达到 $10^{12}\sim10^{14}$ cm$^{-2}\cdot$s^{-1}，少数高通量堆可达 10^{15} cm$^{-2}\cdot$s^{-1} 以上。

放射性中子源是利用放射性核素衰变时放出的射线，去轰击某些轻靶核发生（α,n）和（γ,n）反应而放出中子的装置。现在，人们也可直接利用超钚原子核自发裂变中放出的中子作为自发裂变中子源。

常用的（α,n）反应中子源是将锕系重核 ^{210}Po、^{226}Ra、^{239}Pu 或 ^{241}Am 等 α 发射体粉末均匀、紧密地与 Be 粉相混合并压紧后密封在金属容器内制成的，通过放热核反应

$$^9\text{Be}+\alpha \longrightarrow ^{12}\text{C}+\text{n}+5.70 \text{ MeV} \tag{1.69}$$

产生中子。几种（α,n）中子源如表 1.7 所示。

表 1.7　几种（α,n）中子源

α 源	$T_{1/2}$	中子能谱	γ 本底	每个 α 粒子产生的中子数目
^{210}Po	138 d	连续	低	6.75×10^{-3}
^{226}Ra	1 692 a	连续	高	$(2.7\sim4.05)\times10^{-2}$
^{239}Pu	2.41×10^4 a	连续	低	5.95×10^{-3}
^{241}Am	433 a	连续	低	5.59×10^{-3}

目前，常用的自发裂变中子源是 ^{252}Cf，其半衰期为 2.64 年，中子产额为 2.31×10^{12} s$^{-1}\cdot$g^{-1}。

中子根据其动能不同，也就是其温度不同，可以进行分类，如表 1.8 所示。

表 1.8　中子温度分类

名称	能量
高能中子	>20 MeV
快中子	0.1 MeV～20 MeV
中能中子	1 keV～100 keV
慢中子	<1 keV
热中子	约 0.025 eV
超热中子	0.025 eV～1 keV
冷中子	<0.025 eV

中子核反应包括中子弹性散射（n,n）、中子非弹性散射（n,n'）、中子辐射俘获（n,γ）、裂变等。中子的反应总截面等于各种反应截面之和。

不管是裂变还是其他核反应产生的中子，其能量大都是几兆电子伏特的快中子。但在有些实际应用中，如热中子反应堆生产放射性同位素等工作中，常要能量为 eV 数量级的慢中子。将能量高的快中子变成能量低的慢中子的过程，称为中子的慢化或中子的减速。

为对中子进行有效的慢化，通常选用散射截面大而吸收截面小的轻元素作为慢化剂，如氢、重氢和石墨等。氢和重氢没有激发态，中子和它们作用，损失能量的主要机

制是弹性散射。对石墨来说，最低激发态的激发能是 4.44 MeV，因此当中子的能量低于反应阈能 4.8 MeV 时，石墨也只发生弹性散射。

1.4.3　原子核的裂变与聚变

1932 年，查德威克发现中子后，人们了解到原子核由质子、中子组成。用中子束辐照重元素以找寻元素周期表中更重的新元素的工作激发了科学家们的很大热情。在自然界存在的元素中，当时人们知道的原子序数最大的是铀，$Z=92$。有人设想，用中子轰击铀，铀吸收中子经（n,γ）反应生成丰中子的新核素，再经 β⁻ 衰变就能产生第 93 号元素。如果再经多次接连 β⁻ 衰变，还可以产生原子序数更高的新元素。$Z>92$ 的元素统称超铀元素。由此看来，用中子轰击重元素似乎是产生新超铀元素的一个途径。用中子束辐照天然铀产生了很多种放射性核素，但是这些放射性核素到底是什么呢？

1938 年，哈恩和斯特拉斯曼用放射化学的方法发现，在中子束辐照铀产生的放射性产物中具有钡（$Z=56$）和镧（$Z=57$）的放射性同位素，从而认识到中子轰击铀、钍等一些重原子核可以分裂成质量差不多的两个原子核。重核分裂成几个中等质量原子核的现象称为原子核裂变。原子核的转换方式除了以前讨论过的核衰变和核反应外，还有核裂变。通常，重核分裂为两个碎片的情形称为二分裂变；重核分裂成三块或四块碎片的情形分别称为三分裂变和四分裂变。1947 年，钱三强、何泽慧等首先观察到中子轰击铀核时的三分裂变，三分裂变常是两个大一些的碎片和一个 α 粒子。此种 α 粒子有较大的能量，α 粒子飞行方向倾向于与另两个碎片飞行方向垂直。三分裂变比二分裂变罕见，两者出现的概率之比大约是 3∶1 000。四分裂变就更少了。因此，原子核裂变一般指二分裂变。

类似于放射性衰变，自发裂变是原子核在没有外来粒子轰击的情形下自行发生的核裂变。中等质量核的比结合能比重核的大，因此裂变会有能量放出。仔细研究比结合能曲线发现，对于不特别重的核，例如 $A>90$，核裂变从能量方面考虑就可能发生。就是说，如果 $A>90$ 的原子核能发生裂变，也会放出能量。但是，实验发现很重的核才能自发裂变。由此可见，有能量放出只是原子核自发裂变的必要条件，具有一定大小的裂变概率，才能在实验上观测到裂变事件。

很重的原子核大多具有 α 放射性。自发裂变和 α 衰变是重核衰变的两种不同方式，两者有竞争。对于 $Z>92$ 的核素，自发裂变比起 α 衰变可以忽略。²⁵²Cf 能自发裂变也可以发生 α 衰变，自发裂变分支比约占 3%。²⁵²Cf 是重要的自发裂变源和中子源。²⁵⁴Cf 的自发裂变分支比是 99.7%，裂变是主要的衰变方式。一般地说，较轻的锎系核素自发裂变半衰期都比较长。

除了自发裂变，在外来粒子轰击下，重原子核也会发生裂变，这种裂变称为诱发裂变，它可以当作核反应的一个反应道，并记作 A(a,f)。其中，a 表示入射粒子，A 表示靶核，f 表示裂变，诱发裂变现象也说明裂变势垒的存在。发生裂变的核素称为裂变核。对于诱发裂变，入射粒子与靶核组成的复合核才是裂变核。当裂变核的激发能超过裂变势垒的高度时，裂变概率就显著地增大。

在诱发裂变中，中子诱发的裂变最重要，研究得也最多。由于中子和靶核的作用没有库仑势垒，能量很低的中子就可以进入核内使核激发而发生裂变。裂变过程又有中子发射，因而可能形成链式反应，这也是中子诱发裂变更受重视的原因。

　　易裂变物质，如^{235}U 吸收一个慢中子后发生裂变，裂变中子又可以引起易裂变核产生新的核裂变。这样一个使裂变反应持续进行下去的反应过程称为链式反应。

　　产生链式反应最基本的条件为：当一个核吸收一个中子发生裂变，而裂变释放的中子中平均至少有一个中子能又一次引起裂变。如果平均不到一个中子能引起裂变，则链式反应逐渐停止；平均超过一个中子引起裂变，链式反应就会不断增强。因此，只有满足一定条件的体系才能实现链式反应。例如，在一块纯的天然金属铀中就不会发生链式反应。这是因为天然铀中主要是^{238}U（占 99.3％），只有能量在 1 MeV 以上的中子才能引起^{238}U 裂变。而裂变中子经过非弹性散射，很快地能量就降到 1 MeV 以下。^{235}U 的热中子裂变截面虽然很大，但是在碰撞减速过程中，绝大部分中子都会被吸收，能引起^{238}U 裂变的概率非常小。因此，在这种体系中不能发生裂变链式反应。又如，在纯粹的^{235}U 体系中，若其体积很小，则裂变中子大部分逸出体外，也不能实现链式反应；若其体积很大时，大部分中子能再引起裂变，那么链式反应又会进行得十分剧烈，变成核爆炸。由此可见，要实现可控制的链式反应需要一种适当的装置，这种装置称为核裂变反应堆，简称反应堆。

　　根据引起裂变的中子能量，反应堆可分为热中子反应堆和快中子反应堆。前者主要利用^{235}U 热中子裂变截面很大的特点。如果将裂变中子的能量在吸收很弱的介质（称为减速剂）中迅速降到热能，则由于^{235}U 热中子裂变截面比^{238}U 的吸收截面大得多，可以用天然铀或低浓缩铀来实现链式反应。这种反应堆称热中子反应堆。若是用高度浓缩的^{235}U 或^{239}Pu 作为核燃料，就不必依赖于热中子引起裂变，这种反应堆中没有专门的减速剂，引起裂变的中子主要是能量较高的中子，因此称为快中子反应堆。到目前为止，用于发电的反应堆主要是热中子反应堆。

　　反应堆要保持链式反应，但又不能使链式反应剧烈到不可收拾的地步，这就存在着反应堆控制的问题。反应堆的控制主要是调节反应堆里的中子密度，改变反应速度。将热中子吸收截面很大的镉（Cd）或硼（B）做成柱形的棒作为控制棒，由控制棒插入活性区的多少，调节中子密度的变化。将控制棒完全插入反应堆的活性区，使中子密度迅速地下降，就可以使链式反应停止。反应堆的中子通量监测装置，能自动调节控制棒的升降，这就可以自动调节反应速度，使反应堆保持所需要的链式反应速度。

　　一般地说，利用原子核反应所释放的能量作为能源就称为核能源。目前已经应用的只有裂变这一种核能源，并且由于很多技术上的困难，人们预测在近几十年中最主要的核能源还是裂变能源。截止至 2019 年初，国际原子能机构报告称，全球有 454 座核动力反应堆和 226 座核研究反应堆在运行。利用裂变反应堆作为能源，要特别注意安全问题，以防止发生释放大量放射性物质，危害工作人员及居民的事故。应该指出，由于核工程技术人员和管理人员对安全问题的重视，到目前为止已经运行的核电站极少发生严重的放射性逸出事故。但是，由于一旦发生重大事故，后果十分严重，因而安全问题始终是核能利用中要特别注意的头等重要的问题。其次是放射性废物的处理问题。对于建立个别的反应堆或核电站，这个问题并不严重，但是，从长远的观点来看，在核电站大量发展的情况下，放射性废物的处理问题就变得严重起来，目前已受到各核能利用较多的国家的重视。关于核能利用的另一个重要问题是核燃料的再生问题。天然的核燃料主要是 ^{235}U，这是天然铀中含量极少的一种核素。而自然界大量的 ^{238}U 和 ^{232}Th 吸收中子经过两次 β^- 衰变后分别转变成 ^{239}Pu 和 ^{233}U，这两种核素都是很好的核燃料。因此，利用反应堆中的中子还可以产生核燃料。这种过程称为核燃料的再生。从燃料经济的观点看，如何能使反应堆中再生的燃料超过消耗的燃料是核燃料循环中一个重大的问题。这也是目前核能发展中的一个重要技术问题。不少国家都在进行这方面的研究工作。

核能利用虽然是建造反应堆的主要目的，但不是唯一的目的。人们还在为其他目的建造各种不同的反应堆，如生产堆，着重用来生产 ^{239}Pu，这种堆主要采用天然铀热中子反应堆。还有的反应堆专门设计用来生产超铀元素，如 ^{252}Cf，或者其他放射性核素。也有一种中子注量特别高的材料试验堆，专门用来研究和检验反应堆的燃料元件和结构材料的抗辐照性能。最后还应指出，反应堆能提供强中子源和强 γ 辐射源，它是开展原子核物理、固体物理、辐射化学和放射生物学研究的重要设备。对于大规模推广核技术的应用，反应堆也是不可缺少的设备。

当我们查看轻原子核的结合能时，发现其比结合能有高有低。总的来说，它们都比中、重核平均比结合能 8.4 MeV 低，特别值得注意的是最前面的几个核的比结合能特别低。氘的比结合能为 1.112 MeV，氦的比结合能是 7.075 MeV。因此，当四个氢或两个氘结合成一个氦时，会放出很大的能量，分别为每核子 7 MeV 和 6 MeV。这种轻原子核聚合成较重原子核的核反应称为核聚变反应，简称为核聚变。一般说来，轻原子核聚变比重原子核裂变放出更大的比结合能。现在人们已经知道，宇宙中能量的主要来源就是原子核的聚变，太阳和宇宙中的其他大量恒星能长时间发热、发光，都是由于轻核聚变。

随着人类社会的发展，人们对能源的需求已越来越大。现有能源的存储量估计可能偏低，目前还在不断地发现新的矿藏。就算存储量再提高一倍，这个数字也是很有限的。因此，随着能量消耗量的增加，寻找新能源已引发人们的极大关切。1 L 海水所含的氘的聚变能相当于 400 L 石油燃烧时所产生的能量，这样从海水中提取氘，由它聚变所放出的总能量估计可达到 5×10^{31} J。因此，核聚变是一个很重要的潜在能源。

1.5 放射性测量中的统计分布

1.5.1 核衰变的统计分布

放射性事件与核事件，例如核衰变，带电粒子在介质中损耗能量产生电子-离子对射线，或中子与物质相互作用产生带电粒子等，在一定时间间隔内事件发生的数目和某一事件发生的时刻都是随机的，即具有统计涨落性，因此在实验测量中，一定时间内测到的核事件数目或某种核事件发生的时刻也总是随机的。了解放射性事件随机性方面的知识有以下两方面意义：一方面可以检验探测仪器的工作状态是否正常，分析测量值出现的不确定性是出于统计性的原因还是仪器本身有其他误差因素；另一方面可对所测得的计数值进行一些合理校正，给定正确的误差范围，这对以后分析掌握辐射探测器的性能、安排实验测量是很有必要的。

在放射性测量中，即使所有实验条件都是稳定的，如源的放射性活度、源的位置、源与探测器间的距离、探测器的工作电压等都保持不变，在相同时间内对同一对象进行多次测量，每次测到的计数并不完全相同而是围绕某个平均值上下涨落，这种现象称为放射性计数的统计涨落。这种涨落不是由观测者的主观因素（如观测不准确）造成的，也不是由外界条件变化引起的，而是微观粒子运动过程中的一种规律性现象，是由放射性原子核衰变的随机性引起的。在放射性核衰变中，N_0 个原子核在某个时间间隔内衰变的数目 n 是不确定的，这就引起了放射性测量中计数的涨落，它服从统计分布规律。此外，原子核衰变发出的粒子能否被探测器所接收并引起计数，也有统计涨落问题，即探测效率的随机性问题。

我们可以从放射性原子核的衰变规律

$$N = N_0 e^{-\lambda t} \tag{1.70}$$

中得到 t 时刻每个核子衰变的概率为 $p = 1 - e^{-\lambda t}$，不衰变的概率为 $q = e^{-\lambda t}$。

二项式分布是最基本的统计分布规律，它广泛适用于各种随机过程。放射性原子核的衰变可以看成数理统计中的伯努利试验问题，并且服从二项式分布，在 t 时间内发生核衰变数为 n 的概率为：

$$P(n) = \frac{N_0!}{(N_0 - n)!\ n!} p^n (1-p)^{N_0-n} = \frac{N_0!}{(N_0 - n)!\ n!} (1-e^{-\lambda t})^n (1-p)^{N_0-n} \tag{1.71}$$

对于这个分布的数学期望值 m 和方差 σ^2 分别为：

$$m = N_0 p = N_0 (1 - e^{-\lambda t}) \tag{1.72}$$

$$\sigma^2 = N_0 p (1-p) = N_0 (1-e^{-\lambda t}) e^{-\lambda t} = m e^{-\lambda t} \tag{1.73}$$

假如 $\lambda t \ll 1$，即时间 t 远小于半衰期，可以不考虑源活度的变化时，上式可以简化为：

$$\sigma^2 = m \text{ 或 } \sigma = \sqrt{m} \tag{1.74}$$

在 m 数值较大的时候，由于 n 值出现在平均值 m 附近概率较大，即涨落 $|m-n| \ll m$，上式还可以简化为：

$$\sigma \approx \sqrt{n} \tag{1.75}$$

即 σ 可用任意一次观测到的衰变核数目代替其平均值进行计算。

在二项式分布中，当 N_0 足够大，且 $\lambda t \ll 1$ 时，则有 $p = 1 - e^{-\lambda t} \ll 1$，这样 $m = N_0 p \ll N_0$。这就意味着 n 与 m 和 N_0 相比足够小。则可得到：

$$\frac{N_0!}{(N_0 - n)!} \approx N_0^n \tag{1.76}$$

$$(1-p)^{N_0-n} \approx (e^{-p})^{N_0-n} = \frac{m^n}{n!} e^{-m} \tag{1.77}$$

这种情况下可以得到：

$$P(n) \approx \frac{N_0^n}{n!} p^n e^{N_0^n p} = \frac{m^n}{n!} e^{-m} \tag{1.78}$$

于是可以看出，这时候衰变服从泊松分布。

当计数的数学期望值 $m \gg 1$，也就是数学期望衰变数目远大于 1 时，二项式分布可以简化为高斯分布。

$$P(n) = \frac{1}{\sqrt{2\pi m}} e^{-\frac{(n-m)^2}{2m}} = \frac{1}{\sqrt{2\pi}\sigma} e^{-\frac{(n-m)^2}{2\sigma^2}} \tag{1.79}$$

式中，$\sigma = \sqrt{m}$。

1.5.2　放射性测量的统计误差

由于放射性核衰变具有统计分布，测量过程中射线与物质相互作用的过程也具有随机性，因此在某个时间内对样品进行测量得到的计数值可以看成是一个随机变量。它的各次测量值总是围绕着其平均值上下涨落。从理论上讲，我们希望得到的是计数值的数学期望值 $m = M\epsilon$，它是无限多次测量计数值的平均值，称为真平均值。但实际上，我们在实验中不可能对某一计数做无限次测量，只能进行有限次甚至一次测量。一次测量或有限次测量的平均值都不是真平均值，它们只能在某种程度上作为真平均值的近似值。这样就给结果带来了误差。这种误差是由于放射性核衰变和射线与物质相互作用的统计性引起的，称为统计误差。从数理统计抽样的观点来看，就是要用有限个样本的数值来估计总体的数学期望值，这只能得到一个估值，一定会有误差产生。原子核发生衰变后，我们要用探测器对衰变产生的粒子进行探测，只有被探测器接收并能引起计数的事件才能被人们所感知。但是，一方面，并不是所有的核衰变事件都能进入探测器中；另一方面，每个进入到探测器中的粒子可能被记录下来，也可能不被记录下来，即粒子的探测也是一个随机过程。我们用类似上面对原子核衰变的统计分布的讨论方法，进一步说明放射性测量计数的统计分布。

在一般的非放射性物理量的测量中，还有一种偶然误差，偶然误差是由于测量时受到各种因素的影响而产生的，但被测物理量本身在客观上还是一个确定不变的数值。而统计误差是由于被测物理量本身有涨落，它与测量过程无关。但这两种测量值服从的分布是相同的，一般认为它们都服从正态分布，因而在表示与计算方法上是很相似的。不同之处在于放射性计数值的统计误差与计数值本身有关系，表现在其方差与计数的期望值相等，即 $\sigma^2 = M$，因而它的确定更为简便。而偶然误差则不具有这样的性质。

放射性测量的计数值服从正态分布，统计误差是用相当于一定置信度的置信区间来表示的。最常用的是标准误差 σ_N，其平方值即为正态分布的方差 σ_N^2：

$$\sigma_N^2 = M \tag{1.80}$$

M 为计数的期望值，但是 M 值我们是不知道的，通常的测量是有限次的，例如对样品进行了 k 次测量，得到 k 个 N_i 值，$i = 1, 2, 3, \cdots, k$，甚至只进行一次测量得到计数值 N，我们就用 k 次测量的平均值甚至一次测量值 N 代替 M：

$$\sigma_N = \sqrt{M} \approx \sqrt{\bar{N}} \approx \sqrt{N} \tag{1.81}$$

$\overline{N}$ 为 k 个数值的平均值，即：

$$\overline{N} = \frac{1}{k} \sum_{i=1}^{k} N_i \qquad (1.82)$$

这样，对放射性计数的标准误差就有一个很简单的计算方法，只须用一次计数 N 或有限次计数的平均值开方即可得到。但这里表示的方差仅仅是由统计涨落引起的。

由于样本方差是总体方差的无偏估计，也可以用样本方差来估计有限次测量的方差（称为标准偏差 σ_S）：

$$\sigma_S = \frac{1}{k-1} \sum_{i=1}^{k} (N_i - \overline{N})^2 \qquad (1.83)$$

思考题

1. 原子核是由什么组成的，人们是怎么一步步发现原子核的组成的？

2. 已知 ^{224}Ra 的半衰期为 3.66 d，1 d 和 10 d 后分别衰变了多少份额？若开始有 1 μg，1 d 和 10 d 后分别衰变掉多少原子？

3. 已知 ^{210}Po 的半衰期为 138.4 d，对于 1 μg 的 ^{210}Po，其放射性活度为多少 Bq？

4. 常见的衰变有哪些种类，分别放出什么粒子？

参考文献

[1] 卢希庭. 原子核物理 [M]. 2 版. 北京：原子能出版社，2000.

[2] 复旦大学，清华大学，北京大学. 原子核物理实验方法 [M]. 北京：原子能出版社，1997.

（马加一　史晓东　冯子雅）

第 2 章　电离辐射剂量学基础

电离辐射是自然环境固有的特征之一，它来自宇宙空间，也来自人类居住的地球。然而，直到 19 世纪，人们才开始认识电离辐射。1895 年，伦琴发现了 X 射线。1896 年，贝可勒尔发现了天然放射性。1932 年，查德威克发现中子。1938 年，哈恩发现了重核裂变。20 世纪 40 年代，随着原子核裂变反应堆、粒子加速器的先后建成，人类不仅可以利用核能，而且还能生产、应用人工的放射性同位素，世界开始步入全新的原子能时代。至今，放射源、电离辐射已广泛应用于社会生产、医疗卫生、科学研究，为社会创造财富、给人类带来福祉，同时，也对人类和环境造成了一定的危害。

辐射效应，实质就是电离辐射引起的受照物体性质的变化。这种变化有的对人类有益，成为放射源、电离辐射应用的基础；有的对人类有害，需要防护，甚至对受照者进行医疗和救治。

因此，对辐射的利用一贯秉承的原则就是"趋利避害"。为合理地应用有益的辐射效应，防护有害的辐射效应，有效保护人类和环境，我们需要了解受照对象的"辐射剂量"。就本质而言，"辐射剂量"就是一系列反映电离辐射对受照物体诱发的真实效应、潜在影响程度的客观指标。因此，辐射剂量的定量非常关键，再结合辐射剂量的发生场景，容易发现对辐射场相关属性或特征进行定量描述是重要前提。

本章从电离辐射场的定性和定量描述角度出发，介绍基本剂量学量、放射防护量和外照射监测实用量。

2.1　电离辐射场

电离（ionization）是指从原子、分子或物质的其他束缚状态释放出一个或多个电子的过程。激发（excitation）则是指使原子、分子或物质的其他束缚状态向高能态转变的过程。

电离辐射（ionizing radiation）是指能通过直接过程、间接过程，导致物质电离的带电粒子、不带电粒子组成的辐射。"辐射"一词，内涵甚广。不过，在电离辐射领域，"辐射"一般就是电离辐射的简称。电离辐射在物质中以电离、激发方式沉积的能量，称为授予能量（energy imparted）。

电离辐射场（ionizing radiation field）是指电离辐射在其中通过、传播乃至经由相互作用发生能量传递的整个空间范围。

2.1.1　辐射场的基本性质

电离辐射场的性质有诸多内涵，如辐射场内出现的辐射类型、粒子的能量及其运动方向。因此，与辐射类型相关，有所谓的光子（γ）辐射场、中子（n）辐射场、α粒子辐射场、β粒子辐射场，甚至 n-γ 混合辐射场等；与粒子能量相关，有单能辐射场或具有能量分布（多能）的辐射场；与粒子运动方向关联的，则有单向辐射场或多向辐射场。

有一种特殊的辐射场——各向同性辐射场，即从四面八方到达辐射场某点的具有特定类型、特定能量的粒子数全都相同的辐射场。

辐射场性质具有时、空相关性，即辐射场的性质会因观察时间、空间位置的变迁而改变。因此，为完整描述辐射场的性质，宜把握五个要素，即须了解任一时刻，沿任一方向，到达辐射场任一位置的，任一辐射类型、任一能量的粒子的数目，或由这些粒子带来的辐射能量。所以，用于描述辐射场性质的辐射量，不是涉及粒子数目，就是与粒子带来的能量相关。

2.1.2　辐射场的定量描述指标

2.1.2.1　粒子注量、能量注量

为标示一段时间 T 内，到达辐射场某一位置 r 的粒子数目或其能量的密集程度，研究者们引入了粒子注量（particle fluence）Φ 和能量注量（energy fluence）Ψ。

粒子注量 $\Phi(T,r)$、能量注量 $\Psi(T,r)$ 的定义分别是：T 时间内，进入到辐射场以 r 点为球心的单位截面积小球的累计粒子数及由这些粒子带来的辐射能。

对于单向辐射场，粒子注量及能量注量的定义分别是：穿过与辐射入射方向垂直的单位面积的累计的粒子数及辐射能。然而，对于多向场，如此定义便不敷应用。但是，无论辐射从何而来，球体中总能找到通过球心且与入射方向垂直的圆截面。所以，无论单向场，还是多向场，采用小球定义注量总是合适的。

若用数学语言表示，则粒子注量、能量注量的定义分别为：

$$\Phi(T,r)=dN(T,r)/d\sigma \tag{2.1}$$

$$\Psi(T,r)=dR(T,r)/d\sigma \tag{2.2}$$

其中，$dN(T,r)$、$dR(T,r)$ 分别是 T 时间内，进入以辐射场 r 点为球心、截面积为 $d\sigma$ 的小球的累计粒子数及由它们带来的辐射能。

由式（2.1）、式（2.2）可知，粒子注量、能量注量的单位分别为 m^{-2}、J/m^2，不过常用 cm^{-2}、MeV/cm^2 表示。

2.1.2.2　粒子注量率、能量注量率

由于辐射源（如放射源）的性质可能随时会变，因此一段时间 T 内到达辐射场某一位置 r 的累计粒子数或辐射能，并非以恒定速率递增。为了解粒子注量、能量注量递增速率的变化趋势，需要用到特定时刻 t 的粒子注量率（particle fluence rate）$\dot{\Phi}$ 和能量注量率（energy fluence rate）$\dot{\Psi}$。

t 时刻，辐射场 r 点处的粒子注量率、能量注量率的定义分别是：

$$\dot{\Phi}(t,r)=d\Phi(t,r)/dt \tag{2.3}$$

$$\dot{\Psi}(t,r)=d\Psi(t,r)/dt \tag{2.4}$$

其中，$d\Phi(t,r)$、$d\Psi(t,r)$ 分别是 t 时刻、dt 时间内，辐射场 r 点处粒子注量、能量注量的增量。

简而言之，粒子注量率、能量注量率就是粒子注量、能量注量在单位时间内的增量。

粒子注量率、能量注量率的单位分别是 $m^{-2} \cdot s^{-1}$、W/m^2，也可分别用 $cm^{-2} \cdot s^{-1}$、$MeV/(cm^2 \cdot s)$，或者其他的分数、倍数单位表示。

值得注意的是：粒子注量、能量注量，是与一段时间相关的；而粒子注量率、能量注量率，则是与一个时间点（时刻）相关的。

如果已经了解 0 至 T 时间内，粒子注量率、能量注量率随时刻变迁的变化趋势（连续函数），那么，0 至 T 时间内，累计的粒子注量、能量注量即可按下列方式计算：

$$\Phi(T,r)=\int_0^T \dot{\Phi}(t,r) \cdot dt \tag{2.5}$$

$$\Psi(T,r)=\int_0^T \dot{\Psi}(t,r) \cdot dt \tag{2.6}$$

式（2.5）、式（2.6）中，对连续函数的积分运算，其实就相当于对离散数值的累加。

2.1.2.3　粒子辐射度、能量辐射度

无论是粒子注量、能量注量，还是粒子注量率、能量注量率，涉及的粒子数、辐射能都是与从四面八方入射的粒子总数相关联的。

实际上，从各个方向到达辐射场任一点的粒子数目，未必都会相同，因此，无论粒子注量率、能量注量率，抑或粒子注量、能量注量，都存在按粒子入射方向的分布（图 2.1）。粒子辐射度（particle radiance）$\dot{\Phi}_\Omega(t,r)$、能量辐射度（energy radiance）$\dot{\Psi}_\Omega(t,r)$，其实是粒子注量率 $\dot{\Phi}(t,r)$、能量注量率 $\dot{\Psi}(t,r)$ 的角分布，简称角分布（directional distribution），它们的含意分别是：t 时刻单位时间内，沿 Ω 方向的单位立体角，进入到辐射场以 r 点为球心的单位截面积小球的粒子数及由它们带来的辐射能。

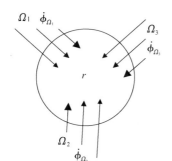

对于给定时刻 t，辐射场 r 点处的注量率 $\dot{\phi}$ 就是沿各个 Ω 方向（如 Ω_1，Ω_2，Ω_3，…）入射的粒子注量率（粒子辐射度）的总和：
$\dot{\phi}=\dot{\phi}_{\Omega_1}+\dot{\phi}_{\Omega_2}+\dot{\phi}_{\Omega_3}+\cdots$
$\dot{\phi}_\Omega$ 是 t 时刻，沿 Ω 方向（如 Ω_1，Ω_2，Ω_3，…）单位立体角入射到辐射场 r 点处的粒子注量率。

图 2.1　粒子辐射度（粒子注量率的角分布）的概念示意图

简而言之，粒子辐射度 $\dot{\Phi}_\Omega(t,r)$、能量辐射度 $\dot{\Psi}_\Omega(t,r)$ 就是沿 Ω 方向入射的那

部分粒子构成的粒子注量率、能量注量率。

以数学语言表达，它们的定义分别是：

$$\dot{\Phi}_\Omega(t,r)=\mathrm{d}\dot{\Phi}(t,r)/\mathrm{d}\Omega \tag{2.7}$$

$$\dot{\Psi}_\Omega(t,r)=\mathrm{d}\dot{\Psi}(t,r)/\mathrm{d}\Omega \tag{2.8}$$

其中，$\mathrm{d}\dot{\Phi}(t,r)$、$\mathrm{d}\dot{\Psi}(t,r)$ 分别是在与 Ω 方向关联的立体角 $\mathrm{d}\Omega$ 范围内入射的那部分粒子注量率、能量注量率。

粒子辐射度 $\dot{\Phi}_\Omega(t,r)$、能量辐射度 $\dot{\Psi}_\Omega(t,r)$ 的单位分别是 $\mathrm{m}^{-2}\cdot\mathrm{s}^{-1}\cdot\mathrm{sr}^{-1}$、$\mathrm{W}\cdot\mathrm{m}^{-2}\cdot\mathrm{s}^{-1}\cdot\mathrm{sr}^{-1}$，也可分别用 $\mathrm{cm}^{-2}\cdot\mathrm{s}^{-1}\cdot\mathrm{sr}^{-1}$、$\mathrm{MeV}\cdot\mathrm{cm}^{-2}\cdot\mathrm{s}^{-1}\cdot\mathrm{sr}^{-1}$ 表示。

知道了粒子辐射度 $\dot{\Phi}_\Omega(t,r)$、能量辐射度 $\dot{\Psi}_\Omega(t,r)$ 随辐射入射方向的变化规律，那么，对所有方向（4π 立体角）上的粒子辐射度 $\dot{\Phi}_\Omega(t,r)$、能量辐射度 $\dot{\Psi}_\Omega(t,r)$ 求和，其结果就是 t 时刻，辐射场同一点处的粒子注量率 $\dot{\Phi}(t,r)$、能量注量率 $\dot{\Psi}(t,r)$：

$$\dot{\Phi}(t,r)=\int_0^{4\pi}\dot{\Phi}_\Omega(t,r)\cdot\mathrm{d}\Omega \tag{2.9}$$

$$\dot{\Psi}(t,r)=\int_0^{4\pi}\dot{\Psi}_\Omega(t,r)\cdot\mathrm{d}\Omega \tag{2.10}$$

2.1.2.4 谱分布

实际上，到达辐射场任一点的粒子，未必都有相同的能量。因而，上述的粒子注量 Φ、粒子注量率 $\dot{\Phi}$、能量注量 Ψ、能量注量率 $\dot{\Psi}$、粒子辐射度 $\dot{\Phi}_\Omega$、能量辐射度 $\dot{\Psi}_\Omega$ 都存在按粒子能量的分布，简称谱分布（spectrum distribution）。

谱分布有两种表述方式：微分分布（differential distribution）和 积分分布（integral distribution）。

以粒子注量、能量注量的谱分布为例：对于特定辐射类型，辐射场特定位置上、特定时间内粒子注量、能量注量按粒子能量的微分分布 Φ_E、Ψ_E，是指单位能量间隔内，能量为 E 的那些粒子构成的粒子注量、能量注量：

$$\Phi_E=\mathrm{d}\Phi(E)/\mathrm{d}E \tag{2.11}$$

$$\Psi_E=\mathrm{d}\Psi(E)/\mathrm{d}E \tag{2.12}$$

其中，$\mathrm{d}\Phi(E)=\Phi_E\cdot\mathrm{d}E$，$\mathrm{d}\Psi(E)=\Psi_E\cdot\mathrm{d}E$，分别是能量在 E 至 $E+\mathrm{d}E$ 之间的粒子构成的粒子注量、能量注量。

粒子注量、能量注量按粒子能量的积分分布 $\Phi(E)$、$\Psi(E)$，是指能量从最小直到特定能量 E（即累加终点）为止的那些粒子累计构成的部分粒子注量、部分能量注量：

$$\Phi(E)=\int_0^E\mathrm{d}\Phi(E)=\int_0^E\Phi_E\cdot\mathrm{d}E \tag{2.13}$$

$$\Psi(E) = \int_0^E d\Psi(E) = \int_0^E \Psi_E \cdot dE \qquad (2.14)$$

显然，如果式（2.13）、式（2.14）中的累加终点扩大到 ∞，即可得到相关位置上由各种能量的粒子构成的全部粒子注量、全部能量注量：

$$\Phi = \int_0^\infty d\Phi(E) = \int_0^\infty \Phi_E \cdot dE \qquad (2.15)$$

$$\Psi = \int_0^\infty d\Psi(E) = \int_0^\infty \Psi_E \cdot dE \qquad (2.16)$$

再以粒子辐射度、能量辐射度的谱分布 $\dot{\Phi}_{\Omega,E}(t,r)$、$\dot{\Psi}_{\Omega,E}(t,r)$ 为例。

对于特定辐射类型，辐射场特定位置 r，特定时刻 t、特定入射方向 Ω 上的粒子辐射度、能量辐射度按粒子能量的微分分布 $\dot{\Phi}_{\Omega,E}(t,r)$、$\dot{\Psi}_{\Omega,E}(t,r)$，就是 t 时刻，沿 Ω 方向单位立体角入射的，单位能量间隔内能量为 E 的那些粒子构成的粒子注量率、能量注量率：

$$\dot{\Phi}_{\Omega,E}(t,r) = d\dot{\Phi}_\Omega(t,r,E)/dE \qquad (2.17)$$

$$\dot{\Psi}_{\Omega,E}(t,r) = d\dot{\Psi}_\Omega(t,r,E)/dE \qquad (2.18)$$

其中，$d\dot{\Phi}_\Omega(t,r,E) = \dot{\Phi}_{\Omega,E}(t,r) \cdot dE$，$d\dot{\Psi}_\Omega(t,r,E) = \dot{\Psi}_{\Omega,E}(t,r) \cdot dE$，分别是指 t 时刻，沿 Ω 方向单位立体角入射到辐射场 r 点处的，能量在 E 至 $E+dE$ 之间的粒子构成的粒子注量率及能量注量率。

因为粒子辐射度按粒子能量的微分分布 $\dot{\Phi}_{\Omega,E}(t,r)$ 涉及的粒子能量都是 E，所以，它与能量辐射度按粒子能量的微分分布 $\dot{\Psi}_{\Omega,E}(t,r)$ 应有下列关系：

$$\dot{\Psi}_{\Omega,E}(t,r) = E \cdot \dot{\Phi}_{\Omega,E}(t,r) \qquad (2.19)$$

粒子辐射度、能量辐射度按粒子能量的积分分布 $\dot{\Phi}_\Omega(t,r,E)$、$\dot{\Psi}_\Omega(t,r,E)$，则是指能量从最小直到特定能量 E 为止的那些粒子累计构成的部分粒子辐射度、部分能量辐射度：

$$\dot{\Phi}_\Omega(t,r,E) = \int_0^E d\dot{\Phi}_\Omega(t,r,E) = \int_0^E \dot{\Phi}_{\Omega,E}(t,r) \cdot dE \qquad (2.20)$$

$$\dot{\Psi}_\Omega(t,r,E) = \int_0^E d\dot{\Psi}_\Omega(t,r,E) = \int_0^E \dot{\Psi}_{\Omega,E}(t,r) \cdot dE \qquad (2.21)$$

同样，如果式（2.20）、式（2.21）中的累加终点扩大到 ∞，即可得到同一时刻、相关位置上，由各种能量的粒子构成的全部粒子辐射度、全部能量辐射度：

$$\dot{\Phi}_\Omega(t,r) = \int_0^\infty d\dot{\Phi}_\Omega(t,r,E) = \int_0^\infty \dot{\Phi}_{\Omega,E}(t,r) \cdot dE \qquad (2.22)$$

$$\dot{\Psi}_\Omega(t,r) = \int_0^\infty d\dot{\Psi}_\Omega(t,r,E) = \int_0^\infty \dot{\Psi}_{\Omega,E}(t,r) \cdot dE \tag{2.23}$$

能量辐射度的积分分布 $\dot{\Psi}_\Omega$ (t,r,E) 与粒子辐射度的微分分布 $\dot{\Phi}_{\Omega,E}$ (t,r) 存在下列关系：

$$\dot{\Psi}_\Omega(t,r,E) = \int_0^E E \cdot \dot{\Phi}_{\Omega,E}(t,r) dE \tag{2.24}$$

显然，总的能量辐射度 $\dot{\Psi}_\Omega$ (t,r) 与粒子辐射度的微分分布 $\dot{\Phi}_{\Omega,E}$ (t,r) 应有如下关系：

$$\dot{\Psi}_\Omega(t,r) = \int_0^\infty E \cdot \dot{\Phi}_{\Omega,E}(t,r) dE \tag{2.25}$$

关于粒子注量率或能量注量率按粒子能量的谱分布，读者不妨依照上述方法，试着自己表述一番。

需要指出的是，就特定的辐射类型而言，粒子辐射度的微分分布 $\dot{\Phi}_{\Omega,E}$ (t,r) 是最基本的辐射场量。因为，除了辐射类型外，它囊括了完整描述辐射场五要素中的全部指标：关注的时刻 t、辐射场位置 r、入射粒子的能量 E 和方向 Ω。

2.1.2.5 分布的平均值

诚如上述，Φ_E 代表单位能量间隔内，进入单位截面积小球的能量为 E 的粒子数，由这些粒子带来的能量为 $E \cdot \Phi_E$，于是，到达相关位置上粒子的平均能量 $(\overline{E})_\Phi$ 便为：

$$(\overline{E})_\Phi = \int_0^\infty E \cdot \Phi_E \cdot dE \Big/ \int_0^\infty \Phi_E \cdot dE \tag{2.26}$$

式（2.26）中，分子代表由各种能量的粒子带到相关位置上的总能量；由式（2.15）可知，分母就是到达相关位置总的粒子数。

这里，平均值 $(\overline{E})_\Phi$ 中的下标 Φ 旨在强调该平均值计算中，用到的权重是粒子注量的谱分布。

我们以后会了解，光子的能量吸收系数 $\mu_{en}(E)$ 表示能量为 E 的光子能量被物质吸收的份额，显然，该份额大小与光子能量有关。

如果关注的是光子，则由式（2.12）可知，Ψ_E 代表单位能量间隔内，由能量为 E 的光子带到相关位置上的辐射能量，这些能量中被物质吸收的有 $\mu_{en}(E) \cdot \Psi_E$。就整体而言，相关位置上，光子能量被物质吸收的平均份额 $(\overline{\mu}_{en})_\Psi$ 应该是：

$$(\overline{\mu}_{en})_\Psi = \int_0^\infty \mu_{en}(E) \cdot \Psi_E \cdot dE \Big/ \int_0^\infty \Psi_E \cdot dE \tag{2.27}$$

式（2.27）中，分子代表相关位置上被物质吸收的光子的能量总和，分母则是到达该位置的光子的全部能量。

同样，这里平均值 $(\overline{\mu}_{en})_\Psi$ 中的下标 Ψ 旨在强调该平均值计算中，用到的权重是能量注量的谱分布。

2.2　射线与物质的相互作用

众所周知，物质的基本组成单元是原子。因此，所谓辐射与物质的相互作用，可以看成射线与原子的相互作用。从微观角度来看，组成物质的众多原子彼此并不是紧密结合在一起的，其间充斥着场和力（如库仑场）。因此，对于某一个瞬间，在物质中穿行的射线可能直接碰撞到原子（原子核和核外电子），可能受到场和力的作用发生偏转，当然也有可能"不受干扰"继续前行。

基于上述，考虑到辐射本身的随机性，给出相互作用的定义：所谓相互作用，就是辐射的能量和运动方向在物质中发生变化的随机过程。相互作用过程的具体形式、产物及程度取决于辐射和物质这两个作用主体构成的整个系统。可以说，相互作用就是拥有诸多确定特征的随机表现过程。

辐射与物质相互作用的随机性表现在两个方面：① 辐射与物质中某些或某个对象是否发生相互作用是随机的；② 若一定发生某种相互作用，则在此过程中能量和/或方向的改变是随机的。辐射的本质是能量，辐射与物质的相互作用其实就是辐射能量在物质中的转移、传递和沉积过程。

再进一步地说，电离辐射能量在物质中的转移，是通过辐射与物质原子、原子核、电子之间的相互作用实现的。

相互作用的结果是会产生一个或多个次级粒子，导致能量载体（energy carrier）的转变。例如，不带电粒子的能量可变成带电粒子的能量，带电粒子的能量又可能变成电子（δ 粒子）或光子（韧致辐射）的能量，等等。

在物质中，相关粒子损失动能的位置称为能量转移点（energy transfer point）。

2.2.1　相互作用的定性描述

电离辐射分为带电的电离辐射和不带电的电离辐射，前者又称为带电粒子。由于这两类辐射在电荷、性质、质量等方面存在显著差异，因此它们之间的相互作用差异也很大。我们从以下方面分别进行叙述。

2.2.1.1　带电粒子与物质的相互作用

物质是由原子、分子构成的，考虑到原子核和核外电子的电性，我们可以将物质看作一个复杂的电场。显然，带电粒子和不带电粒子进入物质时的行为和作用方式会有很大的不同。前已述及，辐射与物质相互作用的对象可以是包含原子核和核外电子的整个原子。因此，具有一定能量的带电粒子入射到物质中，相互作用的主要方式有 4 种：

① 与核外电子发生非弹性碰撞。

② 与原子核发生非弹性碰撞。

③ 与原子核发生弹性碰撞。

④ 与原子核发生核反应。

2.2.1.2　带电粒子在物质中的能量损失形式

一般，带电粒子贯穿物质时，主要受到物质中原子核和核外电子的电磁作用。这种作用会使运动着的带电粒子改变方向、损失能量。这一过程前后，若无能量形式的改变，则称过程是弹性的（elastic）；否则，损失的能量主要表现为物质的电离、激发，或者变成轫致辐射（bremsstrahlen）。此外，甚高能量的带电粒子还能引起核反应。

在物质中，电子与质量比它重的带电粒子（如质子、α粒子）相比，行为稍有差异，因此，常把静止时质量大于电子的带电粒子归为一类，统称为重带电粒子（heavy charged particle）。

带电粒子与物质的相互作用方式、损失能量多寡，取决于带电粒子的电荷、质量和能量，同时也依赖于物质的原子序数。

除非引起核反应，整个带电粒子会被相遇的原子核吸收。一般情形下，由于与物质持续的相互作用，带电粒子将不断地发生能量转移。

（1）与物质原子、分子的弹性碰撞

弹性碰撞导致相撞粒子间的动能交换，增加了物质分子不规则运动的动能，使物质变热、温度升高。带电粒子部分能量直接变成了热能。

（2）与束缚电子的非弹性碰撞使物质原子电离、激发

为使物质原子释放出一个电子，带电粒子应有最低限度的能量 E_{cut}，对于生物组织，这个能量约为 10 eV。

电离过程释放出的电子，如果动能超过 100 eV，会明显偏离原来粒子的运动方向且穿越一段路程进一步引起其他原子的电离和激发，此类电子称为δ粒子（或δ射线）。

被电离、激发的原子退激时还会释放出俄歇电子、特征 X 射线（characteristic X-rays）的光子。

注意：电离过程中，带电粒子损失的能量，并非会在发生电离的那个部位（site）被物质局部吸收，而是有相当部分被δ粒子带到了其他位置。

（3）与原子核、束缚电子电场发生轫致辐射过程

当带电粒子从原子核附近掠过时，在原子核库仑场的作用下，运动方向和速度发生变化，此时带电粒子的一部分动能就变成具有连续能谱的 X 射线辐射出来，这种辐射称为轫致辐射。这一过程中，带电粒子的部分能量又变成了辐射（光子）的能量；轫致辐射的光子则会到比δ粒子射程更远的位置，继续消耗其得到的能量。

不过，因发生轫致辐射而损失能量的可能性，与带电粒子本身静止质量的平方成反比。例如，在同一种物质内，如质子、电子原来的能量相同，那么质子在轫致辐射中损失的能量大约是电子的三百万分之一。所以，常可忽略重带电粒子在轫致辐射过程中损失的能量。

若以发生的过程名称表示，总括起来，在物质中带电粒子能量 E 最后将变成 3 种类型的能量损失：

$$E = E_{弹性碰撞} + E_{电离、激发} + E_{轫致辐射} \tag{2.28}$$

对于通常遇到的带电粒子，因弹性碰撞过程损失的能量常可忽略，尤其是重带电粒子，即使对于一般常见的初始能量介于 $10^4 \sim 10^6$ eV 的电子，弹性碰撞中损失的能量充其量也不过其初始动能的 0.15%。随着电子初始能量的增高，这一份额会变得更小。

所以，造成带电粒子能量损失的因素主要是电离、激发和轫致辐射。

2.2.1.3　不带电粒子与物质的相互作用

不带电粒子是指本身不带有正、负电荷的粒子或波。常见的不带电粒子包括 X 射线、γ 射线（两者统称为光子）和中子。与之前叙述过的带电粒子不同，不带电的光子和中子在与物质相互作用过程中一般不会受到物质原子核和核外电子电场的影响，发生相互作用的主要对象就是整个原子、原子核和核外电子本身。由于光子一般被看作波，而中子却是具有实际质量的实体粒子（原子核的组成成分之一），故而它们与物质的相互作用形式有着明显不同的特征，以下分别进行叙述。

（1）光子与物质的相互作用形式

X、γ 射线本质上都是高能电磁辐射，都是光子，只是产生方式不同；而且一旦产生，只要能量相同则物理性质完全相同。光子的能量为 $E = h\nu = h\,(c/\lambda)$，$h$ 为普朗克（Planck）常量，c 为光速，ν 和 λ 分别是电磁辐射的频率和波长。γ 射线由原子核能级之间的跃迁产生，X 射线主要由韧致辐射产生。X、γ 射线与物质的相互作用跟带电粒子与物质相互作用方式不同，带电粒子通过连续、多次的电离损失或辐射损失而损失能量，可用阻止本领和射程等物理量来描述。而 X、γ 射线与物质的相互作用是通过单次性的随机事件与介质的原子核或原子核外电子发生作用，一旦光子与物质发生作用，光子或被吸收而消失并损失全部能量，或受到散射而损失很大一部分能量，同时产生次级电子。X、γ 射线与物质相互作用的主要方式有 3 种，即光电效应（photoelectric effect）、康普顿散射（Compton effect）和电子对产生（pair production）。

① 光电效应：是指光子被整个原子吸收，从原子壳层打出一个电子，即光电子。光子将全部能量转移给原子，一小部分（可忽略）用于提供原子的反冲能，其余作为电子脱离原子束缚所需的电离能和光电子的动能。光电效应主要发生在原子束缚最紧的 K 层（80%）。光电效应发生后，由于原子内层电子出射，出现空位，外层电子内填，将以发射特征 X 射线或俄歇电子的形式释放出多余的能量。根据能量守恒，光电子能量为：

$$E_e = h\nu - \varepsilon_i \qquad (2.29)$$

式中，ε_i 是电子在第 i 壳层的结合能。光电效应的示意图如图 2.2 所示。

② 康普顿散射：为入射光子与核外轨道电子的非弹性碰撞。在非弹性碰撞过程中，入射光子的一部分能量转移给电子，使其脱离原子束缚成为自由电子（康普顿反冲电子）。而光子同时受到散射，其运动方向和能量都发生变化，称为散射光子。康普顿效应一般发生在束缚最疏松的外

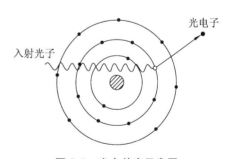

图 2.2　光电效应示意图

层电子中。若次级电子能量比较高，它仍将继续与介质相互作用直至能量耗尽。散射光子也将继续与介质相互作用。康普顿散射过程中反冲电子得到的能量为：

$$E_{e,\text{recoil}} = h\nu - h\nu' \qquad (2.30)$$

式中，$h\nu'$ 为散射光子的能量。式中没有包括结合能是因为结合能与入射光子能量相比实在太小了。康普顿散射的示意图如图 2.3 所示。

③ 电子对产生：如果入射光子能量足够高，当它从原子核旁经过时，在原子核库仑场的作用下，光子整个被吸收，转化为一个正电子和一个负电子，这种过程称为电子对产生。只有光子能量大于 1.022 MeV 时，即大于两个静止电子质量时，才可能发生电子对效应。此过程所产生的正、负电子继续在物质中按照带电粒子的规律慢化，负电子成为物质中的自由电子或者原子的轨道电子，而正电子速度接近零时将与附近的负电子发生湮没（annihilation）辐射（也称作质湮辐射），放出两个方向相反、能量各为 0.511 MeV 的 γ 光子。电子对产生的示意图如图 2.4 所示。

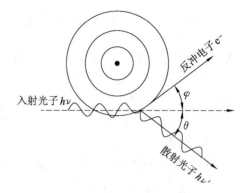

图 2.3　康普顿散射示意图

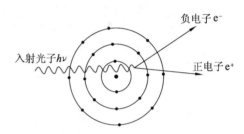

图 2.4　电子对产生示意图

（2）光子与物质相互作用的一般规律

光子入射到物质中后，在某一个瞬间，如果不发生相互作用，则光子继续在物质中穿行。一旦与物质发生相互作用，主要作用的种类就是上述 3 种。究竟发生哪种相互作用，与光子能量以及物质的性质密切相关，一般规律如下：

① 低能光子，主要经历光电效应，对高原子序数物质而言尤为明显。

② 高能光子，主要经历电子对产生，随物质原子序数增高，电子对产生越加突出。

③ 中能光子，主要经历康普顿散射。在物质中，主要经历康普顿散射的光子能量：在高原子序数物质（如铅）中为 1 MeV 左右，且范围较窄（图 2.5a）；在碳、水、软组织之类的低原子序数物质（如碳）中范围很宽，介于 25 keV 至 25 MeV 之间（图 2.5b），几乎覆盖医学、生物学领域用到的所有 X、γ 射线。

（3）光子与物质相互作用的次要过程

除了上述提及的 3 个主要作用过程——光电效应、康普顿散射和电子对产生外，光子还可以与物质发生相干散射和光核反应。以下进行简要介绍。

相干散射：X、γ 光子具有波粒二象性，既是粒子，也是电磁波。入射电磁波从原子附近经过时，引起轨道电子共振，振荡电子将发射波长相同但方向不同的电磁波，不同轨道

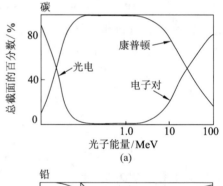

(a)

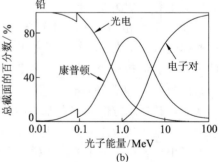

(b)

图 2.5　碳和铅中不同能量光子
相互作用的相对概率分布

电子发射的电磁波具有相干性，故称此过程为相干散射，又称瑞利散射。在相干散射过程中，X、γ 光子仅改变运动方向而没有能量转移。

光核反应：X、γ 光子与原子核作用引起的核反应称为光核反应。常见的反应类型有（γ,p）、（γ,n）。光核反应是有阈能的反应。当 X、γ 光子能量大于阈能时，反应截面随 X、γ 光子能量增加而增大；当 X、γ 光子能量大于阈能数个 MeV 时，反应截面达到最大，此后随 X、γ 光子能量增加而减小。

由于光核反应截面很小，在剂量学中往往忽略光核反应的贡献。但在机房防护设计时，如果加速器 X 射线能量大于 10 MeV，则需要考虑（γ,n）反应，这是因为一方面中子比光子更容易从迷道中逸出，另一方面反应后的核素具有短寿命的 β^+ 衰变（半衰期约 10 min）。

（4）中子与物质的相互作用形式

与光子不同的是，中子虽不带电，并且只与原子核相互作用，相互作用过程种类繁多。

在物质中，中子经历何种过程、能量损失多寡，与中子的能量、物质种类关系密切，且变化剧烈。通常，按能量高低，中子分成 5 类：热中子、慢中子、中能中子、快中子和高能中子。

热中子（0.025～0.5 eV）：通过俘获过程（capture），会被任何物质的原子核吸收；吸收热中子后，原子核可能发射 γ 光子或带电粒子。特别地，把发射 γ 光子的俘获过程称为辐射俘获（radiative capture），如 ^1H（n；γ）^2H。吸收热中子后，只有轻核才可能有发射带电粒子的俘获过程，如人体中常有 ^{14}N（n；p）^{14}C 反应。

慢中子（0.5～1 000 eV）：遇轻核，主要发生弹性散射（elastic collision）（n；n'）；遇重核，呈现辐射俘获（n；γ）。

中能中子（1～10 keV）、快中子（0.01～10 MeV）：主要经历弹性散射；中子能量超过 0.1 MeV，便能引发非弹性散射（inelastic collision）（n；n'、γ）。

高能中子（＞10 MeV）：与原子核碰撞后，会有多个中子出现，称为去弹性散射（nonelastic collision），如 ^{14}N（n；2n'）^{13}N 等。

此外，在吸收了能量甚高的中子后，原子核会变得四分五裂，此过程称为散裂（spallation），如人体中会有 ^{14}N（n；2α）^7Li、^{12}C（n；n'，α）^8Be、^{12}C（n；n'，3α）等。

以上所述，圆括号内分号前的 n，代表入射中子；分号后的 n'、p、γ、α，分别代表相互作用后出射的中子、质子、γ 光子和 α 粒子；字母前的数字，代表作用过程发生后出现的相关粒子数。

进入人体后，通过上列过程，中子的能量 E_n，大部分变成重带电粒子（例如，弹性散射后氢、碳、氮、氧反冲核，以及其他过程中的质子和 α 粒子）的动能。

由于人体中氢核最多，中子与氢核发生弹性散射的截面（可能性）最大，放出的能量也最多，因此，在人体中，中子能量有 85 %～95 % 是向氢核转移的。

经由上述重带电粒子后续的电离、激发过程，中子的部分能量最终为能量转移点附近的物质所吸收。

2.2.2　相互作用过程中损失能量的定量描述

前已述及，造成带电粒子能量损失的主要是电离、激发和韧致辐射。不带电辐射主要是先通过在物质中产生带电粒子，再进行能量沉积。因此，两者之间有特有的能量定量形式和指标。

2.2.2.1　带电粒子的能量损失定量描述

（1）阻止本领

带电粒子在电离、激发或韧致辐射过程中损失的能量，分别称为带电粒子能量的碰撞损失（collision energy loss）或辐射损失（radiative energy loss），可分别用碰撞阻止本领（collision stopping power）或辐射阻止本领（radiative stopping power）给以定量。

带电粒子在物质中的线碰撞阻止本领 S_{col} 或质量碰撞阻止本领 S_{col}/ρ 表示带电粒子在物质中穿行单位路程时，因电离、激发过程所损失的能量。

显然，上述单位路程若是单位长度，指的就是线碰撞阻止本领；若是单位质量厚度，则是质量碰撞阻止本领。若再遇到类似情况，均可照此理解，不再一一赘述。

若用数学语言表述，则有：

$$S_{col} = dE_{col}/dl \tag{2.31}$$

$$(S/\rho)_{col} = dE_{col}/(\rho dl) \tag{2.32}$$

其中，dE_{col} 就是带电粒子在物质中穿行 dl 路程时，因电离、激发所损失的能量。

可见，S_{col}、$(S/\rho)_{col}$ 的单位分别是 J/m、J·m²/kg，不过，也可用诸如 MeV/cm 或 MeV·cm²/g 之类的分数、倍数单位给以表示。

同样，带电粒子在物质中的线辐射阻止本领 S_{rad} 或质量辐射阻止本领 S_{rad}/ρ 表示带电粒子在物质中穿行单位路程时，因韧致过程所损失的能量。

或者：

$$S_{rad} = dE_{rad}/dl \tag{2.33}$$

$$(S/\rho)_{rad} = dE_{rad}/(\rho dl) \tag{2.34}$$

其中，dE_{rad} 就是带电粒子在物质中穿行 dl 路程时，因韧致辐射所损失的能量。

可见，S_{rad}、$(S/\rho)_{rad}$ 的单位也分别是 J/m、J·m²/kg，自然，也可用诸如 MeV/cm、MeV·cm²/g 之类的分数、倍数单位给以表示。

实际上，受照物质中任一个位置上出现的带电粒子，总同时存在其能量的碰撞损失和辐射损失。所以，为定量表示在物质中穿行单位路程时带电粒子总的能量损失，就会用到总的阻止本领（total stopping power）。以总的质量阻止本领 S/ρ 为例，它应等于：

$$S/\rho = (S/\rho)_{col} + (S/\rho)_{rad} \tag{2.35}$$

至于这两部分的能量损失、各自的份额，则随带电粒子的类型、能量以及物质的种类而异。下面，分别对重带电粒子和电子做进一步讨论。

① 重带电粒子。

重带电粒子能量的辐射损失，几乎可忽略。因此，重带电粒子总的阻止本领为：

$$(S/\rho)_{重带电粒子} \approx (S/\rho)_{col} \tag{2.36}$$

就是说，除非发生核反应，重带电粒子的能量几乎全部是在电离、激发过程中损失的。

表 2.1 列出了肌肉、骨骼及它们的替代物，对质子的质量阻止本领 $(S/\rho)_{质子}$ 值。

对于动能为 E，电荷为 z，静止质量能为 Mc^2 的其他重粒子，它们的质量阻止本领 $(S/\rho)_{重粒子}$ 可按如下方法估计：

a. 计算与其能量对应的质子等效能量 $E_p = E \cdot (Mc^2)_{重粒子}/(Mc^2)_{质子}$，据此能量，从表 2.1 查找相应物质对质子的阻止本领 $[S(E_p)/\rho]_{质子}$。

b. 上述重粒子的质量阻止本领，估计为：$(S/\rho)_{重粒子} = z^2 \cdot [S(E_p)/\rho]_{质子}$。

② 电子。

一般，必须同时计入 $(S/\rho)_{col}$ 和 $(S/\rho)_{rad}$，即：

$$(S/\rho)_{电子} = (S/\rho)_{col} + (S/\rho)_{rad} \tag{2.37}$$

表 2.2 和表 2.3 分别列出了一些物质对电子的质量辐射阻止本领 $(S/\rho)_{rad}$ 和质量碰撞阻止本领 $(S/\rho)_{col}$ 的数值。图 2.6 则显示出空气、石墨、水、铅中 $(S/\rho)_{col}$ 和 $(S/\rho)_{rad}$ 随电子能量的变化趋势。

不过，对于特定能量 E（MeV）和特定物质（原子序数为 Z），这两类能量损失有着下列分配关系：

$$[(S/\rho)_{rad}/(S/\rho)_{col}] \approx [EZ/800] \tag{2.38}$$

因此，存在一个临界能量 $E_{临界}$：

$$[(S/\rho)_{rad}/(S/\rho)_{col} = 1]$$
$$E_{临界} \approx 800/Z \tag{2.39}$$

表 2.1 质子在肌肉、骨骼及它们的替代物中的质量阻止本领值

质子能量 (E_p)/MeV	质子的质量阻止本领 $[(S/\rho)_{质子}]$/(MeV·m²/kg)								
	肌肉	肌肉替代物					骨骼	骨骼替代物	
		水	大米粉	A150	WT1	MixD		铝	B100
1.00E+00	25.800	26.000	24.500	26.900	25.700	28.200	21.300	17.200	23.900
1.50E+00	19.400	19.500	18.500	20.100	19.300	21.100	16.100	13.300	18.000
2.00E+00	15.700	15.800	15.000	16.300	15.700	17.100	13.200	10.900	14.600
3.00E+00	11.600	11.700	11.100	12.000	11.600	12.500	9.830	8.250	10.800
4.00E+00	9.330	9.390	8.920	9.630	9.280	10.000	7.940	6.700	8.700
5.00E+00	7.850	7.900	7.500	8.080	7.800	8.420	6.710	5.690	7.330
6.00E+00	6.800	6.850	6.510	7.000	6.760	7.280	5.830	4.970	6.360
8.00E+00	5.410	5.450	5.180	5.560	5.380	5.780	4.670	4.000	5.070
1.00E+01	4.530	4.560	4.340	4.640	4.490	4.830	3.920	3.380	4.240
1.50E+01	3.260	3.290	3.130	3.340	3.240	3.470	2.840	2.470	3.060
2.00E+01	2.580	2.600	2.480	2.640	2.560	2.740	2.260	1.970	2.430

质子能量 (E_p)/MeV	质子的质量阻止本领 $[(S/\rho)_{质子}]$/(MeV·m²/kg)								
	肌肉①	肌肉替代物					骨骼②	骨骼替代物	
		水	大米粉	A150③	WT1④	MixD⑤		铝	B100⑥
3.00E+01	1.860	1.870	1.780	1.900	1.840	1.970	1.630	1.430	1.750
4.00E+01	1.480	1.490	1.410	1.500	1.460	1.560	1.300	1.140	1.390
5.00E+01	1.230	1.240	1.180	1.260	1.220	1.300	1.090	0.959	1.160
6.00E+01	1.070	1.080	1.030	1.090	1.060	1.130	0.944	0.833	1.010
8.00E+01	0.855	0.862	0.820	0.870	0.845	0.902	0.757	0.670	0.807
1.00E+02	0.723	0.728	0.693	0.735	0.714	0.762	0.641	0.568	0.682
1.50E+02	0.540	0.544	0.518	0.548	0.533	0.568	0.480	0.426	0.510
2.00E+02	0.445	0.449	0.427	0.452	0.440	0.469	0.397	0.353	0.421
3.00E+02	0.349	0.352	0.335	0.354	0.345	0.367	0.312	0.278	0.330
4.00E+02	0.301	0.303	0.289	0.305	0.297	0.316	0.269	0.240	0.284
5.00E+02	0.272	0.274	0.261	0.276	0.269	0.286	0.243	0.218	0.257

注：① 肌肉成分（%）为 H 10.2、C 14.3、N 3.4、O 71.0 及其他。
　　② 骨骼成分（%）为 H 3.4、C 15.5、N 4.2、O 43.5 及其他。
　　③ A150：导电塑料，带有充填物碳、氟化钙的聚乙烯和尼龙混合物。
　　④ WT1（固体水）：带有充填物聚乙烯和酚醛微球和碳酸钙的环氧树脂。
　　⑤ MixD：带有充填物氧化镁、二氧化钛的石蜡、聚乙烯混合物。
　　⑥ B100：导电塑料，带有充填物碳、氟化钙的聚乙烯和尼龙混合物，配比与 A150 不同。
以下类似表格中的物质成分同此。

表 2.2　电子在空气、水、铝、铅中的质量辐射阻止本领值

电子动能 (E)/MeV	电子的质量辐射阻止本领 $[(S/\rho)_{rad}]$/(MeV·cm²/g)			
	空气	水	铝	铅
0.01	0.003 90	0.003 90	0.006 56	0.020 5
0.02	0.003 95	0.003 96	0.006 93	0.026 9
0.05	0.004 03	0.004 03	0.007 19	0.036 1
0.1	0.004 22	0.004 23	0.007 48	0.046 5
0.2	0.004 79	0.004 80	0.008 34	0.055 6
0.5	0.007 22	0.007 26	0.012 30	0.082 3
1	0.012 7	0.012 8	0.021 2	0.129
2	0.026 6	0.026 8	0.043 5	0.232
5	0.078 4	0.079 2	0.126	0.577
10	0.180	0.181	0.286	1.21
20	0.404	0.409	0.636	2.65
50	1.13	1.15	1.76	6.87
100	2.41	2.43	3.71	14.40

续表

电子动能 (E)/MeV	电子的质量辐射阻止本领 $[(S/\rho)_{rad}]/(MeV \cdot cm^2/g)$			
	空气	水	铝	铅
200	5.02	5.08	7.71	29.70
500	13.0	13.2	19.9	76.1
1 000	26.5	26.8	40.4	154

表 2.3　电子在肌肉、骨骼、空气及它们的替代物中的质量碰撞阻止本领值

电子能量 (E)/MeV	电子的质量碰撞阻止本领 $[(S/\rho)_{col}]/(MeV \cdot m^2/kg)$											
	肌肉	肌肉替代物					骨骼	骨骼替代物			空气近海平面	石墨
		水	大米粉	A150	WT1	MixD		铝	镁	B100		
0.010	2.240	2.260	2.140	2.300	2.220	2.390	2.210	1.650	1.720	2.090	1.980	2.010
0.015	1.630	1.650	1.560	1.670	1.620	1.740	1.610	1.220	1.270	1.530	1.440	1.470
0.020	1.310	1.320	1.250	1.340	1.300	1.390	1.290	0.984	1.020	1.230	1.160	1.180
0.030	0.957	0.965	0.917	0.978	0.948	1.020	0.945	0.729	0.756	0.900	0.849	0.863
0.040	0.771	0.777	0.739	0.787	0.764	0.818	0.761	0.591	0.612	0.725	0.648	0.696
0.050	0.655	0.660	0.628	0.668	0.648	0.694	0.646	0.504	0.522	0.616	0.582	0.591
0.060	0.575	0.579	0.551	0.586	0.569	0.608	0.568	0.444	0.460	0.541	0.511	0.519
0.080	0.472	0.476	0.452	0.481	0.467	0.499	0.466	0.366	0.379	0.445	0.420	0.426
0.100	0.408	0.411	0.391	0.416	0.404	0.431	0.403	0.318	0.329	0.385	0.363	0.368
0.150	0.321	0.324	0.308	0.327	0.317	0.339	0.317	0.251	0.260	0.303	0.286	0.290
0.200	0.277	0.279	0.266	0.282	0.274	0.292	0.274	0.217	0.225	0.262	0.247	0.250
0.300	0.234	0.235	0.224	0.237	0.231	0.246	0.231	0.184	0.190	0.221	0.208	0.211
0.400	0.213	0.215	0.204	0.216	0.210	0.224	0.211	0.168	0.174	0.201	0.190	0.192
0.500	0.202	0.203	0.194	0.203	0.199	0.211	0.199	0.159	0.165	0.190	0.180	0.182
0.600	0.194	0.196	0.187	0.196	0.192	0.203	0.192	0.154	0.160	0.183	0.174	0.175
0.800	0.187	0.189	0.180	0.188	0.184	0.194	0.185	0.149	0.154	0.175	0.168	0.168
1.000	0.183	0.185	0.177	0.184	0.180	0.190	0.181	0.147	0.152	0.172	0.166	0.164
1.500	0.180	0.182	0.174	0.180	0.177	0.187	0.178	0.146	0.152	0.169	0.166	0.162
2.000	0.180	0.182	0.175	0.181	0.177	0.187	0.179	0.148	0.153	0.170	0.168	0.162
3.000	0.183	0.185	0.177	0.183	0.180	0.189	0.181	0.151	0.157	0.172	0.174	0.164
4.000	0.185	0.187	0.180	0.185	0.182	0.192	0.183	0.154	0.160	0.175	0.179	0.166
5.000	0.187	0.189	0.182	0.188	0.184	0.194	0.186	0.156	0.163	0.177	0.183	0.168
6.000	0.189	0.191	0.184	0.189	0.186	0.196	0.188	0.158	0.165	0.179	0.187	0.170

电子能量 (E)/ MeV	电子的质量碰撞阻止本领 [(S/ρ)_col]/(MeV·m²/kg)											
	肌肉	肌肉替代物					骨骼	骨骼替代物			空气近海平面	石墨
		水	大米粉	A150	WT1	MixD		铝	镁	B100		
8.000	0.192	0.194	0.187	0.193	0.190	0.199	0.191	0.161	0.168	0.182	0.193	0.172
10.000	0.195	0.197	0.190	0.195	0.192	0.202	0.193	0.164	0.170	0.185	0.198	0.174
15.000	0.199	0.201	0.194	0.200	0.194	0.206	0.198	0.168	0.174	0.189	0.207	0.178
20.000	0.203	0.205	0.197	0.202	0.200	0.209	0.201	0.170	0.177	0.192	0.213	0.180
30.000	0.207	0.209	0.201	0.206	0.204	0.213	0.205	0.174	0.181	0.196	0.223	0.184
40.000	0.210	0.212	0.204	0.209	0.206	0.216	0.208	0.177	0.184	0.199	0.228	0.186
50.000	0.212	0.214	0.206	0.211	0.208	0.218	0.210	0.179	0.186	0.201	0.232	0.188
60.000	0.213	0.216	0.208	0.213	0.210	0.220	0.212	0.181	0.188	0.202	0.235	0.189
80.000	0.216	0.218	0.210	0.215	0.212	0.222	0.214	0.183	0.190	0.205	0.239	0.191
100.000	0.218	0.220	0.212	0.217	0.214	0.224	0.216	0.185	0.192	0.207	0.242	0.193

亦即，在原子序数为 Z 的物质中，如果出现的电子能量正好等于 $E_{临界}$，则其损失于电离、激发和韧致辐射的能量几乎相同。对于水和铅：

$$E_{临界} \approx 800/Z \approx \begin{cases} 10 \text{ MeV 水（低 } Z \text{ 物质代表）} \\ 100 \text{ MeV 铅（典型的重物质）} \end{cases} \tag{2.40}$$

因此，在物质中出现的电子能量 E：

如果 $E \ll E_{临界}$，主要是碰撞损失；

如果 $E \gg E_{临界}$，主要是辐射损失。

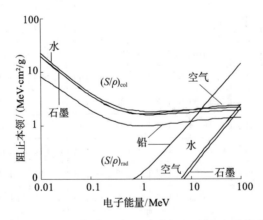

图 2.6 空气、石墨、水、铅中 $(S/ρ)_{col}$ 和 $(S/ρ)_{rad}$ 随电子能量的变化趋势

（2）射程

带电粒子在与物质的相互作用过程中，不断地损失动能，最终将损失所有的动能而停止运动（不包括热运动）。粒子从入射位置至完全停止的位置沿运动轨迹所经过的距

离称为路径长度；沿入射方向从入射位置至完全停止的位置所经过的距离称为射程。由于粒子的运动轨迹是曲折的，因此射程总是小于路径长度。粒子与物质的相互作用是一个随机过程，每个相同能量的入射粒子的路径长度和射程均可能不一样，整个粒子束的路径长度和射程将构成统计分布。平均路径长度用来描述路径长度的分布特点，而平均射程和外推射程等概念用来描述射程分布的特点。

重带电粒子因其质量大，与核外电子的一次碰撞只损失很小一部分能量，运动方向也改变很小，并且与原子核发生弹性散射的概率小，运动路径比较直，故而粒子数随吸收块厚度变化曲线表现为开始时的平坦部分和尾部的快速下降部分。电子因其质量小，每次碰撞的电离损失和辐射损失比重带电粒子大得多，同时运动方向改变大，并且与原子核发生弹性碰撞概率大，运动路径曲折，粒子的射程分布在一个很宽的范围内，也就是说，电子的射程发生了较严重的歧离，故而粒子数随吸收块厚度变化曲线呈逐渐下降趋势（图 2.7）。

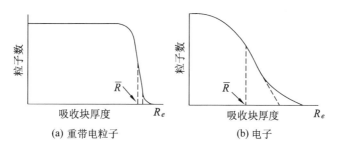

图 2.7   粒子数随吸收块厚度变化曲线

外推射程（R_e）定义为粒子数随吸收块厚度变化曲线最陡部分作切线外推与横坐标相交，相交位置对应的吸收块厚度。

（3）比电离

带电粒子穿过靶物质时使物质原子电离产生电子-离子对，单位路程上产生的电子-离子对数目称为比电离，它与带电粒子在靶物质中的碰撞阻止本领成正比。从理论上分析，由于碰撞阻止本领近似与带电粒子速度的平方成反比，因此当粒子接近其路程的末端时，碰撞阻止本领和比电离达到最大值，越过峰值以后，由于粒子能量几乎耗尽，碰撞阻止本领和比电离很快下降到零。从实验测量结果看，重带电粒子束的比电离曲线和百分深度剂量曲线尾部均可以观察到明显的峰值，此峰称为布拉格峰，而在电子束的比电离曲线和百分深度剂量曲线尾部均观察不到峰值，这是由于电子束的能量歧离和射程歧离现象严重。所谓能量歧离和射程歧离是指一束相同能量的入射粒子，当它们穿过相同厚度的靶物质后，它们的能量和射程并不完全相同的现象。利用重带电粒子束（主要是质子和负 π 介子）实施放疗，可以通过调整布拉格峰的位置和宽度使其正好包括靶区，从而达到提高靶区剂量和减少正常组织受照剂量的目的，这正是重带电粒子束相对光子、电子和中子束等所具有的剂量学优点。

（4）传能线密度

事实上，在物质带电粒子总的能量中，往往有很大部分通过电离过程传给了能量超过 100 eV 的 δ 粒子。因为已具相当能量，δ 粒子可以按其独自路径在物质中穿行一段距离，沿途继续产生电离和激发。

在水或软组织中，δ 粒子的动能 Δ 若为 100 eV，约能穿越 2 nm，相当于 DNA 分子双螺旋结构的直径；若动能 Δ 有 6 000 eV，则能穿越 1 μm，约与一个小细胞直径相当。也就是说，在组织中，能量为 100 eV 或 6 000 eV 的 δ 粒子，如果正好全程穿越 DNA 分子的双链或一个细胞，则它们的能量将分别会在与 DNA 双螺旋结构或小细胞相当的空间范围内被吸收；即便不是全程穿越分子或细胞，100 eV 或 6 000 eV 的 δ 粒子，也只能在 2 nm 或 1 μm 这样局部的范围转移它们的能量。

故带电粒子在物质中穿行 dl 路程时，其所损失的能量 dE 可分三部分：

$$dE = dE_{结合能} + dE_{\delta \leqslant \Delta} + dE_{\delta > \Delta} \tag{2.41}$$

其中：

$dE_{结合能}$ 是带电粒子发生电离、激发时，为克服电子结合能所消耗的能量之和，这部分能量确是在发生电离、激发的那个部位被吸收的。

$dE_{\delta \leqslant \Delta}$ 是动能不大于 Δ 的那些 δ 粒子动能的总和，这部分能量是能在与 Δ 相应的局部空间范围内传递的。

$dE_{\delta > \Delta}$ 则是动能大于 Δ 的那些 δ 粒子动能的总和，这部分能量就不被认为是在与 Δ 相应的局部空间范围内传递的。

可见，电离过程中，带电粒子损失的能量并非全部会在发生电离的那个部位被吸收，而是有相当部分被释放出的 δ 粒子带走了。

为定量估计特定的局部范围内物质吸收能量的密集程度，研究人员曾经引入传能线密度（linear energy transfer，LET）。传能线密度，亦称受限制的线碰撞阻止本领（restricted linear collision stopping power），旧称线能量转移。

传能线密度的单位是 J/m，不过常用 keV/μm 表示。

辐射研究领域中，常依辐射的传能线密度大小把电离辐射分为高 LET 辐射和低 LET 辐射。

所谓高 LET 辐射，就是辐射效应的诱发效能高于 ^{60}Co γ 射线或 250 keV X 射线的一类辐射。例如，质子、中子、α 粒子、重原子核裂变碎片或其他重带电粒子，均属此类。

而低 LET 辐射，就是辐射效应的诱发效能与 ^{60}Co γ 射线或 250 keV X 射线相仿的一类辐射。属于此类辐射的则有光子、电子、β 粒子等。

（5）电子在干燥空气中每产生一个离子对所需消耗的平均能量 W_a。

电离辐射剂量的测量应用最早，至今依然是最经典、最准确的方法，特别是辐射剂量测量的电离方法，并且其测量电离辐射在空气中形成的正、负离子的电荷量尤为方便，因为无论哪个地方，地球表面总有空气。此外，无论是电子束，还是 X、γ 射线，最终导致空气电离的都是电子，因此，电子在干燥空气中每产生一个离子对所需消耗的平均能量 W_a 便成为剂量测量中一个重要参数。

经过多年测量和论证，目前研究者一致认为：电子在干燥空气中每产生一个离子对所需消耗的平均能量 W_a 是 33.97 eV；或者，在空气中产生电荷量为 1 C（库仑）的正离子或负离子，电子所需消耗的能量为 33.97 J。研究者还认为，W_a 值与产生电离的电子动能基本无关。

2.2.2.2　不带电粒子与物质相互作用的能量损失定量描述

一般地，由于不带电辐射的电荷呈中性属性，在受照物质相同的情况下，不带电粒子发生相互作用的概率显著小于带电粒子。因此，不带电粒子与物质相互作用的特点是：相互作用次数较少，但每次相互作用损失的能量较多。鉴于此，定量描述不带电粒子相互作用程度时就需要充分考虑随机性特征和辐射场的特征。

（1）截面

所谓截面，其实就是单位粒子注量的入射辐射与一个靶子（整个原子、原子核和核外电子）发生一次相互作用的概率，有：

$$\sigma = P/\Phi \tag{2.42}$$

截面 σ 的常用单位是 cm^2，专用单位为 barn，1 barn $= 10^{-24}$ m^2。考虑到靶子的类型，截面也常常分为原子截面和电子截面。

（2）衰减系数

不带电粒子进入物质后，有可能不经任何作用过程而穿透出去（图 2.8），也有可能发生前述的各种相互作用。以光子为例，有些光子会在光电效应、电子对产生过程中被吸收；有些则因康普顿散射，由入射光子变成散射光子，且会多次地改变方向。所以，若初始光子注量是 Φ_0，穿过厚度为 d 的物质层后，光子注量将减少到 Φ_d。

若忽略散射线（图 2.8 中虚线箭头所示）的影响，则称该射线是"窄束的"。也就是说，凡遭遇相互作用的粒子，都被认为已经离开了原有射线束，不管它是被吸收的，还是被散射的。而穿过物质层的，只是那些在物质层中未经任何作用的入射粒子。

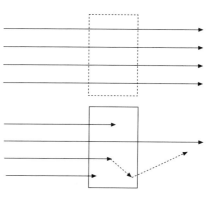

图 2.8　窄束射线的衰减规律

若忽略空气对射线的散射和吸收，则穿过厚度为 d 的物质层后，窄束射线的衰减符合简单的指数衰减规律：

$$\Phi_d = \Phi_0 \cdot e^{-\mu d} \tag{2.43}$$

式中，μ 是入射射线的线衰减系数：

$$\mu = (d\Phi/\Phi)/dl \tag{2.44}$$

它表示射线在物质中穿行单位长度路程时，其注量减少的份额。

以上，$d\Phi/\Phi$ 是射线在物质中穿行 dl 路程时，注量减少的份额。

从数学表达上，以光子为例，线衰减系数与光子的原子截面有以下关系：

$$\mu = \rho \cdot N_A/M \cdot (_a\tau +_a\sigma +_a k) \tag{2.45}$$

其中，括号内三项分别为光电效应、康普顿散射和电子对产生的原子截面，$\rho \cdot N_A/M$ 是单位体积中物质的原子数；N_A 为阿伏伽德罗常数，M 为摩尔质量。

与线衰减系数对应，还有质量衰减系数 μ/ρ，

$$\mu/\rho = (\mathrm{d}\Phi/\Phi)/(\rho \cdot \mathrm{d}l) \tag{2.46}$$

它表示射线在物质中穿行单位质量厚度物质时，其注量减少的份额。

线衰减系数 μ 和质量衰减系数 μ/ρ 的 SI 单位分别是 m^{-1} 和 m^2/kg。

（3）能量转移系数

通过相互作用过程，能量在不同载体间传递，入射不带电粒子的能量部分变成了次级带电粒子的动能。为定量表述能量向次级带电粒子转移的份额，提出不带电粒子在物质中的线能量转移系数 μ_{tr} 或质量能量转移系数 μ_{tr}/ρ，它们分别为：

$$\mu_{\mathrm{tr}} = (\mathrm{d}E/E)/\mathrm{d}l \tag{2.47}$$

$$\mu_{\mathrm{tr}}/\rho = (\mathrm{d}E/E)/(\rho \cdot \mathrm{d}l) \tag{2.48}$$

以上两式表示不带电粒子在物质中穿行单位长度路程或质量厚度时，能量向次级带电粒子转移的份额。

上面，$(\mathrm{d}E/E)/\mathrm{d}l$ 是不带电射线在物质中穿行 $\mathrm{d}l$ 路程时，其能量向次级带电粒子转移的份额。

以光子为例，线能量转移系数 μ_{tr} 与光子的原子截面应有如下关系：

$$\mu_{\mathrm{tr}} = \rho \cdot N_{\mathrm{A}}/M \cdot [{}_a\tau(1-f\varphi)/h\nu + {}_a\sigma(1-h\nu'/h\nu) + {}_ak(1-1.02/h\nu)] \tag{2.49}$$

式中，方括号中三项分别表示光电效应、康普顿散射和电子对产生的三个过程中，光子向电子转移的能量份额。

与衰减系数类似，线能量转移系数 μ_{tr} 和质量能量转移系数 μ_{tr}/ρ 的单位也分别是 m^{-1} 和 m^2/kg。

（4）能量吸收系数

从不带电射线那里取得能量的次级带电粒子，还会进一步与物质相互作用，导致其能量的碰撞损失和辐射损失，就能量转移和吸收而言，我们更关注次级电子能量的碰撞损失。为此，便进一步提出另一类相互作用系数：不带电射线在物质中的线能量吸收系数 μ_{en} 或质量能量吸收系数 μ_{en}/ρ。它们与能量转移系数存在下列关系：

$$\mu_{\mathrm{en}} = \mu_{\mathrm{tr}} \cdot (1-g) \tag{2.50}$$

$$\mu_{\mathrm{en}}/\rho = (\mu_{\mathrm{tr}}/\rho) \cdot (1-g) \tag{2.51}$$

其中，g 为次级带电粒子慢化过程中，其能量辐射损失的份额。

在空气、水甚至软组织中，次级带电粒子（电子）能量即使高达 $2\,\mathrm{MeV}$，其能量的辐射损失份额依然不足 1%，以至可认为 $g \approx 0$。此时，在数值上能量转移系数近似等于能量吸收系数。

线能量吸收系数 μ_{en}、质量能量吸收系数 μ_{en}/ρ 的剂量学含义是：不带电辐射在物质中穿行单位长度路程时，能量向次级带电粒子转移，且通过次级带电粒子的电离、激发过程被物质吸收的份额。

线能量吸收系数 μ_{en}、质量能量吸收系数 μ_{en}/ρ 的单位分别是 m^{-1} 和 m^2/kg。

2.3　辐射平衡和带电粒子平衡

2.3.1　辐射平衡

辐射平衡（radiation equilibrium）是辐射场特定位置存在的一种状态。

若由每一种给定能量、特定类型的电离粒子从辐射场某点一个无限小体积内带走辐射能的期望值 $d\bar{\varepsilon}_{出}$，与相同能量、同类粒子带进该体积的辐射能的期望值 $d\bar{\varepsilon}_{进}$ 正好相等，则称辐射场这一点存在了辐射平衡。

简而言之，辐射平衡下，进入辐射场某点一个无限小体积的辐射能，正好补偿离开该体积的辐射能：

$$d\bar{\varepsilon}_{进}=d\bar{\varepsilon}_{出} \tag{2.52}$$

电离辐射场按其组成的辐射成分，可以分解为若干种辐射场。例如，辐射场可划分为不带电粒子辐射场和带电粒子辐射场。带电粒子辐射场又可分为初级带电粒子辐射场和次级 δ 粒子辐射场。δ 粒子辐射场还可进一步细分为初始动能大于某个特定 Δ 值的 δ 粒子辐射场和初始动能不大于特定 Δ 值的 δ 粒子辐射场（图 2.9）。

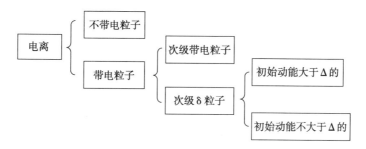

图 2.9　电离辐射场按其辐射成分的分解

与每一种辐射成分相对应，可能有不同类型的辐射平衡。例如，带电粒子平衡、δ粒子平衡及初始动能不大于特定 Δ 值的部分 δ 粒子平衡。

2.3.1.1　完全辐射平衡的条件

所谓完全辐射平衡，就是每一种辐射成分带进辐射场某点一个无限小体积的辐射能，能够充分补偿同类辐射成分从该体积带走的辐射能。于是，所关心的体积内便同时存在各类辐射成分的平衡。

为达到完全辐射平衡，要求无限大均匀物质内，均匀地分布辐射源。

此时，只要离开物质边界的距离，不小于带电粒子的最大射程，那么，物质中每一点处都将同时存在带电粒子平衡、δ粒子平衡和部分 δ 粒子平衡。

内照射情况下，如果器官、组织内均匀分布了 α、β 放射性核素，那么，相关器官、组织内将会有相当好的完全辐射平衡情况；除非所关心的位置，离器官、组织边界太近，距离小于 α、β 粒子的最大射程。

2.3.1.2　受到外照射的物质中存在某种辐射平衡的条件

通常，受到外照射的有限大小的物质中，不会有全部的辐射平衡，但是，仍可能出现一种或几种辐射平衡的情况。

例如，有限大小的均匀物质受到光子的均匀外照射（中子亦然），如图 2.10 所示。

入射光子通过相互作用在物质中将释放出次级电子。

一般地，在物质中，不带电粒子在接连的两次相互作用间穿行的平均路程（称为平均自由程 λ，数值上等于不带电粒子线衰减系数 μ 的倒数：$\lambda = 1/\mu$。例如，在水中，1 MeV 的光子，线衰减系数是 0.070 7 cm^{-1}，相应的平均自由程 λ 约 14 cm），要比它所产生的次级电子的最大射程 R（约 0.4 cm）大许多（即 $\mu R \ll 1$），以致可以认为，在次级电子的最大射程范围内，入射光子几无衰减。

若把图 2.10 中受照的均匀物质均匀地分成许多层，则在上述假定下，入射光子在每一层将会产生数目相同的次级电子。诚然，从每一层出射的次级电子未必都朝一个方向运动，然而，在上述照射条件下，次级电子出射的角分布对每一层应该相同。为讨论方便，这里先考察沿光子入射方向出射的那些次级电子，且图中以一个箭头代表它们。

有限大小的均匀物质受到光子的均匀照射

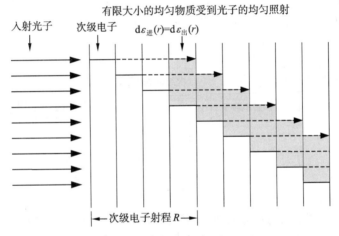

图 2.10　受光子外照射的物质中次级电子平衡的示意图

由于均匀物质受到均匀照射，且入射光子几无衰减，所以，对于每一层沿同一方向出射的次级电子，能量应该彼此相同，因而在物质中它们具有相同的射程。图 2.10 中，假定沿光子入射方向出射的次级电子射程相当于 4 层物质的厚度，暂且认为次级电子能量的碰撞损失沿其径迹是均匀分布的。于是，由图 2.10 可见，上述情形下，第 1 层物质只获得入射光子在其中释放出的次级电子能量的 1/4（粗短线）。第 2 层物质，除了获得本层释放出的电子能量的 1/4，同时还获得起源于第一层的电子能量的 1/4（粗点线）。以此类推，在次级电子最大射程范围内，位于深层的那些物质，将越来越多地得到起源于上游的那些电子的能量。直到深度等于或大于次级电子最大射程（如图 2.10 中的第 4 层之后），入射光子在每一层中释放出的次级电子的能量中，都有 3/4 被次级电子所带走（整条粗点箭头），但同时又有来自上游的次级电子带着数量相同的能量（三条粗点线）进入这一层，也就是说，这些位置上（阴影部分）已经出现了（次级）

带电粒子平衡（charged particle equilibrium，CPE）。

为论述方便，上面集中考察了沿光子入射方向出射的次级电子的情况，其实，对于沿着其他方向出射的次级电子，情况也相同。

由上述例子可见，受到均匀外照射的有限大小的均匀物质中，给定一点 r 处，存在某种次级电离粒子平衡的条件是：

① r 点离开物质边界的距离，不小于次级电离粒子的最大射程。

② 离开 r 点，距离不小于次级电离粒子最大射程范围内，入射辐射应无明显衰减，以致能均匀地释放出次级电离粒子。用更严格的语言来表达，即要求：离开所关注的 r 点，距离不小于次级电离粒子的最大射程范围内，对于次级电离粒子出射的每一个方向 Ω，次级电离粒子的注量率 $\dot{\Phi}_\Omega$ 应有相同的能量分布。

显然，上述的第 2 个条件一般难以充分满足。因为，在物质中，入射辐射或多或少总有衰减。只是，某些情况下，入射辐射衰减甚微，因而会有相当好的近似平衡情况。

表 2.4 示出：假若水为受照物质，对于不同能量的光子和中子，为建立次级电离粒子的近似平衡需要的水层厚度，以及在这一厚度水层中入射的光子和中子衰减的程度。

表 2.4　不同能量 X 射线和中子辐射在水中建立近似次级电离粒子平衡需要的水层厚度及入射辐射的衰减程度

入射辐射	激发 X 射线的电子能量或中子能量/MeV	为建立次级电离粒子平衡需要的水层厚度/mm	入射辐射在平衡水层中的衰减程度/%
X 射线	0.3	0.1	0.03
	0.5	0.4	0.1
	1	0.8	0.3
	2	2.5	0.8
	4	8	2
	6	15	4
	8	20	6
	10	30	7
	15	50	9
	20	60	11
	30	80	13
中子	0.1	0.008	0.005
	1	0.02	0.04
	10	1.5	0.5
	30	10	1.5

可见，如果认为小于 1% 的衰减可以忽略，那么，对于平均光子能量低于 1.5 MeV（激发 X 射线的电子能量约 3 MeV）的 X、γ 射线，在水中确实会有良好的次级电子平

衡。对于中子，建立次级带电粒子平衡也较容易。即使中子能量高达 30 MeV，在受照物质中，依然会有较好的次级带电粒子平衡。

一方面，由于不同类型的电离粒子具有不同的最大射程，因此常有这种情况：在受照物质给定一点处，在此处一种电离粒子达到平衡，另一种电离粒子未必有平衡。

另一方面，如果入射辐射在受照物质中能够均匀地释放出射程最大的一种电离粒子，那么，也会均匀地释放出射程短于它的次级电离粒子，甚至这些次级电离粒子会产生更次级的电离粒子。所以，在受照物质中，如果射程最大的一种电离粒子出现平衡，那么，射程短于它的那些电离粒子，包括由它们产生的更次级的电离粒子，也随之跟着达到平衡。

从图 2.10 可见，在次级电子达到平衡的区域内，对于其中的任何一层物质，上游次级电子带来的能量 $d\varepsilon_{进}$，能够充分地补偿次级电子从中带走的能量 $d\varepsilon_{出}$。于是，入射光子在任何一层物质中释放出的能量 $\varepsilon_{释出}$，犹如入射光子"就地"授予物质一样，两者几无差别。

若以 $\varepsilon_{释出}$、$\varepsilon_{"就地"授予}$ 分别表示同一位置上入射光子释放出的及"就地"授予物质的能量，则：

$$\varepsilon_{"就地"授予} = \varepsilon_{释出} + d\varepsilon_{进} - d\varepsilon_{出} = \varepsilon_{释出} \tag{2.53}$$

所以，在受到外照射的物质中，给予关注的一点处，只要存在入射辐射的次级电离粒子平衡，则入射辐射的吸收剂量就等于同一点处入射辐射向单位质量物质转移的能量。亦即吸收剂量等于关注一点处入射辐射的粒子注量或能量注量与相应的相互作用系数的乘积。从而可以不问其次级粒子对辐射能量迁移的后续过程。

2.3.2　带电粒子平衡

前面已了解不带电粒子的碰撞比释动能 $K_c(T,r)$ 是 T 时间内，不带电粒子在 r 点处，单位质量物质中释放出的所有次级带电粒子的初始动能，而后以电离、激发方式损失的能量总和。

由于次级带电粒子的电离、激发过程并非全在 r 点处发生，所以，次级带电粒子会从关注的体积带走部分能量（$d\varepsilon_{出}$）。如果受到不带电粒子均匀照射的物质中，在次级带电粒子最大射程范围内，入射辐射并无明显衰减，且所关注的一点 r，所处位置也满足上述次级带电粒子平衡的条件，则次级带电粒子从别处带进所关注体积的能量 $d\varepsilon_{进}$，就能充分补偿同类粒子从该体积带走的能量 $d\varepsilon_{出}$。正因如此，在单位质量物质中，与碰撞比释动能 K_c 对应的那部分转移给次级带电粒子的能量 $\eta_{n,c}(T,r)$ 或 $\eta_{e,\delta}(T,r)$ 犹如被物质"就地"吸收一般。

2.4　剂量学指标体系

2.4.1　基本剂量学量

基本剂量学量是指一段时间（T）内，电离辐射向单位质量物质转移或授予的辐射能量，它们的单位都是 J/kg。其专用单位为戈瑞（Gray），国际符号为 Gy。

2.4.1.1　比释动能 K

比释动能是指不带电粒子（中子、光子）在相互作用过程中，向次级带电粒子转移的能量。

比释动能（kerma）$K(T,r)$ 定义为：

$$K(T,r)=dE_{tr}(T,r)/dm \tag{2.54}$$

这里，$dE_{tr}(T,r)$ 是 T 时间内，辐射场 r 点处，不带电粒子在质量为 dm 的物质中，因相互作用过程释放出的所有带电粒子初始动能的总和。

比释动能就是不带电粒子在单位质量物质中，向次级带电粒子转移的能量。

比释动能 K 为：

$$K(T,r)=\eta_{u,c}(T,r) \tag{2.55}$$

其中，$\eta_{u,c}(T,r)$ 是 T 时间内相关位置上，单位质量物质中，因相互作用由不带电粒子 u（中子或光子）释放出的所有次级带电粒子 c（中子情况下，为重带电粒子；光子情况下，为电子）的初始动能的总和。

已经了解，带电粒子的能量损失同时存在两种可能：碰撞损失和辐射损失。

对于中子，其次级带电粒子（重带电粒子）能量的辐射损失几乎可忽略。然而，对于光子，宜同时考虑其次级电子能量的碰撞损失和辐射损失。特别地，光子能量很高时，其次级电子能量的辐射损失会十分明显。

因为在受光子照射的物质中，给予关注的 r 点处物质吸收的辐射能量直接依赖次级电子能量的碰撞损失。因此出于实际需要，依次级电子的能量归宿，光子的比释动能 $K(T,r)$ 分为两个组分：碰撞比释动能（collision kerma）$K_c(T,r)$ 和辐射比释动能（radiative kerma）$K_r(T,r)$：

$$K(T,r)=K_c(T,r)+K_r(T,r) \tag{2.56}$$

若次级电子能量辐射损失的平均份额为 $\overline{g}$，则：

$$K_r(T,r)=K(T,r) \cdot \overline{g} \tag{2.57}$$

$$K_c(T,r)=K(T,r) \cdot (1-\overline{g}) \tag{2.58}$$

所以，光子的碰撞比释动能 $K_c(T,r)$ 是单位质量物质中光子释放出的所有次级电子的初始动能而后以电离、激发方式损失的能量总和。

必须注意的是，比释动能、碰撞比释动能，乃至辐射比释动能，只用于不带电的电离辐射（中子和光子）。

2.4.1.2　X、γ 射线的照射量

X、γ 射线的照射量（exposure）X，是指 X、γ 射线的光子在单位质量空气中释放

出的所有次级电子被完全阻止在空气中时，在空气中产生的同一种符号的离子的总电荷量。

假若在空气中某点，X、γ射线的光子在质量为 dm 的空气中释放出的所有次级电子完全被阻止在空气中，在空气中产生的同一种符号的离子的总电荷量为 dQ，则在所关注的位置上，由 X、γ射线造成的照射量便为：

$$X = dQ/dm \tag{2.59}$$

由此可见，照射量 X 的 SI 单位应该是 C/kg（库仑每千克）。

照射量是辐射剂量学历史上提出的第一个辐射量（1928 年），当时称为"剂量"，专用单位是伦琴（符号：R），后来更名为照射量。

照射量的专用单位 R 与其 SI 单位 C/kg 的数值关系是：

$$1\,R = 2.58 \times 10^{-4}\,C/kg \tag{2.60}$$

尽管辐射剂量学历史上，以 R 为单位的照射量曾起到重要的作用，但由于采用了 SI 单位后，数值上以 Gy 为单位的空气比释动能要比以 C/kg 表示的照射量应用起来更方便，故照射量的应用已日渐淡化，取而代之的则是空气比释动能。

2.4.1.3 吸收剂量

吸收剂量与辐射效应程度关系密切。它关注受照物质特定体积内，单位质量物质吸收的辐射能量。这些能量有来自"本地（相关体积内）"的，也有来自"外地（相关体积外）"的；来自"外地"的能量，势必涉及考察吸收剂量的体积在受照物质中的位置，甚至涉及周边物质的性质。所以，吸收剂量与受照物质的形状、大小及关注的位置密切相关。离开了这些细节，吸收剂量值会变得毫无意义。

吸收剂量（absorbed dose）$D(T,r)$ 定义为：

$$D(T,r) = d\bar{\varepsilon}(T,r)/dm \tag{2.61}$$

其中，$d\bar{\varepsilon}(T,r)$ 是 T 时间内，电离辐射授予 r 点处质量为 dm 的物质的平均辐射能量。

受照物质中，每一点处都有其特定吸收剂量值。因此，在某一点处考察物质吸收剂量时，所取体积必须充分地小，以便显示因辐射场或物质不均匀所致吸收剂量值的变化。同时，该体积又要足够地大，以保证考察吸收剂量的时间内，有相当多的相互作用过程，使得因为作用过程的随机性，授予能量的统计不确定性可被忽略。受照物质中，吸收剂量越大，其中的辐射效应程度越高。

2.4.2 放射防护量

放射防护量（radiological protection quantity）是国际放射防护委员会（ICRP）为评估照射水平、控制健康危害，对受照人体规定的一类辐射量，简称防护量。

2.4.2.1 器官剂量 D_T

虽然受照物质中每一点都有其特定的吸收剂量值，然而，为达到放射防护目的，作为可以接受的近似方法，常取一段时间内较大组织体积中吸收剂量的平均值。

一个器官、组织在 T 范围内的平均吸收剂量 $\overline{D}_T$，定义为该器官或组织吸收的总辐射能量与质量的商，单位为 Gy。

虽然器官剂量描述了相应组织吸收辐射能量的情况，但其本身还不足以评价辐射照射造成的危害。因为不同类型、能量的辐射，具有不同的生物学效能，不同器官、组织的辐射敏感性未必相同。因此，为确立放射防护用到的剂量指标与随机性健康危害的定量关系，还须用辐射权重因子 w_R、组织权重因子 w_T，对平均吸收剂量做进一步修正。

2.4.2.2　当量剂量 H_T

器官、组织的当量剂量（equivalent dose）H_T 是以各自辐射权重因子 w_R 修正后，相关辐射对特定器官、组织 T 的剂量总和，亦即：

$$H_T = \sum_R w_R \cdot D_{T,R} \tag{2.62}$$

其中，$D_{T,R}$ 是器官、组织 T 或其特定靶区范围内，由辐射 R 产生的平均吸收剂量；w_R 是与入射到人体或滞留于人体的放射性核素发出的第 R 种辐射相对应的辐射权重因子（radiation weighting factor），其实 w_R 是依据第 R 种辐射的生物学效能对器官、组织的平均剂量 $D_{T,R}$ 施加修正的一个因子。

在放射生物学中，人们用 RBE 表示辐射生物学效能的差异。特定辐射的 RBE 是相同照射条件下，参考辐射（通常是 X、γ 射线）的吸收剂量与为产生相同程度效应的特定辐射所用吸收剂量的比值。

一种辐射的 RBE 值取决于所观察的生物效应种类，涉及组织、细胞类型，剂量和剂量率及剂量的分次给予方案。因此，对于给定类型的辐射，会有许多 RBE 值。

在低剂量率、小剂量情况下，RBE 将趋于一个平稳的最大值（RBE_M）；此时，RBE_M 已不随剂量、剂量率的变化而改变。不同的效应，有不同的 RBE_M 值。例如，关于随机性效应，裂变中子相对于 ^{60}Co γ 射线的 RBE_M 值如表 2.5 所示。

表 2.5　关于随机性效应，裂变中子相对于 ^{60}Co γ射线的 RBE_M 值

效应	RBE_M	效应	RBE_M
肿瘤诱发	15～60	染色体畸变	40～50
肿瘤所致寿命缩短	15～45	哺乳动物遗传效应	10～45
细胞转化	35～70	微核	6～60

放射防护应用的辐射权重因子 w_R 值（表 2.6），是从一系列随机性效应的 RBE_M 中，凭经验挑选的一些典型值，即 w_R 值只是低剂量率、小剂量情况下，$RBE_{随机性效应}$ 的粗略代表。对于给定的第 R 种辐射，w_R 已不再与特定组织、特定随机性效应相关，w_R 可用于任何器官和组织；在放射防护关心的低剂量范围内，w_R 与剂量、剂量率无关，仅用于随机性健康危害的评价。

表 2.6　辐射权重因子 w_R

ICRP(2007)		ICRP(1991,供比较)	
辐射类型	w_R	辐射类型和能量范围	w_R
光子	1	光子　　　　　所有能量	1
		电子、μ 子　　所有能量	1
电子、μ 子	1	中子　　　　　>20 keV	5
		10 keV~100 keV	10
质子、带电的 π 介子	2	100 keV~2 MeV	20
		2 MeV~20 MeV	10
α 粒子、裂变碎片、重原子核	20	>20 MeV	5
中子 $\begin{cases} 2.5+18.2\times\exp\{-[\ln(E_\mathrm{n})]^2/6\},E_\mathrm{n}<1\ \mathrm{MeV} \\ 5.0+17.0\times\exp\{-[\ln(2E_\mathrm{n})]^2/6\},1\ \mathrm{MeV}\leqslant E_\mathrm{n}\leqslant50\ \mathrm{MeV} \\ 2.5+3.25\times\exp\{-[\ln(0.04E_\mathrm{n})]^2/6\},E_\mathrm{n}>50\ \mathrm{MeV} \end{cases}$		质子　　　　　>2 MeV（除反冲质子）	5
		α 粒子、裂变碎片、重核	20

当量剂量 H_T 的实质就是为与特定辐射对器官 T 造成的辐射影响程度相仿时低 LET 辐射需要的吸收剂量。

在放射防护评价中，当量剂量 H_T 的意义在于：对于特定器官 T，无论对它造成照射的是何种辐射，只要当量剂量 H_T 值相同，该器官蒙受随机性效应的影响程度大致相仿。

2.4.2.3　有效剂量 E

实际上，受照人体各个器官、组织的当量剂量不一定相同；即使器官、组织的当量剂量相同，它们给人体带来的随机性健康危害的程度也会不同，因为不同的器官或组织，随机性效应的敏感性有差异。因此，为综合反映受照的各个器官或组织给人体带来随机性健康危害的总和，提出了有效剂量（effective dose）E。

有效剂量 E 是以各自组织权重因子（tissue weighting factor）w_T 计权修正后，人体相关器官、组织当量剂量的总和，亦即：

$$E = \sum_T w_\mathrm{R} \cdot H_\mathrm{T} = \sum_T w_\mathrm{T} \cdot \sum w_\mathrm{R} D_\mathrm{T,R} \tag{2.63}$$

其中，w_T 是与器官、组织 T 相应的组织权重因子。它是依器官、组织随机性效应的辐射敏感性，对器官当量剂量施加修正的一个因子。表 2.7 是 ICRP 1991 年给出的组织权重因子值。有效剂量 E 的单位同当量剂量，也取 Sv。其实，有效剂量 E 就是与全身不均匀照射所致随机性健康危害程度相仿的全身均匀照射的当量剂量。

放射防护评价中，有效剂量 E 的意义在于：放射防护关注的低剂量率、小剂量范围内，无论哪种照射情况（外照射、内照射、全身照射或局部照射），只要有效剂量值相等，人体蒙受的随机性健康危害程度大致相仿。

表 2.7　组织权重因子 w_T（ICRP 1991）

组织或器官	组织权重因子 w_T	合计
性腺	0.20	0.20
肺、胃、结肠、红骨髓	0.12	0.48
食道、膀胱、肝、乳腺、甲状腺、其余组织	0.05	0.30
皮肤、骨表面	0.01	0.02
全身		1.00

表 2.8 则是 ICRP 2007 年采纳、颁布的 w_T 的更新值。

包括有效剂量在内，放射防护量都无法直接测量，只能根据外照射的辐射场量、内照射的放射性核素摄入量进行计算，或者通过其他可以测量的量来加以估计。

表 2.8　组织权重因子 w_T 的更新值（ICRP 2007）

器官、组织	涉及的器官、组织数	组织权重因子 w_T	合计
肺、胃、结肠[1]、红骨髓、乳腺、其余组织[2]	6	0.12[3]	0.72
性腺（卵巢、睾丸）	2	0.08[4]	0.08
食道、膀胱、肝、甲状腺	4	0.04	0.16
骨表面、皮肤、脑、唾液腺	4	0.01	0.04
全身	16	—	1.00

注：① 结肠剂量认为是上部大肠（ULI）、下部大肠（LLI）剂量的质量计权平均值。
　　② 其余组织（remainder，总共 14 个）含：口腔黏膜、小肠（ST）、肌肉、淋巴结、肾上腺、心壁、胸腺、胰腺、胸外组织（ET）、双肾、胆囊、脾、子宫（颈）、前列腺。其中，前列腺、子宫（颈）分属男（M）、女（F）特有，剩下 12 个男女都有。
　　③ 其余组织的 w_T 值，用作男女平均的其余组织当量剂量的平均值。
　　④ 性腺的 w_T 值，用作睾丸、卵巢剂量的平均值。

2.4.2.4　待积剂量 $H_T(\tau)$ 和 $E(\tau)$

为评价内照射危害，需要了解一段时间内放射性核素对器官或组织产生的累积剂量，于是提出待积剂量的概念。内照射情况下，任一时刻器官、组织的当量剂量率 $H_T(t)$，与器官、组织内所含放射性核素的数量成正比。单次摄入后，器官、组织内放射性核素的数量会因核素的物理衰变、人体的生理代谢而减少，所以，器官、组织的当量剂量率也因时间的推延而降低。

器官、组织的待积当量剂量（committed equivalent dose）$H_T(\tau)$ 是单次摄入放射性核素后，τ 时间内，器官、组织 T 当量剂量的累积值：

$$H_T(\tau) = \int_{t_0}^{t_0+\tau} \dot{H}_T(t) \cdot \mathrm{d}t \qquad (2.64)$$

其中，$H_T(t)$ 是 t_0 时刻摄入的放射性核素，在此后的 t 时刻对器官、组织 T 所致的当量剂量率。剂量的累积时间 τ 取值为成人 50 年、儿童 70 年。

待积有效剂量（committed effective dose）$E(\tau)$ 是经组织权重因子 w_T 计权修正

后，受照人体相关器官、组织的待积当量剂量值的总和：

$$E(\tau) = \sum w_T \cdot H_{T(\tau)} \tag{2.65}$$

内照射情况下，人体蒙受的随机性健康危害的程度与待积有效剂量成正比。待积剂量的单位依然是 Sv。

2.4.2.5　集体剂量 S_T 和 S_E

以上论及的放射防护量，都是与受照个体关联的。

为评估特定辐射事件对受照群体造成的影响，便于放射防护的代价-利益分析，作为放射防护最优化的工具，集体剂量被引入放射防护领域。

对于同一辐射事件，由于所处地理位置不同、生活习惯差异，受照群体中不同个体未必都会受到相同水平的照射。例如，特定 Δt 时间内，受照群体中有效剂量介于 E 至 $E+dE$ 的个体人数是 dN/dE，则相关时间内群体的集体有效剂量（collective effective dose）$S_E（E_1，E_2；\Delta t）$ 定义为：

$$S_E(E_1, E_2; \Delta t) = \int_{E_1}^{E_2} E \cdot (dN/dE) \cdot dE \tag{2.66}$$

其中，E_1、E_2 是集体剂量累加的剂量范围。须注意，计算中剂量累加的下限 E_1 不得低于 $10\ \mu Sv/a$。

Δt 时间内，有效剂量处于 $E_1 \sim E_2$ 剂量段的人数为：

$$N(E_1, E_2; \Delta t) = \int_{E_1}^{E_2} (dN/dE) \cdot dE \tag{2.67}$$

不难看出，集体剂量其实是受照群体中，以人数计权后个体剂量的总和。集体剂量的单位是 man·Sv（人·希）。

应该强调，给出集体剂量数值时，必须同时说明相关的辐射事件、涉及的时间范围 Δt 和该时间范围内群体的人数 N。

2.4.2.6　剂量负担 $H_{c,T}$ 和 E_c

释放入环境的放射性废弃物，可能经吸入、食入、外照等途径造成对人的照射。

环境污染的放射性水平，会因放射性核素衰变、环境介质的稀释而降低。环境污染对受照个体所致的剂量率，也因污染的水平降低而减小。

为评价当下的事件在未来的时间内产生的辐射影响，放射防护学中引入了剂量负担。

（1）器官当量剂量负担 $H_{c,T}$、有效剂量负担 E_c

器官当量剂量负担（organ equivalent dose commitment）$H_{c,T}$ 和有效剂量负担（effective dose commitment）E_c 分别是因特定辐射事件造成的人均器官当量剂量率 $\dot{H}_T(t)$ 和人均有效剂量率 $\dot{E}(t)$ 在无限长时间内的积分值：

$$H_{c,T} = \int_0^\infty \dot{H}_T(t) \cdot dt \tag{2.68}$$

$$E_{c} = \int_{0}^{\infty} \dot{E}(t) \cdot \mathrm{d}t \tag{2.69}$$

剂量负担的单位是 Sv。

（2）截尾的当量剂量负担 $H_{c,T}(\tau)$、截尾的有效剂量负担 $E_{c}(\tau)$

环境辐射影响评价中，更有实用价值的是截尾的当量剂量负担（truncated equivalent dose commitment） $H_{c,T}(\tau)$ 和截尾的有效剂量负担（truncated effective dose commitment） $E_{c}(\tau)$，它们分别是因特定辐射事件造成的人均当量剂量率 $\dot{H}_{T}(t)$ 和人均有效剂量率 $\dot{E}(t)$，截止到某一时刻 τ 的积分值：

$$H_{c,T}(\tau) = \int_{0}^{\tau} \dot{H}_{T}(t) \cdot \mathrm{d}t \tag{2.70}$$

$$E_{c}(\tau) = \int_{0}^{\tau} \dot{E}(t) \cdot \mathrm{d}t \tag{2.71}$$

2.4.3　外照射监测实用量

上面讨论的放射防护量都无法直接测量。外照射情况下，需要用借助仪器测得的实用量估计相应的防护量（如皮肤当量剂量和有效剂量）。

这里介绍国际辐射单位与测量委员会（ICRU）为适应放射防护评价需要，提出的场所、个人辐射监测中使用的实用量。

（1）强贯穿辐射和弱贯穿辐射

强、弱贯穿辐射的界定不是绝对的，会因照射条件的变化而改变。一般而言，能量低于 20 keV 的光子、能量低于 2 MeV 的电子或 β 辐射，通常视为弱贯穿辐射；而中子则总视为强贯穿辐射。

（2）扩展场和齐向扩展场

扩展场和齐向扩展场是为了定义场所辐射监测的实用量而引入的两个虚拟辐射场。

若在某一空间体积 V 内，每一点上的粒子注量的谱、角分布，与所关注的辐射场 r 点处的粒子注量的谱、角分布均相同，即 $\Phi_{\Omega,E}$（体积 V 中每一点）$=\Phi_{\Omega,E}(r)$，则称空间体积 V 内存在的辐射场为与上述 r 点相应的扩展场。

若在与 r 点相应的扩展场内，粒子都是朝一个方向运动的，则称空间体积 V 内存在的辐射场为与 r 点相应的齐向扩展场。

（3）体模与 ICRU 球

体模是模拟人体对入射辐射散射、吸收特性的一类物体。对于电子和光子，水、有机玻璃常常是体模的首选材料，原因在于它们对电子、光子的散射、吸收特性与人体软组织十分相近。因为水无法成形，所以对于水体模，研究者常用有机玻璃做成盛水的容器。

根据研究需要，体模有供实验用的实物体模，以及供理论计算用的数学体模。体模的组成可以是均匀的、非均匀的，甚至有仿真的拟人体模。均匀体模的形状，可以是板块、立方体、直圆柱、椭圆柱等。

ICRU 球是一个由软组织等效物质构成的直径为 30 cm 的球体，系模拟人体躯干的一种体模。因为它是由 ICRU 最先提出的，故放射防护领域称之为 ICRU 球。ICRU 球中软组织等效物质的元素质量百分比分别是氢 10.1、碳 11.1、氮 2.6、氧 76.2。

2.4.3.1　周围剂量当量

周围剂量当量 $H^*(d)$ 是对辐射场内所关注的一个点 r 来定义的。

若设备的方向响应是各向同性的，则在辐射场 r 点处仪器的读数将反映在 ICRU 球中与 r 点相对应的齐向扩展场对着齐向场方向的半径上、深度 d 处的剂量当量，且两者存在一一对应的数值关系。

正因如此，ICRU 定义了用于场所辐射监测的实用量——周围剂量当量 $H^*(d)$。

辐射场 r 点处的周围剂量当量 $H^*(d)$ 是在 ICRU 球中与 r 点实际辐射场相对应的齐向扩展场对着齐向场方向的半径上、深度 d 处的剂量当量。

周围剂量当量 $H^*(d)$ 的单位亦取 Sv。显然，用于测量 $H^*(d)$ 的仪器应具有各向同性的方向响应，并且应该用周围剂量当量 $H^*(d)$ 的数值对仪器读数进行校正。

通常，周围剂量当量 $H^*(d)$ 用于强贯穿辐射的监测，若深度 d 取 10 mm，此时，周围剂量当量便记作 $H^*(10)$。仪器测得的周围剂量当量 $H^*(10)$，常可作为仪器所在位置上人体有效剂量的合理估计值。

2.4.3.2　定向剂量当量

定向剂量当量 $H'(d,\Omega)$，也是对辐射场内所关注的一个点 r 来定义的。

若监测仪的方向响应是等方向的，则在辐射场 r 点，对于从任一方向入射的辐射，仪器读数将反映在 ICRU 球中与 r 点相应的扩展场指定 Ω 方向的半径上、深度 d 处的剂量当量，且两者存在一一对应的数值关系。

有鉴于此，ICRU 定义了用于场所辐射监测的另一个实用量——定向剂量当量 $H'(d,\Omega)$。

辐射场 r 点处的定向剂量当量 $H'(d,\Omega)$ 是在 ICRU 球中与 r 点实际辐射场相对应的扩展场在指定 Ω 方向的半径上、深度 d 处的剂量当量。

定向剂量当量 $H'(d,\Omega)$ 的单位依然取 Sv。显然，用于测量 $H'(d,\Omega)$ 的仪器应具有等方向的方向响应，并且应该用 $H'(d,\Omega)$ 的数值对仪器读数进行校正。

通常，定向剂量当量 $H'(d,\Omega)$ 用于弱贯穿辐射的监测。例如：若针对皮肤的照射，d 取 0.07 mm，定向剂量当量记作 $H'(0.07,\Omega)$；若针对的是眼晶体，则 d 取 3 mm，定向剂量当量记作 $H'(3,\Omega)$。

对于低能 X、γ 射线和 β 射线、电子束，仪器测得的定向剂量当量 $H'(0.07,\Omega)$ 或 $H'(3,\Omega)$，可作为仪器所在位置上，人体皮肤或眼晶体当量剂量的合理估计值。

2.4.3.3　个人剂量当量

以上周围剂量当量和定向剂量当量均是用于场所监测的实用量，用于个人辐射监测的实用量是个人剂量当量 $H_p(d)$，它是对人体定义的一个量。

个人剂量当量 $H_p(d)$ 的定义是：人体指定一点下，深度 d(mm)处软组织的剂量当量。个人剂量当量 $H_p(d)$ 的单位仍然取 Sv。

可以用一个佩戴在人体表面适当位置的探测器（个人剂量计）测量个人剂量当量 $H_p(d)$。测量个人剂量当量 $H_p(d)$ 的探测器，应覆盖相应厚度 d 的组织替代物（如有机玻璃或塑料）。用于测量个人剂量当量 $H_p(d)$ 的个人剂量计应有等方向的方向响应。

论及个人剂量当量 $H_p(d)$ 的数值时，必须同时说明相关的深度 d：对强贯穿辐射，取 10 mm；对弱贯穿辐射，取 0.07 mm。两者分别记作 $H_p(10)$ 和 $H_p(0.07)$。

放射防护评价中，$H_p(10)$ 可用作有效剂量的估计值，$H_p(0.07)$ 则用作局部皮肤当量剂量的估计值。罕见情况下，可能用到与 $d=3$ mm 相应的个人剂量当量 $H_p(3)$，以此作为眼晶体当量剂量的估计值。

由于人群中个体差异性较大，入射辐射在各人身体内的散射、吸收情况不尽相同。因此，即使个人剂量计佩戴在相同部位，受到相同情况的照射，个人剂量计的辐射响应也会因人而异。就同一个人来讲，个人剂量计佩戴在身体的不同部位，其辐射响应也有差别；即使人体所处位置不变，佩戴在同一部位的剂量计，其辐射响应也会因个人相对于辐射源的朝向改变而变化。所以，给出个人剂量当量数值时，还应说明个人受照情况及剂量计的佩戴部位。

个人剂量计的刻度需要放在合适的体模上进行测量，目前已提出 3 种体模：

① 平板体模（有机玻璃水箱，模拟人的躯干），尺寸 30 cm×30 cm×15 cm。

② 柱体模（有机玻璃棒，模拟人的前臂和小腿），直径 7.3 cm，高 30 cm。

③ 棒体模（有机玻璃棒，模拟人的手指），直径 1.9 cm，高 30 cm。

2.5　剂量计算实用数表及实例

剂量计算在辐射防护实践中有着重要作用，其意义在于：① 定量辐射场的相关指标；② 定量辐射场中人员的剂量；③ 基本剂量学量、防护量和监测实用量之间的转换。这些计算大多与一系列剂量学参数或剂量转换系数相关，我们把这些重要的数据整理罗列在这里，便于相关人员参考。剂量计算实用数表包括：同位素应用中常见的发射光子的放射性各向同性点源的空气比释动能率常数 Γ_{K_a}、照射量率常数 Γ_X、周围剂量当量率常数 Γ_{H^*} 和定向剂量当量率常数 $\Gamma_{H'}$，空气比释动能或注量与周围剂量当量、定向剂量当量和个人剂量当量的换算系数。计算实例则包括注量的计算、空气比释动能的计算和监测实用量的计算。

2.5.1　剂量计算实用数表

同位素应用中常见的发射光子的放射性各向同性点源的空气比释动能率常数 Γ_{K_a}、照射量率常数 Γ_X、周围剂量当量率常数 Γ_{H^*} 和定向剂量当量率常数 $\Gamma_{H'}$ 见表 2.9。光子空气比释动能或注量转换周围剂量当量的系数见表 2.10。中子注量转换周围剂量当量的系数见表 2.11。光子空气比释动能或注量转换定向剂量当量的系数见表 2.12。光子空气比释动能转换个人剂量当量的系数见表 2.13 和表 2.14。

表 2.9　同位素应用中常见的发射光子的放射性各向同性点源的空气比释动能率常数 Γ_{K_a}、照射量率常数 Γ_X、周围剂量当量率常数 Γ_{H^*}、定向剂量当量率常数 $\Gamma_{H'}$

核素	$\Gamma_{K_a}/$ (aGy·m²)	$\Gamma_X/$ [(aC/kg)m²]	$\Gamma_{H^*}/$ (aSv·m²)	$\Gamma_{H'}/$ (aSv·m²)	核素	$\Gamma_{K_a}/$ (aGy·m²)	$\Gamma_X/$ [(aC/kg)m²]	$\Gamma_{H^*}/$ (aSv·m²)	$\Gamma_{H'}/$ (aSv·m²)
Be-7	1.86×10^0	5.48×10^{-2}	2.30×10^0	2.30×10^0	Zn-63	4.09×10^1	1.20×10^0	4.99×10^1	4.99×10^1
C-11	3.87×10^1	1.14×10^0	4.75×10^1	4.75×10^1	Zn-65	2.03×10^1	5.96×10^{-1}	2.36×10^1	2.36×10^1
N-13	3.87×10^1	1.14×10^0	4.75×10^1	4.75×10^1	Ga-66	7.54×10^1	2.21×10^0	8.80×10^1	8.80×10^1
O-15	3.87×10^1	1.14×10^0	4.75×10^1	4.75×10^1	Ga-67	5.22×10^0	1.54×10^{-1}	7.37×10^0	7.16×10^0
F-18	3.87×10^1	1.14×10^0	4.75×10^1	4.75×10^1	Ga-68	3.58×10^1	1.05×10^0	4.39×10^1	4.39×10^1
Na-22	7.79×10^1	2.29×10^0	9.26×10^1	9.26×10^1	Ga-72	8.73×10^1	2.56×10^0	1.02×10^2	1.02×10^2
Na-24	1.20×10^2	3.50×10^0	1.37×10^2	1.37×10^2	Se-75	4.17×10^1	1.23×10^0	1.91×10^1	4.51×10^1
Al-26	8.85×10^1	2.60×10^0	1.04×10^2	1.04×10^2	Br-76	8.54×10^1	2.51×10^0	1.01×10^2	1.01×10^2
Cl-36	5.75×10^{-3}	1.69×10^{-4}	7.05×10^{-3}	7.05×10^{-2}	Br-77	3.50×10^1	1.03×10^0	1.54×10^1	3.69×11
Cl-38	4.47×10^1	1.31×10^0	5.10×10^1	5.10×10^1	Br-82	9.48×10^1	2.79×10^0	1.13×10^2	1.13×10^2
K-38	1.02×10^2	2.98×10^0	1.19×10^2	1.19×10^2	Kr-83m	5.87×10^0	1.73×10^{-1}	6.79×10^{-1}	5.70×10^0
K-40	5.11×10^0	1.50×10^{-1}	5.88×10^0	5.88×10^0	Kr-85m[1]	6.43×10^0	1.89×10^{-1}	7.63×10^0	8.41×10^0
K-42	8.92×10^0	2.61×10^{-1}	1.03×10^1	1.03×10^1	Kr-85	8.37×10^{-2}	2.46×10^{-3}	1.03×10^{-1}	1.03×10^{-1}
K-43	3.63×10^1	1.07×10^0	4.47×10^1	4.47×10^1	Kr-87[1]	2.50×10^1	7.33×10^{-1}	2.95×10^1	2.95×10^1
Ca-45	1.02×10^{-4}	2.99×10^{-6}	9.65×10^{-6}	9.83×10^{-5}	Kr-89	5.76×10^1	1.69×10^0	6.64×10^1	6.63×10^1
Ca-47[1]	3.61×10^1	1.05×10^0	4.18×10^1	4.18×10^1	Rb-81	4.21×10^1	1.24×10^0	3.08×10^1	4.72×10^1
Sc-44m[1]	1.00×10^1	2.96×10^{-1}	1.31×10^1	1.30×10^1	Rb-82	4.11×10^1	1.21×10^0	5.03×10^1	5.03×10^1
Sc-44	7.71×10^1	2.27×10^0	9.19×10^1	9.19×10^1	Rb-84	4.61×10^1	1.36×10^0	4.13×10^1	5.22×10^1
Sc-47	3.50×10^0	1.03×10^{-1}	5.14×10^0	4.91×10^0	Rb-86	3.32×10^0	9.76×10^{-2}	3.87×10^0	3.87×10^0
Sc-48	1.16×10^2	3.42×10^0	1.35×10^2	1.35×10^2	Sr-89	3.05×10^{-3}	8.99×10^{-5}	3.60×10^{-3}	3.60×10^{-3}
V-48	1.02×10^2	2.99×10^0	1.20×10^2	1.20×10^2	Sr-90[2]	2.33×10^{-3}	6.87×10^{-5}	7.73×10^{-4}	2.33×10^{-3}
Cr-51	1.16×10^0	3.42×10^{-2}	1.51×10^0	1.51×10^0	Sr-91[1]	2.49×10^1	7.33×10^{-1}	2.94×10^1	2.94×10^1
Mn-52m	8.40×10^1	2.47×10^0	9.96×10^1	9.96×10^1	Y-90	2.33×10^{-3}	6.87×10^{-5}	7.73×10^{-4}	2.33×10^{-3}
Mn-52	1.20×10^2	3.54×10^0	1.41×10^2	1.41×10^2	Y-91m[1]	2.00×10^1	5.89×10^{-1}	2.44×10^1	2.44×10^1
Mn-54	3.05×10^1	8.97×10^{-1}	3.62×10^1	3.62×10^1	Y-91	1.24×10^{-1}	3.64×10^{-3}	1.44×10^{-1}	1.44×10^{-1}
Mn-56	5.61×10^1	1.65×10^0	6.54×10^1	6.54×10^1	Zr-93[2]	2.20×10^0	6.47×10^{-2}	8.64×10^{-1}	2.22×10^0
Fe-52[1]	2.72×10^1	7.99×10^{-1}	3.46×10^1	3.42×10^1	Zr-95	2.73×10^1	8.05×10^{-1}	3.27×10^1	3.27×10^1
Fe-59	4.08×10^1	1.20×10^0	4.74×10^1	4.74×10^1	Zr-97[1]	6.25×10^0	1.84×10^{-1}	7.42×10^0	7.42×10^0
Co-56	1.15×10^2	3.38×10^0	1.34×10^2	1.34×10^2	Nb-95m	1.10×10^1	3.24×10^{-1}	6.39×10^0	1.18×10^1
Co-57	6.24×10^0	1.84×10^{-1}	6.30×10^0	7.95×10^0	Nb-95	2.83×10^1	8.32×10^{-1}	3.37×10^1	3.37×10^1
Co-58	3.58×10^1	1.05×10^0	4.28×10^1	4.28×10^1	Nb-97m	2.69×10^1	7.93×10^{-1}	3.22×10^1	3.22×10^1
Co-60	8.50×10^1	2.50×10^0	9.83×10^1	9.83×10^1	Nb-97	2.44×10^1	7.18×10^{-1}	2.93×10^1	2.93×10^1
Ni-56[1]	6.16×10^1	1.81×10^0	7.52×10^1	7.48×10^1	Mo-99	6.00×10^0	1.77×10^{-1}	6.97×10^0	7.21×10^0

续表

核素	Γ_{K_r} / (aGy·m²)	Γ_X / [(aC/kg)m²]	$\Gamma_{H\cdot}$ / (aSv·m²)	$\Gamma_{H'}$ / (aSv·m²)	核素	Γ_{K_r} / (aGy·m²)	Γ_X / [(aC/kg)m²]	$\Gamma_{H\cdot}$ / (aSv·m²)	$\Gamma_{H'}$ / (aSv·m²)
Ni-57[1]	6.43×10^{1}	1.89×10^{0}	7.53×10^{1}	7.53×10^{1}	Tc-99m[1]	5.03×10^{0}	1.48×10^{-1}	6.50×10^{0}	6.79×10^{0}
Ni-65	1.83×10^{1}	5.38×10^{-1}	2.12×10^{1}	2.12×10^{1}	Ru-103[1]	1.77×10^{1}	5.22×10^{-1}	2.18×10^{1}	2.18×10^{1}
Cu-60	1.28×10^{-2}	3.75×10^{0}	1.50×10^{2}	1.50×10^{2}	Ru-105	2.88×10^{1}	8.46×10^{-1}	3.49×10^{1}	3.49×10^{1}
Cu-61	3.07×10^{1}	9.04×10^{-1}	3.77×10^{1}	3.77×10^{1}	Ru-106[2]	7.36×10^{0}	2.17×10^{-1}	8.92×10^{0}	8.92×10^{0}
Cu-62	3.81×10^{1}	1.12×10^{0}	4.68×10^{1}	4.68×10^{1}	Rh-103m	1.03×10^{0}	3.02×10^{-2}	6.59×10^{-1}	1.09×10^{0}
Cu-64	7.15×10^{0}	2.10×10^{-1}	8.76×10^{0}	8.76×10^{0}	Rh-105	2.86×10^{1}	8.41×10^{-2}	3.72×10^{0}	3.72×10^{0}
Rh-106	7.36×10^{0}	2.17×10^{-1}	8.92×10^{0}	8.92×10^{0}	Ce-144[1]	9.59×10^{-1}	2.82×10^{-2}	1.41×10^{0}	1.36×10^{0}
Ag-110	1.14×10^{0}	3.36×10^{-2}	1.37×10^{0}	1.37×10^{0}	Pr-143	3.30×10^{-7}	9.70×10^{-9}	3.94×10^{-7}	3.94×10^{-7}
Ag-111	9.71×10^{-1}	2.86×10^{-2}	1.26×10^{0}	1.25×10^{0}	Pr-144	1.02×10^{0}	3.00×10^{-2}	1.19×10^{0}	1.19×10^{0}
Cd-115m[1]	7.71×10^{-1}	2.27×10^{-2}	9.03×10^{-1}	9.03×10^{-1}	Nd-147[1]	6.00×10^{0}	1.77×10^{-1}	8.10×10^{0}	7.93×10^{0}
In-111	2.12×10^{1}	6.24×10^{-1}	2.48×10^{1}	2.66×10^{1}	Pm-147[1]	1.79×10^{-4}	5.26×10^{-1}	2.75×10^{-4}	2.61×10^{-4}
In-113m	1.16×10^{1}	3.41×10^{-1}	1.37×10^{1}	1.43×10^{1}	Pm-149	3.90×10^{-1}	1.15×10^{-2}	5.04×10^{-1}	5.02×10^{-1}
Sn-125[1]	1.05×10^{1}	3.10×10^{-1}	1.23×10^{1}	1.23×10^{1}	Sm-151	3.46×10^{-3}	1.02×10^{-4}	2.42×10^{-3}	3.71×10^{-3}
Sb-124	6.11×10^{1}	1.79×10^{0}	7.17×10^{1}	7.17×10^{0}	Sm-153	3.02×10^{0}	8.89×10^{-2}	4.73×10^{0}	4.46×10^{0}
Sb-125m[1]	1.89×10^{1}	5.57×10^{-1}	2.26×10^{1}	2.32×10^{1}	Eu-152[1]	4.13×10^{1}	1.21×10^{0}	5.00×10^{1}	4.97×10^{1}
Sb-127[1]	2.55×10^{1}	7.51×10^{-1}	3.10×10^{1}	3.10×10^{1}	Eu-154	4.31×10^{1}	1.27×10^{0}	5.15×10^{1}	5.13×10^{1}
Sb-129[1]	5.03×10^{1}	1.48×10^{0}	5.94×10^{1}	5.94×10^{1}	Eu-155	2.24×10^{0}	6.61×10^{-2}	3.65×10^{0}	3.43×10^{0}
Te-125m[1]	8.17×10^{0}	2.41×10^{-1}	8.36×10^{0}	9.71×10^{0}	Tb-160	3.97×10^{1}	1.17×10^{0}	4.75×10^{1}	4.74×10^{1}
Te-127m[1]	2.56×10^{0}	7.53×10^{-2}	2.60×10^{0}	3.03×10^{0}	Tm-170	1.96×10^{-1}	5.76×10^{-3}	3.33×10^{-1}	3.08×10^{-1}
Te-127	1.86×10^{-1}	5.48×10^{-3}	2.34×10^{-1}	2.34×10^{-1}	Yb-169	1.18×10^{1}	3.47×10^{-1}	1.83×10^{1}	1.72×10^{1}
Te-129m[1]	3.04×10^{0}	8.95×10^{-2}	3.28×10^{0}	3.61×10^{0}	Ta-182	4.43×10^{1}	1.30×10^{0}	5.32×10^{1}	5.28×10^{1}
Te-129[1]	3.11×10^{0}	9.14×10^{-2}	3.59×10^{0}	3.77×10^{0}	Ta-183	1.23×10^{1}	3.63×10^{-1}	1.51×10^{1}	1.63×10^{1}
Te-131m[1]	4.96×10^{1}	1.46×10^{0}	5.91×10^{1}	5.92×10^{1}	W-181	2.39×10^{0}	7.04×10^{-1}	2.69×10^{0}	3.20×10^{0}
Te-131[1]	1.53×10^{1}	4.49×10^{-1}	1.92×10^{-1}	1.92×10^{-1}	W-185	5.88×10^{-3}	1.73×10^{-1}	3.19×10^{-3}	6.72×10^{-3}
Te-132[1]	1.19×10^{1}	3.52×10^{-1}	1.51×10^{1}	1.54×10^{1}	Re-186	1.47×10^{0}	4.34×10^{-2}	1.07×10^{0}	1.77×10^{0}
I-123[1]	1.07×10^{1}	3.15×10^{-1}	1.29×10^{1}	1.36×10^{1}	Ir-192	3.02×10^{1}	8.88×10^{-1}	3.84×10^{1}	3.84×10^{1}
I-124	4.13×10^{1}	1.22×10^{0}	4.86×10^{1}	4.93×10^{1}	Au-195	1.65×10^{1}	4.86×10^{-1}	5.19×10^{0}	1.75×10^{1}
I-125	9.79×10^{0}	2.88×10^{-1}	9.99×10^{0}	1.16×10^{1}	Au-198	1.52×10^{1}	4.48×10^{-1}	1.91×10^{1}	1.91×10^{1}
I-129	4.30×10^{0}	1.27×10^{-1}	4.88×10^{0}	5.33×10^{0}	Hg-197	1.35×10^{1}	3.99×10^{-1}	4.35×10^{0}	1.44×10^{1}
I-131[1]	1.44×10^{1}	4.23×10^{-1}	1.82×10^{1}	1.82×10^{1}	Hg-203	1.09×10^{1}	3.21×10^{-1}	1.16×10^{1}	1.36×10^{1}
I-132	8.15×10^{1}	2.40×10^{0}	9.71×10^{1}	9.71×10^{1}	Tl-204	1.78×10^{-1}	5.25×10^{-3}	7.03×10^{-2}	1.94×10^{-1}
I-133[1]	2.25×10^{1}	6.61×10^{-1}	2.73×10^{1}	2.73×10^{1}	Pb-203	2.68×10^{1}	7.90×10^{-1}	1.60×10^{1}	3.02×10^{1}
I-134	9.19×10^{1}	2.70×10^{0}	1.09×10^{2}	1.09×10^{2}	Pb-210[1]	9.49×10^{0}	2.79×10^{-1}	9.78×10^{-1}	9.22×10^{0}
I-135[1]	5.17×10^{1}	1.52×10^{0}	6.00×10^{1}	6.00×10^{1}	Po-210[1]	3.12×10^{-4}	9.18×10^{-6}	3.71×10^{-4}	3.71×10^{-4}
Xe-127	1.43×10^{1}	4.22×10^{-1}	1.80×10^{1}	1.84×10^{1}	Ra-226[3]	4.65×10^{-1}	1.37×10^{-2}	3.56×10^{-1}	5.41×10^{-1}
Xe-133	3.52×10^{0}	1.04×10^{-1}	4.60×10^{0}	4.73×10^{0}	Ac-227[1]	2.06×10^{-1}	6.08×10^{-3}	4.90×10^{-2}	2.05×10^{-1}

续表

核素	Γ_{K_a}/ (aGy·m²)	Γ_X/ [(aC/kg)m²]	$\Gamma_{H^·}$/ (aSv·m²)	$\Gamma_{H'}$/ (aSv·m²)	核素	Γ_{K_a}/ (aGy·m²)	Γ_X/ [(aC/kg)m²]	$\Gamma_{H^·}$/ (aSv·m²)	$\Gamma_{H'}$/ (aSv·m²)
Xe-135[1]	9.05×10^1	2.66×10^{-1}	1.20×10^1	1.18×10^1	Th-230[1]	2.37×10^0	6.98×10^{-2}	4.87×10^{-1}	2.34×10^0
Cs-134	5.76×10^1	1.69×10^0	6.90×10^1	6.90×10^1	Th-232[1]	2.35×10^0	6.91×10^{-2}	4.69×10^{-1}	2.31×10^0
Cs-136	7.74×10^1	2.28×10^0	9.24×10^1	9.23×10^1	Th-234[1]	2.71×10^0	7.98×10^{-2}	1.06×10^0	2.83×10^0
Cs-137[2]	2.13×10^1	6.28×10^{-1}	2.56×10^1	2.57×10^1	Pa-230[1]	3.77×10^1	1.11×10^0	3.14×10^1	4.25×10^1
Ba-137m	2.25×10^1	6.64×10^{-1}	2.71×10^1	2.71×10^1	Pa-231[1]	2.17×10^1	6.38×10^{-1}	6.53×10^0	2.19×10^1
Ba-140[1]	7.49×10^0	2.20×10^{-1}	9.19×10^0	9.27×10^0	Pa-233[1]	1.71×10^1	5.03×10^{-1}	1.24×10^1	1.95×10^1
La-140	7.66×10^1	2.25×10^0	8.95×10^1	8.95×10^1	U-232[1]	3.31×10^0	9.74×10^{-2}	8.26×10^{-1}	3.28×10^0
Ce-141	2.89×10^0	8.51×10^{-2}	4.25×10^0	4.08×10^0	U-233[1]	1.73×10^0	5.09×10^{-2}	4.34×10^{-1}	1.71×10^0
Ce-143[1]	1.20×10^1	3.52×10^{-1}	1.55×10^1	1.54×10^1	U-234[1]	2.76×10^0	8.13×10^{-2}	6.82×10^{-1}	2.73×10^0
U-235[1]	1.18×10^1	3.46×10^{-1}	8.82×10^0	1.36×10^1	Pu-239[1]	9.85×10^{-1}	2.90×10^{-2}	2.91×10^{-1}	9.82×10^{-1}
U-237[1]	1.95×10^1	5.73×10^{-1}	1.14×10^1	2.15×10^1	Pu-240[1]	2.50×10^0	7.37×10^{-2}	7.35×10^{-1}	2.49×10^0
U-238[1]	2.31×10^0	6.80×10^{-2}	5.97×10^{-1}	2.29×10^0	Pu-241[1]	1.53×10^{-3}	4.50×10^{-5}	5.04×10^{-4}	1.55×10^{-3}
Np-237[1]	1.61×10^1	4.75×10^{-1}	5.81×10^0	1.65×10^1	Pu-242[1]	2.08×10^0	6.13×10^{-2}	6.14×10^{-1}	2.07×10^0
Np-239[1]	1.75×10^1	5.14×10^{-1}	1.20×10^1	1.97×10^1	Am-241[1]	1.55×10^1	4.57×10^{-1}	6.14×10^0	1.60×10^1
Pu-238[1]	2.63×10^0	7.74×10^{-2}	7.70×10^{-1}	2.62×10^0	Am-242[1]	5.43×10^0	1.60×10^{-1}	2.04×10^0	5.49×10^0

注：核素符号上角标含意如下所示。

1. 具有放射性衰变子体。

2. 母体不发射光子，其子体半衰期短到足以与母体达到长期平衡，常数值为其子体常数值与该子体产额的乘积。

3. 母体发射的光子能量在 10 keV 以下，其子体能发射能量大于 10 keV 的光子，且半衰期短到足以与母体达到长期平衡，相应常数值为其子体常数值与该子体产额的乘积。

表 2.10　由自由空气中的光子空气比释动能 K_a 或注量 Φ 与周围剂量当量 $H^*(10)$ 的换算系数 （X、γ 射线）

光子能量/ MeV	$H^*(10)/K_a$/ (Sv/Gy)	$H^*(10)/\Phi$/ (pSv·cm²)	光子能量/ MeV	$H^*(10)/K_a$/ (Sv/Gy)	$H^*(10)/\Phi$/ (pSv·cm²)
0.010	0.008	0.061	0.500	1.23	2.93
0.015	0.26	0.83	0.600	1.21	3.44
0.020	0.61	1.05	0.800	1.19	4.38
0.030	1.10	0.81	1	1.17	5.20
0.040	1.47	0.64	1.5	1.15	6.90
0.050	1.67	0.55	2	1.14	8.60
0.060	1.74	0.51	3	1.13	11.1
0.080	1.72	0.53	4	1.12	13.4
0.100	1.65	0.61	5	1.11	15.5
0.150	1.49	0.89	6	1.11	17.6
0.200	1.40	1.20	8	1.11	21.6
0.300	1.31	1.80	10	1.10	25.6
0.400	1.26	2.38	—	—	—

表 2.11　中子注量 Φ 与周围剂量当量 $H^*(10)$ 的换算系数

中子能量/MeV	$H^*(10)/\Phi/$ $(\text{pSv}\cdot\text{cm}^2)$	中子能量/MeV	$H^*(10)/\Phi/$ $(\text{pSv}\cdot\text{cm}^2)$	中子能量/MeV	$H^*(10)/\Phi/$ $(\text{pSv}\cdot\text{cm}^2)$
1.00×10^{-9}	6.60	2.00×10^{-2}	16.6	8.00×10^0	409
1.00×10^{-8}	9.00	3.00×10^{-2}	23.7	9.00×10^0	420
2.53×10^{-8}	10.6	5.00×10^{-2}	41.1	1.00×10^1	440
1.00×10^{-7}	12.9	7.00×10^{-2}	60.0	1.20×10^1	480
2.00×10^{-7}	13.5	1.00×10^{-1}	88.0	1.40×10^1	520
5.00×10^{-7}	13.6	1.50×10^{-1}	132	1.50×10^1	540
1.00×10^{-6}	13.3	2.00×10^{-1}	170	1.60×10^1	555
2.00×10^{-6}	12.9	3.00×10^{-1}	233	1.80×10^1	570
5.00×10^{-6}	12.0	5.00×10^{-1}	322	2.00×10^1	600
1.00×10^{-5}	11.3	7.00×10^{-1}	375	3.00×10^1	515
2.00×10^{-5}	10.6	9.00×10^{-1}	400	5.00×10^1	400
5.00×10^{-5}	9.90	1.00×10^0	416	7.50×10^1	330
1.00×10^{-4}	9.40	1.20×10^0	425	1.00×10^2	285
2.00×10^{-4}	8.90	2.00×10^0	420	1.25×10^2	260
5.00×10^{-4}	8.40	3.00×10^0	412	1.50×10^2	245
1.00×10^{-3}	7.90	4.00×10^0	408	1.75×10^2	250
2.00×10^{-3}	7.70	5.00×10^0	405	2.00×10^2	260
5.00×10^{-3}	8.00	6.00×10^0	400	—	—
1.00×10^{-2}	10.5	7.00×10^0	405	—	—

表 2.12　由自由空气中的光子空气比释动能 K_a 或注量 Φ 到定向剂量当量 $H'(0.07,0°)$ 的换算系数

光子能量/MeV	$H'(0.07,0°)/K_a/$ (Sv/Gy)	$H'(0.07,0°)/\Phi/$ $(\text{pSv}\cdot\text{cm}^2)$	光子能量/MeV	$H'(0.07,0°)/K_a/$ (Sv/Gy)	$H'(0.07,0°)/\Phi/$ $(\text{pSv}\cdot\text{cm}^2)$
0.010	0.95	7.2	0.500	1.23	2.93
0.015	0.99	3.19	0.600	1.22	3.44
0.020	1.05	1.81	0.800	1.19	4.38
0.030	1.22	0.9	1	1.17	5.20
0.040	1.41	0.62	1.5	1.15	6.90
0.050	1.53	0.5	2	1.14	8.60
0.060	1.59	0.47	3	1.15	11.1
0.080	1.61	0.49	4	1.12	13.4
0.100	1.55	0.58	5	1.11	15.5
0.150	1.42	0.85	6	1.11	17.6
0.200	1.34	1.15	8	1.11	21.6
0.300	1.31	1.8	10	1.10	25.6
0.400	1.26	2.38	—	—	—

表 2.13　与单位空气比释动能对应的个人剂量当量 $H_p(10,0°)$ 值
及个人剂量计应该具有的方向响应

光子能量/ MeV	$H_p(10,0°)/K_a/$ (Sv/Gy)	$H_p(10,\alpha)/H_p(10,0°)$					
		0°	15°	30°	45°	60°	75°
0.010	0.009	1.000	0.889	0.556	0.222	0.000	0.000
0.012 5	0.098	1.000	0.929	0.704	0.388	0.102	0.000
0.015	0.264	1.000	0.966	0.822	0.576	0.261	0.030
0.017 5	0.445	1.000	0.971	0.879	0.701	0.416	0.092
0.020	0.611	1.000	0.982	0.913	0.763	0.520	0.167
0.025	0.883	1.000	0.980	0.937	0.832	0.650	0.319
0.030	1.112	1.000	0.984	0.950	0.868	0.716	0.411
0.040	1.490	1.000	0.986	0.959	0.894	0.760	0.494
0.050	1.766	1.000	0.988	0.963	0.891	0.779	0.526
0.060	1.892	1.000	0.988	0.969	0.911	0.793	0.561
0.080	1.903	1.000	0.997	0.970	0.919	0.809	0.594
0.100	1.811	1.000	0.992	0.972	0.927	0.834	0.612
0.125	1.696	1.000	0.998	0.980	0.938	0.857	0.647
0.150	1.607	1.000	0.997	0.984	0.947	0.871	0.677
0.200	1.492	1.000	0.997	0.991	0.959	0.900	0.724
0.300	1.369	1.000	1.000	0.996	0.984	0.931	0.771
0.400	1.300	1.000	1.004	1.001	0.993	0.955	0.814
0.500	1.256	1.000	1.005	1.002	1.001	0.968	0.846
0.600	1.226	1.000	1.005	1.004	1.003	0.975	0.868
0.800	1.190	1.000	1.001	1.003	1.007	0.987	0.892
1	1.167	1.000	1.000	0.996	1.009	0.990	0.910
1.5	1.139	1.000	1.002	1.003	1.006	0.997	0.934
3	1.117	1.000	1.005	1.010	0.998	0.998	0.958
6	1.109	1.000	1.003	1.003	0.992	0.997	0.995
10	1.111	1.000	0.998	0.995	0.989	0.992	0.966

表 2.14　与单位空气比释动能对应的个人剂量当量 $H_{\mathrm{p}}(0.07,0°)$ 值
及个人剂量计应该具有的方向响应

光子能量/ MeV	$H_{\mathrm{p}}(0.07,0°)/K_a/$ (Sv/Gy)	$H_{\mathrm{p}}(0.07,\alpha)/H_{\mathrm{p}}(0.07,0°)$					
		$0°$	$15°$	$30°$	$45°$	$60°$	$75°$
0.005	0.750	1.000	0.991	0.956	0.895	0.769	0.457
0.010	0.947	1.000	0.996	0.994	0.987	0.964	0.904
0.015	0.981	1.000	1.000	1.001	0.994	0.992	0.954
0.020	1.045	1.000	0.996	0.996	0.987	0.982	0.948
0.030	1.230	1.000	0.990	0.989	0.972	0.946	0.897
0.040	1.444	1.000	0.994	0.990	0.965	0.923	0.857
0.050	1.632	1.000	0.994	0.979	0.954	0.907	0.828
0.060	1.716	1.000	0.995	0.984	0.961	0.913	0.837
0.080	1.732	1.000	0.994	0.991	0.966	0.927	0.855
0.100	1.669	1.000	0.993	0.990	0.973	0.946	0.887
0.150	1.518	1.000	1.001	1.005	0.995	0.977	0.950
0.200	1.432	1.000	1.001	1.001	1.003	0.997	0.981
0.300	1.336	1.000	1.002	1.007	1.010	1.019	1.013
0.400	1.280	1.000	1.002	1.009	1.016	1.032	1.035
0.500	1.244	1.000	1.002	1.008	1.020	1.040	1.054
0.600	1.220	1.000	1.003	1.009	1.019	1.043	1.057
0.800	1.189	1.000	1.001	1.008	1.019	1.043	1.062
1.000	1.173	1.000	1.002	1.005	1.016	1.038	1.060

2.5.2　剂量计算实例

例 1　已知：钴-60 γ 点源放射性活度 $A=185$ TBq，关心的位置与点源距离 $r=1.5$ m。求：上述位置上的空气比释动能率。

对于钴-60，由表 2.9 可得 $\Gamma_{K_a}=85$ aGy·m²，离源 1.5 m 处的空气比释动能率为：

$$\dot{K}_a(1.5\ m)=A\cdot\Gamma_{K_a}/r^2$$
$$=185\ \mathrm{TBq}\cdot85\ \mathrm{aGy\cdot m^2}/(1.5\ \mathrm{m})^2$$
$$=185\times10^{12}\ \mathrm{Bq}\cdot85\times10^{-18}\ \mathrm{Gy\cdot m^2}/(1.5\ \mathrm{m})^2$$
$$=6.99\ \mathrm{mGy/s}$$

例 2　铱-192（Ir-192）是管腔肿瘤治疗常用的 γ 源。

设：铱-192 γ 源的放射性活度 $A=740$ GBq，操作人员与源的距离 $r=2.5$ m。

估计：此种情况下操作人员的有效剂量率。

由表 2.9 可得铱-192 的周围剂量当量率常数 $\Gamma_{H^*} = 38.4\ aSv \cdot m^2$，

$$
\begin{aligned}
\dot{H}^*(2.5\ m, 10) &= A \cdot \Gamma_{H^*}/r^2 \\
&= 740\ GBq \cdot 38.4\ aSv \cdot m^2/(2.5\ m)^2 \\
&= 740 \times 10^9\ Bq \cdot 38.4 \times 10^{-18}\ Sv \cdot m^2/(2.5\ m)^2 \\
&= 4.55\ \mu Sv/s \\
&= 0.273\ mSv/min \\
&= 16.4\ mSv/h
\end{aligned}
$$

因此，估计上述情况下，如无任何防护措施，操作人员的有效剂量率约为 16.4 mSv/h。

例 3 当前临床实践中，可利用组织间植入"粒子源（长约 5 mm，直径不足 1 mm）"治疗实体癌或某些良性疾病（如前列腺肥大）。若"粒子源"所含核素系碘-125（I-125），手术中"粒子源"的总活度 $A = 3\ GBq$。假定临床大夫身体离辐射源 50 cm，手离辐射源 5 cm。

估计：手术过程中，临床大夫的有效剂量率和手部皮肤的当量剂量率。

这里可以计算周围剂量当量 $H^*(10)$、定向剂量当量 $H'(0.07)$，因为它们可分别作为同一位置上人体有效剂量率和皮肤当量剂量率合理的估计值。

由表 2.9 可知，对于碘-125，$\Gamma_{H^*} = 9.99\ aSv \cdot m^2$，$\Gamma_{H'} = 11.6\ aSv \cdot m^2$，据上述情况，可有：

$$
\begin{aligned}
\dot{H}^*(0.5\ m, 10) &= A \cdot \Gamma_{H^*}/r^2 \\
&= 3\ GBq \cdot 9.99\ aSv \cdot m^2/(0.5\ m)^2 \\
&= 3 \times 10^9\ Bq \cdot 9.99 \times 10^{-18}\ Sv \cdot m^2/(0.5\ m)^2 \\
&= 0.432\ mSv/h(有效剂量率的估计值)
\end{aligned}
$$

$$
\begin{aligned}
\dot{H}'(0.05\ m, 0.07) &= A \cdot \Gamma_{H'}/r^2 \\
&= 3\ GBq \cdot 11.6\ aSv \cdot m^2/(0.05\ m)^2 \\
&= 3 \times 10^9\ Bq \cdot 11.6 \times 10^{-18}\ Sv \cdot m^2/(0.05\ m)^2 \\
&= 50.1\ mSv/h(手部皮肤当量剂量率的估计值)
\end{aligned}
$$

例 4 用仪器测量 X、γ 辐射场中某点的周围剂量当量率为 65.5 $\mu Sv/h$，若假定该处光子平均能量为 120 keV，估计该处的空气比释动能率。

查表 2.10 可知，光子能量 100 keV 和 150 keV 分别对应的空气比释动能与周围剂量当量的换算系数为 1.65 Sv/Gy 和 1.49 Sv/Gy，用线性插值可以得到 120 keV 对应的换算系数为 1.59 Sv/Gy，因此该处空气比释动能为 65.5 $\mu Sv/h$/(1.59 Sv/Gy)=41.2 $\mu Gy/h$。

思考题

1. 如何定性定量地描述带电粒子与物质的相互作用？

2. 如何定性定量地描述光子与物质的相互作用？

3. 什么是辐射平衡和带电粒子平衡？

4. 吸收剂量和比释动能的区别和联系是什么？

5. 基本的放射防护量有哪些？

6. 常用的外照射监测实用量都有哪些？

参考文献

[1] 卢希庭. 原子核物理 [M]. 2 版. 北京：原子能出版社，2000.

[2] PODGORSAK E B. Radiation physics for medical physicists [M]. Berlin：Springer，2006.

[3] HENRIKSEN T，MAILLIE H D. Radiation and health [M]. London：Tayler & Francis Group，2004.

[4] GOPAL B S. Physics and radiobiology of nuclear medicine [M]. Berlin：Springer，1993.

[5] AMALDI U，KRAFT G. Recent applications of synchrotrons in cancer therapy with carbon ions [J]. Europhysics news，2005，36（4）：114－118.

[6] 国际放射防护委员会. 国际放射防护委员会 2007 年建议书 [M]. 北京：原子能出版社，2008.

[7] 孙亮，李士骏. 电离辐射剂量学基础[M]. 3 版. 北京：中国原子能出版社，2014.

（孙　亮）

第3章 放射毒理学

毒理学（toxicology）是从医学角度来研究外来化合物（xenobiotics）对生物机体的损害作用及其机制的科学。它是随着人类生活与生产的发展而逐渐形成的。放射毒理学（radiotoxicology）是研究人类在生活和生产活动中可能接触的放射性核素（radio-nuclide）对生物体内照射作用规律及防治措施的一门科学，是毒理学中的一个重要分支学科，它和毒理学中的其他分支学科间既有共性，又各有特性。

放射毒理学是随着放射性核素的发现，以及对它的研究，才逐步形成的一门新兴学科。在天然和人工放射性核素被发现后不久，它们就被应用于工业和医疗等领域。人们在认识到它们带来的利益的同时，也逐渐认识到它们带来的危害。

1896年，贝克勒尔发现了铀的放射性，在长期从事铀的研究中，由于受到铀释放出的射线照射，他的皮肤受到损伤。居里夫人相继发现了放射性镭、钍和钋，在从事研究放射性核素的数十年后，她也因受到照射而患上慢性放射病，不幸死于恶性贫血。

20世纪初，镭被用作表盘发光涂料的激发能源，描绘表盘的工人常用舌头舔笔尖而摄入镭，十余年后，这些工人中贫血、骨肉瘤的发病率明显增高。人们从这些惨痛的教训中逐渐认识到放射性核素对人体的危害作用，进而开展了相应的研究工作。皮埃尔·居里最先开始氡对动物毒性效应的研究。随后，有学者开展了氡致动物中毒的实验，发现氡可诱发皮炎、溃疡及血液有形成分的变化，从而提出了辐射毒性效应的概念。

从20世纪30年代起，科学家们开始研究钍、镭在体内的生物转运及损伤效应，证实钍造影剂长期滞留于机体的网状内皮系统，并引起损伤。20世纪60年代以后，钚及超钚核素用途的逐渐扩大，促进了钚和超钚毒理学的深入研究。1986年，苏联发生的切尔诺贝利核电站事故，向外界环境释放了大量的放射性核素，导致周围地区被严重污染，这些地区已成为受辐射危害的随访对象，而且已被证明儿童甲状腺病发生率明显增加。综上所述，放射毒理学的发生和发展是与核能及核科学技术的应用紧密联系的，目前仍有许多新的领域和课题有待研究。

3.1 放射性核素在人体内的生物转运和转化

放射性核素在机体内的吸收、分布、滞留和排泄过程，统称为生物转运；核素在机体内的代谢过程称为生物转化。放射性核素动力学是研究放射性核素在生物转运和生物转化过程中，其数量随时间推移而发生动态变化规律的学科。

3.1.1　摄入和吸入模式

3.1.1.1　跨膜转运方式

（1）被动转运

① 简单扩散（simple diffusion）：简单扩散又称脂溶扩散或顺流扩散。物质总是从高浓度一侧向低浓度一侧扩散，当浓度差逐渐减小以至达到动态平衡时，扩散停止。大部分化学物质经简单扩散的方式通过生物膜。此方式不消耗能量，不需要载体，不受饱和限速与竞争抑制的影响。

② 滤过（filtration）和水溶扩散（aqueous diffusion）：这是核素或化学物质通过膜的亲水性微孔的过程，在胶体渗透压和液体静压作用下，水可经过膜微孔进出而携带小分子物质滤过。凡分子小于微孔的物质均可通过。肾小球滤过即属于此种过程。不带电荷的水溶性小分子，可通过水溶扩散而跨膜转运。

（2）特殊转运

① 主动转运（active transport）：主动转运最重要的特点是核素或化学物质可逆浓度梯度转运，即可由低浓度部位向高浓度部位转运，因而要消耗能量，并且需蛋白质（或转运酶系）提供"载体"，故亦称载体介导转运（carrier mediated transport）。载体对转运的物质有特异的选择性，并可被转运的物质所饱和结合。

② 易化扩散（facilitated diffusion）：它又称载体扩散（carrier diffusion），是顺浓度梯度由高浓度处向低浓度处扩散的跨膜转运过程，和简单扩散有相似之处，但它又借助于"载体"，其机制又与主动转运相似，因不是逆浓度梯度转运，故不消耗能量。一些不溶于脂质的亲水性化合物分子，如葡萄糖在体内的转运，其由肠道进入血液、由血浆进入红细胞和由血液进入中枢神经系统，都是通过这一转运过程实现。

③ 膜动转运（cytosis）：这是生物膜对大分子固态颗粒和液滴态蛋白，通过膜的变形运动及收缩，把其包绕起来，最后摄入细胞内的过程。摄入颗粒物质称为胞吞作用，摄入液滴态物质称为胞饮作用。这是生物膜更为复杂的一种特殊转运方式，与膜表面的糖链的"识别"有关。某些大分子物质也可由细胞内转运到细胞外，称为胞吐作用。

综上所述，放射性核素及其化合物等主要通过跨膜转运方式进出生物机体和细胞。

3.1.1.2　摄入模式

（1）单次摄入

单次摄入指持续数小时的一次性摄入，此时血液内吸收率 $I(t)$ 骤升速止，器官组织内放射性活度迅速上升，而后随时间的延长而逐渐降低，这种摄入方式发生在放射性工作人员中的可能性较大。核装置事故释放的放射性烟云，可使部分居民发生这种摄入，但可能性较小。

（2）短期多次摄入

短期多次摄入指短期发生多次摄入的情况，在此情况下，血液吸收率呈不连续的骤升速止状态，而器官和组织内放射性核素的含量则连续地速升缓降。如果放射性核素在器官组织内的有效半减期较短，相邻的两次摄入的间隔时间又长达 3 或 4 个有效半减期，则可把每次摄入视作单次摄入处理。

从事氧化氚、碘、镭、铀和钍的工作比其他作业更易反复受到体内污染。这是由工作人员所接触的放射性物质的物理性质（氧化氚和碘易挥发成气态），或所从事的工业生产的类型（涂描含镭的发光仪表、氧化钍生产和铀的开采与加工）所造成的。

（3）一次摄入后在长时期内递减性吸收

这种模式多发生在难溶性放射性核素的氧化物单次污染伤口或一次吸入而滞留于肺内的情况下。此时，伤口或肺内的放射性核素既难于迅速吸收，又难于迅速清除，故其在血液内的含量逐渐降低；器官组织内的活度起初逐渐增多，当增至一定数值时，因血液内的核素含量减少，其由器官组织内移出的速率大于移入的速率，则其含量缓缓减少，这种情况在核企业生产中是常见的。

（4）长期均匀摄入（持续摄入）

这是指在较长的一段时期内，以相当恒定的速率摄入放射性核素。此时，放射性核素的吸收率保持恒定状态，而器官组织内的放射性核素含量则与日俱增。对于有效半减期较短的放射性核素（如甲状腺内的^{131}I），可在较短的时间内，使进入和移出相应器官组织内的核素量达到平衡。然而，对于有效半减期很长的放射性核素，即使终生均匀持续地摄入，也不能使器官组织内的活度达到平衡。例如，^{239}Pu 均匀持续地摄入 50 年，其在骨骼的含量也仅达平衡值的 29%。

若由于环境受放射性核素污染而使食品和水受到污染，则从事职业性接触氧化氚这类物质的工作时也可能发生此种摄入模式。

3.1.2　放射性核素的生物动力学模型

3.1.2.1　隔室模型和实体的结合

经典动力学隔室模型的研究经历多年，目前仍被采用，但是隔室这个抽象的概念缺乏实际的生理学和解剖学意义。近年来，生物动力学模型研究有了很大的发展。

生物动力学模型的基点是：决定毒物或核素在生物体内的过程的因素，主要是进入物质的理化性质，以及机体各部位的形态结构、生理状态及其生理参数，使毒物或核素在体内过程同解剖学结构和一些生理机能的参数之间建立数学联系，这将有助于阐明毒物或核素在体内的生物转运过程。生物动力学模型也是由隔室组成的，但这种隔室对应于解剖形态学的生理功能实体，隔室之间经体液联系，通称为转移隔室。

每一隔室可按质浓度或质量、各种速率及有关参数导出一个微分方程，以描述化学毒物或放射性核素在隔室内的动态变化，涉及多少隔室，就可导出多少个方程。这一套方程即是核素或毒物生物动力学模型的表达方式。放射性核素生物动力学就是解析由各个隔室的微分方程组成的微分方程组。

3.1.2.2　放射性核素动力学模型

ICRP 在 1979 年第 30 号出版物及 1991 年第 60 号出版物中所使用的模型，是假设机体由若干单个隔室所组成，任何一个器官和组织可含一个或几个隔室。

放射性核素在机体内的转移需要使用数字表达式，以便建立摄入量与被测量的量（即体内或排泄物内的活度）之间的关系。为了得到易于求解的方程组，需用简单的方式来描述实际的生物转移过程。为此，可使用较少的隔室，并且不需要在细节上对应于生物学过程，就可使简单的描述所导出的结果与观察到的数据相符合。图 3.1 展示出所用的人体隔室内放射性核素动力学的一般模式。核素被吸收后，先经以体液为代表的转移隔室（transfer compartment）短暂停留，而后按一定的廓清期、一级动力学，以转移隔室中核素的分数 a_1，a_2，…，分别转移到不同的组织隔室 1，2，…。核素滞留的器官和组织，可由 1 个或几个隔室组成，而且每个隔室以相应的速率向排泄系统转移。

由于放射性核素所具有的独特的辐射特性，它对进入体内后途径的局部组织会授予辐射能量，因此为了便于估算辐射剂量，便把呼吸道和胃肠道分别分成几个隔室。这比通常所泛指的隔室更为具体。

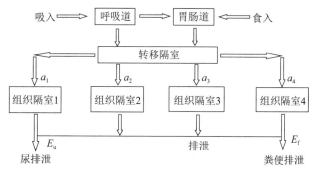

a_1、a_2、a_3、a_4 为转移隔室向组织隔室转移的系数，E_u 为组织隔室向尿路膀胱转移的系数，E_f 为组织隔室向胃肠道模型转移的系数。

图 3.1　身体隔室内放射性核素动力学的一般模式

3.1.3　放射性核素在人体内的吸收

3.1.3.1　呼吸道吸收

（1）呼吸道吸收是核素进入体内的主要途径

呼吸是不受意识支配的自律性生理运动，人无时无刻不在与外界环境进行气体交换，所以呼吸道是放射性核素进入人体内最主要的途径。核工业生产和实验研究不遵守放射操作规程或发生事故时，空气受到放射性核素污染的概率较大，污染物多呈气溶胶和气态存在，防护较为复杂和困难。

（2）呼吸道吸收与核素物态相关

① 气态（气体和蒸汽态）放射性核素：气态放射性核素如氡、氢、氙和碘等，极易以简单扩散的方式经呼吸道黏膜或肺泡进入血流。当血液核素浓度与肺泡内气态核素浓度达到平衡时，两者之比称为血/气分配系数，分配系数越大，吸收率就越高。气态核素的吸收速度与其在血液内的溶解度成正比。此外，也应考虑呼吸频率、深度、肺血流量、其他器官的分布和排除速率的影响。

② 放射性气溶胶：气溶胶是分散在气体中的固体粒子或液滴所构成的悬浮体系。放射性气溶胶在呼吸道内沉积、转移与廓清是一个极为复杂的过程。它既取决于肺容量、肺活量、潮气量、呼吸频率等生理参数及解剖学特征，又依赖于气溶胶粒度、密度和溶解度等。气溶胶粒度为气溶胶粒子的大小，又称粒径。对气溶胶而言，它又是粒子大小及分布情况的概称。

③ 在呼吸道内表面附着的粒子有以下去处：a. 肺泡表面的难溶性微粒，不论是否被吞噬细胞吞噬，均可进入肺间质，有的长期滞留，有的进入淋巴间隙和淋巴结，其中部分微粒还可随淋巴液到达血液内。有些微粒亦可长久地滞留在肺泡内，形成辐射灶。b. 随黏液咳出或被咽入胃肠道。附着在气管、支气管直至终末细支气管表面的难溶性固体微粒，可借该部位黏膜上皮细胞的纤毛摆动，随黏液向上移动(约 3 mm/min)，被驱至咽喉部后被咳出或被咽下。附着于肺泡表面的难溶性微粒，不管是否被吞噬细胞吞噬，均可随肺泡表面液膜向上移动，经肺泡导管和呼吸细支气管而达终末细支气管，再被气管、支气管清除系统清除。c. 被吸收入血液。水溶性粒子可在局部溶解后较快地被吸收，特别是附着于肺泡壁上的大部分可被吸收。

（3）人呼吸道模型

呼吸道模型是用于估算通过呼吸方式摄入放射性核素的数学模型。为了满足辐射防护实践中肺剂量估算及吸入核素所致危害评价的需求，1994 年 ICRP 第 66 号出版物提出了新呼吸道模型。新呼吸道模型以解剖学和生理学逼真的模型出现，实际上它是一个更细致具体的多隔室系统，是更为完善的生物动力学模型。形态学上将呼吸道模型分为 4 个解剖区：① 胸腔外区 (extra thoracic region，ET)，包括前鼻通道和后鼻通道、口腔、咽和喉区 (ET_2)；② 支气管区 (bronchial region，BB)，包括气管和支气管，沉积物靠纤毛运动由此被廓清出去；③ 细支气管区 (bronchiolar region，bb)，包括细支气管和终末细支气管；④ 肺泡-间质区 (alveolar interstitial region，AI)，包括呼吸细支气管、肺泡小管、带有小泡的小囊和间质结缔组织。每个区的细胞学、组织学及形态计量学都实行了模型化。剂量计算中较为重要的各种尺寸、大小的参考值都做出规定。

在人呼吸带存在的气载物质 (airborne material) 沉积在呼吸道每个区的分数是由粒子的参数，包括粒子大小、形状和密度决定的。气道大小、气流率、气载物质的局部通行时间等解剖学和生理学参数也对沉积分数有影响。

沉积模型用于估算暴露于气载放射性物质中的人员各呼吸道解剖区的沉积分数。该模型能对粒径具有对数正态分布特征的气溶胶在每个区内的沉积分数进行估算，对凡大小具有实际意义的气溶胶 (0.6 nm～100 μm) 都进行考虑。

为了对粒子吸入能力及其在吸入和呼出时的最终沉积进行模型化，研究人员采用了一系列粒子等效过滤器来模拟呼吸道各个区。每个区的沉积效率是根据粒子通过空气动力学和热力学两个过程进行沉积而得出的。在缺乏粒径具体数据时，对于公众和工作人员的照射，沉积分数分别按活度中值空气动力学直径 (AMAD) 为 1 μm 和 5 μm 的气溶胶考虑。不同粒子的沉积，依赖于它们的化学性质和机体的呼吸状态。

沉积呼吸道内的核素粒子主要通过 3 个途径廓清：吸收进入体液/血液，通过输运过程 (如巨噬细胞的吸收和纤毛运动) 进到胃肠道或局部淋巴结，通过机械清除机制转运到其他部位 (或隔室)。气溶胶粒子由肺内吸收入血液通常是一个两阶段的生化过程：粒子分解成能被吸收入体液的物质 (溶解、液化)；可溶性物质及由粒子溶解成的物质被吸收入体液 (吸收)，对于高度可溶性物质，吸收能直接发生。吸收入体液的速率是随物质类别而异的，而且在除前鼻道处的其他区域吸收入体液的速率都是相同的。

此模型可以采用所观察的人的资料和实验动物的各类化合物的特定吸收率参数。在无这些数据的情况下，则以原有的 ICRP 的 D、W 和 Y 物质分类为依据，将吸收率规定为快（F）、中等（M）和慢（S）。F 类物质（type F material）是以高速率从呼吸道被吸收入体液的物质，全部物质以 10 min 的生物半减期入体液。M 类物质（type M material）是以中等速率从呼吸道被吸收入体液的物质，其 10％以 10 min 的生物半减期入体液，90％以 1 d 的生物半减期入体液。S 类物质（type S material）是以低吸收速率从呼吸道被吸收入体液的相对不溶解的物质，其 0.1％以 10 min 的生物半减期入体液，99.9％以 7 000 d 的生物半减期入体液。

在 ICRP 第 30 号出版物中给出的廓清速率属于 D、W 或 Y 类的化合物，已分别被指定为 F、M 或 S 类。这里必须指出的是，原呼吸道模型的 D、W 和 Y 是指总的廓清，而 F、M 和 S 则仅指吸收入血液。

为尽量切合实际地模拟辐射粒子在呼吸道内被机械清除的机制，呼吸道模型进一步将解剖学上的四个区间分为若干个隔室。因本章内容的局限，更详细的阐述可参见 ICRP 第 6 号出版物有关人呼吸道模型的介绍。

3.1.3.2　胃肠道吸收

放射性核素污染环境后，可由大气、水和土壤进入食物链（food chain）而自胃肠道吸收进入体内。由于胃肠道各段的 pH 不同，故放射性核素的酸性或碱性盐可分别在胃和小肠内并主要由小肠通过被动扩散的方式吸收，通常采用一级动力学方程来描述。哺乳动物胃肠是吸收营养物质和电解质的具有多种特殊功能的转运系统。有些放射性化合物可通过主动转运系统被吸收。肠道上皮细胞还可通过胞吞和胞饮作用吸收或固着某些固体微粒。难以吸收的放射性核素，可沉积于肠黏膜的皱襞内，短寿命核素可产生有害的首过效应（first-pass effect）。

各种元素自胃肠道的吸收率主要取决于其溶解度和水解度。碱族、碱土族及卤素族元素均易溶于水且不被水解，形成易溶解且完全解离的盐，因此吸收率高或较高。稀土族和钇及超钇元素溶解度低，pH＞3.5 条件下即可发生水解，和 OH^- 生成难溶且不解离的氢氧化物，故吸收率极低。放射性核素在胃肠道的吸收率，还受胃肠道的功能状态、肠内容物多寡及其性质等因素的影响。

消化道模型是用于估算通过食入方式摄入放射性核素的数学模式。ICRP 于 2005 年第 100 号出版物中提供了一个新的人消化道模型（HATM），以便替代 1979 年第 30 号出版物的四区间模型。这种替代主要是根据一些发展来确定的，包括物质在肠道运输的新的可靠的资料及对敏感细胞定位理解的发展，这个新模型的主要要求是它应当是年龄依赖的，并且应当允许对肠道所有区域的剂量进行计算，包括食管、胃和结肠。它们与辐射致癌有关的组织权重因子参见 ICRP 第 60 号出版物。这篇报告描述了这个新的生物动力学模型的特征，包括放射性核素的摄入、吸收滞留沉积和排除。对于放射性核素的血液吸收，HATM 指定进入消化道总量的分数，总吸收分数表示为 f_A。在多数情况下，没有区域性吸收的资料可以利用，因此默认假定所有的放射性同位素吸收来自小肠；但当有资料可用时，模型会考虑到其他部位的吸收和消化道组织的滞留。新的 HATM 可用于所有照射情况下的儿童和成人。它提供了年龄依赖性的消化道各区域尺寸的参数值和内容物通过各区域的运输时间，以及对于成人性别依赖性的消化道各区域尺寸的参数值和内容物通过各区域的运输时间。婴儿和儿童腔内运输时间一般短于成人。对于成人，胃和结肠的平均运输时间女性比男性多 1/3。它考虑了放射性核素在消化道吸收和滞留的任何可能的场所。HATM 允许使用放射性核素在不同消化道滞留和吸收的数据。HATM 提供了在口腔、食管、胃、小肠、右结肠、左结肠和直肠、乙状结肠的癌症诱发的靶（干细胞）的清晰的剂量计算方法，这是一项重要的发展，在计算时考虑了放射性核素在各区黏膜中滞留的影响。HATM 与人呼吸道模型（HRTM，ICRP 1994）将会一起用于 ICRP 即将出版的职业人员和公众摄入放射性核素的剂量计算。

3.1.3.3　皮肤和伤口吸收

完好的皮肤对大部分放射性核素是有效的屏障，能阻挡核素的侵入。但是有些放射性核素能通过皮肤被吸收而且吸收率较高，如气态或蒸汽态的放射性碘核素和 HTO，溶于有机溶剂和酸性溶液的化合物，都能通过皮肤吸收。在含 HTO 的环境中工作，HTO 经皮肤吸收入血的量与经肺吸收的量几乎相等。实验发现，10 mol/L 的硝酸钸溶液污染皮肤后，1 h 内吸收 0.05％，5 d 内吸收 1％～2％。核素经皮肤吸收，主要依赖于简单扩散方式，先透过表皮脂质屏障进入真皮层，再逐渐移入毛细血管；也可经汗腺、皮脂腺和毛囊进入体内，但其量甚微，不是主要途径。放射性核素经皮肤的吸收率除受核素的理化性质影响外，还受皮肤被污染的面积、皮肤部位、持续污染的时间、温度及湿度等因素的影响。皮肤涂有有机溶液或皮肤充血，可使吸收率增高。

放射性核素经伤口的吸收率，与受伤部位、受伤面积、伤口深度、伤情及核素化合物的性质有关。易溶性核素化合物从伤口吸收，转移迅速；而难溶性化合物（如超铀核素和氧化物）或在伤口易形成氢氧化物者，可较长期滞留于污染部位，仅有很少一部分被吸收。高浓度的污染，放射性核素化合物的刺激性反应，也可使吸收率增高。

3.1.3.4　注入

临床上为了诊断和治疗，有时也采用静脉、腹腔、皮下和肌肉注射及气管内注入和灌胃等方式，将放射性核素引入机体。静注可使核素不经任何吸收过程，即能迅速地分布于全身或某种器官组织内，这种方式能准确地掌握摄入的放射性核素活度，在腹腔注射的方式下，因吸收面积大和血管丰富，核素吸收快而完全，吸收后主要沿门脉循环先抵肝脏，在这一点上类似于由胃肠道吸收。皮下和肌肉注射及气管注入时，吸收稍慢，且受局部供血情况和放射性核素剂型的影响。

3.1.4　放射性核素在人体内的分布与滞留

3.1.4.1　放射性核素在人体内的分布类型及规律

放射性核素随血液循环（或前述的转移隔室）转运到各组织器官的动态过程称为分布（distribution）。核素分布在组织器官内的数量，常以整个器官或组织内含量（放射性活度，Bq）占摄入量或全身滞留量（放射性活度，Bq）的百分数表示。所谓滞留（retention），是指器官或组织内放射性核素活度的动态变化程度。摄入核素后的不同时间，滞留在器官、组织或全身内的放射性核素量称为滞留量。被体液摄取的核素量称为系统滞留量。系统滞留量和在呼吸道及胃肠道内的滞留量之和称为全身滞留量。器官或组织内滞留量占初始进入量的份额称为滞留分数，滞留分数的数学表达式称为滞留函数方程。各种放射性核素在体内的分布具有各自不同的特点，这里只能择其相同或类似之处大体归纳为 5 种分布类型。

（1）相对均匀型分布

相对均匀型分布（relative uniformity distribution）指某些放射性核素比较均匀地分布于全身各器官组织。这种分布十分典型的核素多半是机体内大量存在且均匀分布的稳定元素和放射性核素，如 ^{14}C、^{24}Na、^{42}K、^{35}Cl 和 ^{3}H 等。此外，^{137}Cs、^{86}Rb 也与其类同。例如，静脉注入 $^{137}CsCl$ 后死亡的 5 例患者（晚期肿瘤患者，肾功能良好，志愿受试）的尸检材料表明，尽管在早期 ^{137}Cs 在各器官组织中含量有差异，但在 10 d 后，分布则呈均匀状态。

（2）亲肝型分布（liver-seeking distribution）或亲网状内皮系统分布（reticuloendothelial-seeking distribution）

亲肝型分布或亲网状内皮系统分布是指某些放射性核素离开血液后，主要分布于肝脏或网状内皮系统中。此类型分布的核素主要是一些稀土族和锕系核素，如 ^{140}La、^{144}Ce、^{147}Pm、^{232}Th、^{227}Ac 和 ^{241}Am 等。这些放射性核素在体液 pH 条件下，极易水解成为难溶性氢氧化物胶体颗粒，通过巨噬细胞吞噬而在肝脏和其他网状内皮系统组织或器官滞留。

（3）亲骨型分布

亲骨型分布（osteo-seeking distribution）是指放射性核素集中沉积于骨骼。此类型分布的核素有 ^{45}Ca、^{90}Sr、^{140}Ba、^{226}Ra、^{90}Y、^{95}Zr、^{239}Pu，以及某些超钚核素、重镧系核素等，通常称为亲骨性核素。

（4）亲肾型分布

亲肾型分布（kidney-seeking distribution）是指某些放射性核素较多地滞留于肾脏。铀中毒时肾组织放射自显影可见肾近曲小管中段出现大量密集的 a 经迹。某些 +5～+7 价的放射性核素也有这种亲肾性，不过其分布特点不那么突出。

（5）亲其他组织器型分布

某些放射性核素可选择性地滞留于其他组织或器官。例如，放射性碘高度选择性地集中于甲状腺，而分布到其他部位的量甚微；Zn 浓集于胰腺；Mo 集中于眼的虹膜；^{35}S 主要蓄积在关节、表皮和毛囊内；^{59}Fe 较多地分布于红细胞。另外，^{60}Co、^{131}Te 也具有亲血细胞性分布的特点。

3.1.4.2　放射性核素在人体内的滞留模型

放射性核素的滞留模型分为单隔室和多隔室。ICRP 第 30 号出版物中，除惰性气体外，列出了其他 91 种元素在体内的滞留模型式，如表 3.1 所示。

表 3.1　各种元素在体内的滞留模式

分布特点	滞留模式	元素
均匀分布	单隔室：全身	H、C①、F、Cl、K、Ti、Br、Au、At、Fr
	多隔室：全身	C②、Si、S、Ru、Rh、C
不均匀分布	单隔室：全身	Mg、Al、V、Cu、Fe、Rb、Y、Pd、Cd、In、La、Ce、Nd、Pm、Sm、Ho、Er、Eu、Tm、Tl、Po
	单隔室：器官	P、Ni、Ge、Zr、Te、I、Pr、Eu、Gd、Tb、Dy、Yd、Lu、Hf、Ac、Th、Np、Pu、Am、Cm、Bk、Cf、Es、Fm、Md
	多隔室：全身	Sc、Co、Ga、As、Se、Nb、Mo、Ag、Sn、Sb、Os、Ir、Pt、Hg、Bi
	多隔室：器官	Be、Na、Cr、Mn、Zn、Te、Ta、W、Re、Pb、Pa、U、Ca、Sr、Ba、Ra

资料来源：朱寿彭，李章. 放射毒理学［M］. 苏州：苏州大学出版社，2004.
注：① 表示 CO 和标记化合物。
　　② 表示 CO_2。

滞留模型可用滞留函数方程（retention function equation）表达，通常是指数函数和幂函数。

（1）单次摄入

单项指数函数：$R(t) = K e^{-\lambda bt}$

多项指数函数：$R(t) = K_1 e^{-\lambda_1 t} + K_2 e^{-\lambda_2 t} + K_3 e^{-\lambda_3 t} \cdots + K_n e^{-\lambda_n t}$

亲骨性核素可用幂函数表示：$R(t) = A t^{-n}$。

（2）持续多次摄入

指数函数：$R(t) = q \cdot 1/\lambda \cdot (1 - e^{-\lambda t})$

幂函数：$R(t) = q/(n+1) \cdot r_\lambda t^{-n-1}$

多项指数函数：$R(t) = K_1 e^{-\lambda b_1 t} + K_2 e^{-\lambda b_2 t} + K_3 e^{-\lambda b_3 t} \cdots + K_n e^{-\lambda b_n t}$

当 $\lambda \to 0$ 时，$R(t) = q/(n+1) \cdot t^{n-1}$，因而 $r(t) = R(t) \cdot e^{-\lambda t}$。

式中，生物滞留分数 $R(t)$ 为摄入单位活度核素后 t 时刻体内滞留量占初始摄入量的分数；$r(t)$ 为有效滞留分数；K_1，K_2，$\cdots$，K_n 代表各相应部位的分数，一般 $K_1 + K_2 + \cdots + K_n = 1$，$\lambda_1$，$\lambda_2$，$\cdots$，$\lambda_n$ 为各相应部位生物廓清的速率常数；A 为经过 1 d 后核素在体内剩余的分数；q 为每天进入体内的活度；r_λ 为 r 函数。

3.1.5　放射性核素在人体内的排除

体内放射性核素可经由肾、肠道、呼吸道、肝胆系统、乳腺、汗腺、皮肤和黏膜等途径排除。其中以经肾排除最为重要，其次为肠道，其余途径对特定的放射性核素也很重要，例如，气态或气溶胶态放射性核素则经呼吸道排除较多。放射性核素的排除途径及速率与其物理状态、进入途径及转运特点等密切相关。

3.1.5.1　排除途径

（1）经肾排除

肾脏排除放射性核素与排除一般毒物或正常代谢产物一样，包括肾小球滤过、主动转运和肾小球简单扩散 3 种方式。吸收入血液的可溶性放射性核素，如 ^{24}Na、^{85}Sr 和 ^{131}I 等，主要经肾随尿排除，有的呈单项指数规律，有的呈多项指数之和。吸收入血液后易水解的放射性核素，如 ^{140}La、^{232}Th 和 ^{239}Pu，其随尿排除率比上述核素低得多。这种排除曲线用幂函数表示则更符合实际观察的结果。

尿中放射性核素浓度与血液内浓度呈正相关，因此可以从尿中放射性核素的浓度测定，间接判定机体对放射性核素的吸收和体内滞留的状况。但是，如已停止接触一段时间或旷日已久，尿液中放射性核素浓度低于测量方法的可探测限值，则无参考意义。

（2）经肠道排除

凡进入胃肠而未被吸收的放射性核素经肠道排至体外，称为无关性排除。已吸收入血的放射性核素，可随胃肠分泌液（每日约 3 L）进入胃肠道，随粪便排出，但其数量有限，不是主要途径。

有些放射性核素，尤其是进入血液后易水解成为氢氧化物胶体或与蛋白质结合且分子量大于 300 的大分子，滞留于肝脏，可经肝的主动转运系统自肝细胞泌入胆汁，然后再随胆汁转运至肠道。有的放射性核素化合物几乎完全由肠道排出，此时肠道成为重要的排除途径之一。

经胆道转运至肠内的放射性核素，还可由肠黏膜再吸收沿门脉系统转运至肝脏，如此不断往返，故肠-肝循环（entero-hepatic circulation）具有重要的生理学和毒理学意义。为便于估算肝胆系统的内照射剂量，研究人员对肝-胆转运过程进行研究并用于临床核医学，肝-胆排泄动力学模型可参见 ICRP 第 53 号出版物。

放射性核素随粪便排出的量，是否可作为衡量机体吸收的状况，应视粪便中放射性核素的来源而定。当仅有胃肠外摄入，并且排除由呼吸道转入胃肠道的途径时，可由粪便排出量（称内源性排出）判断放射性核素的吸收情况。

（3）经呼吸道排除

吸收到体内的气态或挥发性放射性核素，主要通过简单扩散方式经呼吸道排除，且速度快、排除率高。其速度取决于肺泡壁两侧的气体分压差。血/气分配系数较小的放射性核素排除较快，反之则较慢。例如，氡吸入后最初 30 min 可排除 2/3，2 h 后体内氡几乎全已排除。又如，气态氚进入体内后，大部分在最初 1.5 h 内随呼气排除，5～6 h 后体内仅存留痕量氚。

（4）其他排除途径

有些放射性核素可经汗腺、乳腺、皮肤黏膜排除。特别值得指出的是，有些放射性核素除可经乳汁传递给婴幼儿外，还可透过胎盘屏障转移给胎儿。婴幼儿的肝、肾排除功能尚未发育成熟，其对放射性核素的排除较成年人差。

3.1.5.2　排除速率

放射毒理学常用下述参数描述和表达放射性核素由体内排除的速率。

生物半排期（biological half-life，T_b）是指生物机体或特定的器官或组织内的放射性核素的排除速率近似地符合指数规律时，通过自然排除过程，放射性核素在机体内、特定器官或组织内的总活度减少一半所需的时间。

有效半减期（effective half-life，T_e）是指生物机体或特定的器官组织内的放射性核素由于放射性衰变和生物排除的综合作用，而近似地按指数规律减少，总活度减少一半所需的时间。机体内放射性核素的实际减少量是物理衰变和生物排除的总和，这是两个互不干扰、同时进行的过程。

有效衰减常数 λ_e 与物理衰减常数 λ_p 和生物衰减常数 λ_b 的关系是：

$$\lambda_e = \lambda_p + \lambda_b \tag{3.1}$$

因为 $T = \ln2/\lambda, \lambda = \ln2/T$，所以 $\ln2/T_e = \ln2/T_p + \ln2/T_b$，化简得到 T_e 与 T_p、T_b 的关系式：

$$T_e = (T_p \times T_b)/(T_p + T_b) \tag{3.2}$$

例如，^{131}I 的 $T_p = 8.1$ d，$T_b = 138$ d，则 $T_e = (8.1 \times 138)/(8.1 + 138) = 7.6$ d。

不同方式放射性核素的 T_p、T_b 与 T_e 如表 3.2 所示。

表 3.2　不同方式放射性核素的 T_p、T_b 与 T_e

放射性核素	滞留器官或组织	物理半衰期（T_p）	生物半排期（T_b）	有效半减期（T_e）
^{131}I	甲状腺	8.1 d	138 d	7.6 d
^{32}P	骨骼	14.3d	1 155 d	14.1 d
^{45}Ca	骨骼	63.0 d	18 000 d	162 d
^{3}H	体液	4 500 d	10.0 d	12.0 d
^{137}Cs	肌肉	10 917 d	140 d	138 d
^{226}Ra	骨骼	1 602 a	45 a	44 a
^{239}Pu	骨骼	24 000 a	200 a	197 a

资料来源：朱寿彭，李章. 放射毒理学［M］. 苏州：苏州大学出版社，2004.

3.1.5.3　排除规律

排除规律是描述体内放射性核素的排除随时间变化的动态过程。其通常是按给定时刻测量核素的排除量，然后拟合排除函数 $Y(t)$ 或 $E(t)$ 的方程。有些放射性核素如 ^{3}H、^{210}Po 等，可用简单的指数函数方程（exponential function equation）表示，即：

$$Y(t) = k e^{-\lambda t} \tag{3.3}$$

$$E(t) = q_0 k e^{-\lambda t} \tag{3.4}$$

式中：$Y(t)$——摄入后 t d 单位时间排除量占初始摄入量的分数；

$E(t)$——摄入后 t d 单位时间排泄物中放射性活度，单位 Bq/d；

k——生物区间的系数；

λ——生物衰减常数；

t——摄入后经过的时间；

q_0——初始摄入量中放射性活度，单位 Bq/d。

根据摄入后 t d 排泄物的放射性活度 $E(t)$，按 $q_0 = E(t)/y(t)$，即可求出初始摄

入量 q_0。

　　由于大部分放射性核素是掺入代谢率不同的各种器官和组织中的，因此其排除速率不是个常数，不仅依赖于时间因素，而且受空间因素的制约。故大部分放射性核素，如 ^{137}Cs、^{131}I、^{60}Co、^{32}P 等的排除速率，呈现出快慢不同的时相，不能用单一的指数函数表示，而必须用几项指数函数之和表示，即：

$$Y(t) = k_1 e^{-\lambda_1 t} + k_2 e^{-\lambda_2 t} + \cdots + k_i e^{-\lambda_i t} \tag{3.5}$$

3.2　放射性核素内照射作用机理、特点及影响因素

3.2.1　放射性核素的作用机理

3.2.1.1　射线与机体作用的过程

　　放射性核素核衰变释放的 α 和 β 带电粒子及 γ 射线，对生物机体可产生一系列作用。放射性核素释放的 α 和 β 带电粒子与生物体作用时，可发生以下 3 种形式的能量转换：

　　① 使生物体中的原子或分子激发或电离，将部分能量转化为激发能和电离能。

　　② 带电粒子通过与生物体原子和分子发生不断的弹性碰撞，将带电粒子的一部分能量转化为热能。

　　③ 带电粒子在生物体原子核电场的作用下，运动方向发生变化并得到加速度，使一部分动能转化为具有连续能量分布的韧致辐射。

　　放射性核素释放的 γ 射线通过生物体时，主要发生光电效应、康普顿效应和电子对生成这 3 种作用过程。在机体组织中，低能光子以产生光电效应为主，而中等能量光子以产生康普顿效应为主，至于高能光子则以电子对生成为主。

3.2.1.2　生物分子的电离与激发

　　在电离辐射作用下，生物效应主要起源于组成生物系统的各种分子的电离。由于电离是一种非选择性的过程，任何处在电离粒子径迹上的原子和分子都有可能被电离。因此，组成生物系统主要成分的分子发生电离的机会最大。生物细胞内的分子种类很多，其结构与功能的复杂程度也各不相同。从放射毒理学的角度来看，其中以生物大分子和水分子更具有特别重要的意义。

　　电离辐射可以使分子跃迁到各种激发态上，甚至可跃迁到能级高于分子电离电位的超激发态。带电粒子与分子中的电子碰撞而使电子击出，可以造成分子的直接电离，然而更多地却是使分子激发到超激发态而电离。因此，可以把电离看成是一种强烈的激发，即分子被激发到电离电位以上。由于细胞内生物大分子存在于细胞内大量水分子的环境中，所以电离辐射作用于生物大分子和水分子时，均可使它们电离和激发，一方面可引起生物大分子的损伤，另一方面可导致水分子改变而产生许多活性产物，后者又可进一步引起生物大分子的损伤。

　　放射性核素的辐射能作用于水分子时，可将水分子中的电子击出，引起电离，使水分子变成带正电的离子 H_2O^+，而被击出的电子称为热电子。H_2O^+ 为不稳定离子，在

水中解离为氢离子（H^+）和羟自由基（·OH）。热电子在其运动途径中又不断和水分子碰撞，击出其他水分子中的电子，引起次级电离。这些电子在其运动和引起电离的过程中逐渐丧失能量，直至不能再击出其他分子的电子时，它们就被水分子捕获，形成带负电的水离子（H_2O^-）。H_2O^-也极不稳定，在水中解离成羟离子（OH^-）和氢自由基（H·）。一部分电子尚可与H^+作用形成 H·。电子在碰撞过程中丧失其大部分能量，电子能量水平降至 100 eV 以下而未被捕获时，可以吸收若干水分子而形成水合电子（hydrated electron，$e_{水合}^-$），它可以与氧结合成超氧阴离子（O_2^-），这在间接作用中具有重要作用。

当放射性核素发出的辐射对水分子作用时，若水分子所获能量尚不足以使电子击出，亦即不能发生电离作用，而只使水分子的电子跃迁至外层，使其能量水平升高，即称为水分子的激发。激发的水分子（H_2O^*）很不稳定，释放能量后即解离成为 H·和·OH 两种自由基。这些自由基的能量较小，重组合的概率较高。总的来说，自由基虽不稳定，易与其他分子发生反应，但比电离作用的产物——离子，如 H_2O^+要稳定得多。小分子自由基可在介质中扩散，并从与其相遇的分子获取其所需的电子。这是小分子自由基与距其产生部位较远的分子发生反应的一种方式。但应指出，由于自由基的寿命较短，没有足够的时间扩散到很远的部位，一般在不到 1 μm 的距离内即发生某种变化或反应。自由基可将其多余的电子传给邻近的分子，后者又将其传给另外的分子，接受此电子的分子相继变为自由基。这种链式反应可依次在一群分子中发生，从而引起有机分子的改变。

生物大分子亦可被电离而产生自由基，这个反应既可迅速消失，又可继续发生反应而导致生物损伤。应当指出的是，水经辐照后的这些辐射分解产物在生物体内的分布是极不均匀的，它们仅仅存在于两者相互作用部位平均直径约 1.5 nm 的小体积内。这在内照射情况下，特别是在高 LET 辐射时，就更为突出。

3.2.1.3 直接作用和间接作用

在生物机体中，直接作用主要是指放射性核素所释放出的粒子或射线直接使生物活性分子引起激发和电离，从而引起正常功能和代谢障碍的损伤，继而导致具有生物活性的有机化合物分子如核酸、蛋白质等的变化。实验证明，放射性核素的辐射可以引起 DNA 链的断裂、解聚和黏度下降等。某些酶也可受辐射作用而降低或丧失其活性。此外，辐射亦可直接破坏膜系统的分子结构，如线粒体膜、溶酶体膜、内质网、核膜和质膜等，引起酶的释放，从而影响细胞的正常功能状态。

间接作用主要是指放射性核素的辐射通过水的原发辐解产物作用于生物大分子而引起损伤。鉴于机体多数细胞的含水量很高，可达 70% 以上，而细胞生物大分子一般存在于含大量水分子的环境之中，因此间接作用在生物大分子损伤的发生上起着重要作用。

从整体来看，电离辐射的直接作用和间接作用在细胞内是同时存在的，在放射损伤的发生发展中是相辅相成的。

3.2.1.4 靶分子和靶结构

按照现代分子生物学的观点，DNA 和膜是电离辐射作用的靶，是引起细胞一系列生化、生理和病理变化的关键环节。DNA 对辐射非常敏感并且具有非常重要的生物功能，细胞 DNA 一旦受到辐射损伤，就会给机体造成严重的后果。基因组 DNA 的非随机性损伤对辐射诱发突变、癌变、细胞老化和死亡都有重要意义。

生物膜也具有重要的生物功能并且对电离辐射具有高度敏感性，细胞膜可以看作是一个巨大的分子复合体。当细胞受照后，膜上的鞘磷脂含量迅速下降，而它的酶解产物神经酰胺的含量迅速上升。已经证明神经酰胺是第二信使，介导细胞凋亡，而且 DNA 链必须附着在膜上或形成 DNA 膜复合物时才能复制，射线一旦破坏了这种附着点，DNA 复制就会停止。

3.2.2　放射性核素的作用特点

（1）不同 LET 的辐射作用

传能线密度（linear energy transfer，LET）是指直接电离粒子在其单位长度径迹上消耗的平均能量，其状态取决于辐射的基本类型、各种带电离子的电荷与质量的比值及运动速度等。传能线密度不同的辐射源所产生的辐射效应差别很大，这是因为它们本身的电荷数不同，而这些带电粒子在物质中单位路程上的能量损失与它所带的电荷数有关。电荷数越多，则在单位路程上形成的离子对数就越多，即电离密度越大。电离密度越大的带电粒子，对机体产生的生物效应也就越大。放射性核素中释放的带电粒子相同但能量不同时，能量高者产生的离子对亦较多，因此该放射性核素对机体的损伤效应亦较重。如以相对均匀分布的两种 β 辐射源为例，引起动物死亡的摄入量也有明显差异，如表 3.3 所示。

表 3.3　不同能量 β 放射性核素的致死量比较

放射性核素	β 粒子的 平均能量/Mev	空气中电离密度/ （离子对/mm）	引起大鼠死亡 所需的活度/[kBq/g(体重)]
^{137}Cs	0.180	5 624	296
^{3}H	0.006	180	14 800

带电粒子在通过机体组织时，随着其能量不断地损失，它的速度也越来越小。带电粒子在组织中沿着最初入射方向穿行的最大直线距离称为射程。各种放射性核素发射的 α、β 粒子或 γ 光子在机体组织中的射程是不同的，γ 光子的射程最大，其次是 β 粒子，射程最小的是 α 粒子。α 粒子的能量几乎全部被机体所吸收，γ 射线的能量可透过机体而部分散失。因此，在内照射时，α 粒子对机体的生物效应最大，β 粒子次之，而 γ 射线最小。

（2）不同 RBE 的辐射作用

当生物体受到相等剂量辐照时，由于电离辐射的类型不同，产生的辐射生物效应（RBE）也不同。γ 射线为标准射线时，RBE＝所试辐射产生的生物效能/相同剂量标准射线产生的生物效能。RBE 是一个相对量，可以受多种因素的影响，如辐射品质、照射剂量、分次照射的次数、剂量率等。不同 LET 辐射的 RBE 值不同。如果使用同一种射线，但观察的生物终点不同，则所得的 RBE 也不同。所以应该用同一生物终点来观察进而比较 RBE 值。

（3）持续作用

进入体内的放射性核素，遵循其固有衰变规律释放出的带电粒子或光子会对机体产生持续照射，直到放射性核素衰变成稳定性核素或全部被排出体外时为止。

（4）辐射作用与化学作用

绝大多数的放射性核素具有很高的比活度，因此，质量上极小的放射性核素作用于机体，就会引起机体一定的辐射效应。例如，数个吉贝可（GBq）的 ^{210}Bi 可引起辐射效应，但其质量只有 10^{-6} g，就化学毒性而言，这样的质量对机体不会产生明显的作用。

（5）选择性蓄积作用

某些放射性核素进入机体后，常常具有在某一器官或组织中发生选择性蓄积的特点。例如，^{131}I 进入机体后，甲状腺中 ^{131}I 的活度约占体内含量的 68.2％，肝中占 0.5％，脾中仅占 0.05％。可见 ^{131}I 在甲状腺中呈高度的选择性蓄积作用。

3.2.3　影响放射性核素作用的因素

3.2.3.1　放射性核素的理化因素

（1）物态

不同物理状态的放射性核素在体内的转运和转化过程存在着差异，因而其作用亦不同。例如，气态的放射性核素主要经呼吸道吸收及排除，作用的器官往往为呼吸系统。液态或固态的放射性核素在机体内的吸收、分布及排除不同于气态，因而其作用的特点亦有差异。

（2）水解性质与化合物形式

当同种放射性核素的不同化合物进入体内时，它们在体内的转运规律是不同的，如将放射性活度相等的硝酸钚、柠檬酸钚或硝酸钚酰分别注入机体，它们在肝脏和骨组织中的滞留量有显著的差异。

（3）剂量与剂量率

放射性核素引起的近期效应及远后期效应，均与其内照射剂量（internal exposure dose）有密切关系。在近期效应中，以引起实验动物 50％ 死亡所需的实际半致死时间（LT_{50}）作为指标：发现注入量越大，LT_{50} 就越短；反之，LT_{50} 就越长。

剂量率在放射性核素所致的辐射效应中有重要作用。一般来说，对于低 LET 辐射如 β、γ 放射性核素，当剂量率降低时，效应的发生率及其严重性亦降低；反之，则增加。放射性核素发出的高 LET 辐射，如 α 粒子和中子所致损伤效应，通常呈现相反剂量率效应，即剂量率降低时效应的发生率及其严重程度增加，但剂量率过高时可对细胞产生杀死效应而影响效应的观察与分析。

（4）溶剂性质

不同溶质的溶剂可明显地影响放射性核素在体内的吸收和效应。给小鼠皮下注射溶于不同溶剂中的 ^{210}Po，观察到动物存活时间有显著的差异，这种差异是 ^{210}Po 在不同溶剂中经皮下的吸收率不同所致。

（5）载体

放射性核素是否带有载体，对放射性核素在体内的分布定位有明显的影响，如人体甲状腺摄取¹³¹I 的放射性活度，可因服用载体稳定性碘化钾而显著降低。

3.2.3.2 机体因素

（1）种系因素

放射性核素在不同种系动物体内的代谢规律是不同的。放射性核素所致不同种系动物的损伤效应亦有差异。如以 $LD_{50/30}$ 为指标，大动物单位体重所需的放射性核素引入量要比小动物的小，这种差异可能与动物的解剖、组织学结构、代谢速率、内分泌调节及辐射敏感性等不同有关。

（2）年龄因素

年龄的差异是影响放射性核素吸收、分布、滞留、代谢速率和损伤效应的重要因素。

① 对胃肠道吸收的影响。

研究结果表明，新生的啮齿动物小肠部位对进入体内的放射性物质的吸收要比成年动物高几个数量级。例如，乳鼠自肠道吸收²³⁹Pu 的量要比成年鼠高 100 倍左右。

② 对分布的影响。

不同年龄机体的生长发育状态对放射性核素在体内的分布有重要影响。例如，测定不同年龄的人群体内⁹⁰Sr 的含量表明，在生长发育旺盛时期，⁹⁰Sr 在骨骼内的沉积量最高。

③ 对代谢速率的影响。

在生长发育阶段的机体，其代谢速率明显加快。婴儿和少年体内的¹³⁷Cs 生物半排期均短于成年者（表 3.4）。

表 3.4　¹³⁷Cs 在不同年龄人体内的生物半排期

不同组别的人体	年龄	生物半排期/d
正常男性（26*）	23～55 岁	105±25
正常女性（15）	20～51 岁	84±20
少年（7）	5～17 岁	57±20
婴儿（5）	17～143 d	19±8

注：＊为观察例数。

（3）性别因素

性别对某些放射性核素在人体内的分布和滞留量有一定影响，如用整体测量装置测量人全身中¹³⁷Cs 的含量，发现成年男性的¹³⁷Cs 含量高于成年女性，这可能是由于男性肌肉组织较女性发达。

（4）机体状态

机体处于妊娠和泌乳期，会对某些放射性核素的生物转运过程有影响。环境中的放射性核素进入母体后，观察到其通过乳汁转移至子体的放射性活度远比通过胎盘转移的高，可达 10 倍左右。这可能与乳腺中不存在屏障结构，而且新生机体的小肠通透性高有直接关联，因而要重视放射性核素通过哺乳对后代的影响。当机体中的一些器官或组织的正常生理功能或结构遭受破坏，而呈现炎症病灶或病理性增生时，该器官或组织可使摄入体内的放射性核素选择性地浓集于病灶组织中。例如，甲状腺功能亢进时，其摄取[131]I的程度就要比正常时既快且多。

3.3　放射性核素的毒性和内照射损伤的特点及分类

3.3.1　放射性核素的毒性

毒性是指毒物造成机体损伤的性能。在一般毒理学中，常以一定时间内引起实验动物 50％死亡所需的剂量或浓度（半数致死剂量或半数致死浓度，median lethal dose or median lethal concentration，LD_{50} 或 LC_{50}）作为衡量化学物质急性毒性的标尺。

目前对放射性核素的毒性分级，一般是以 AIL 为基准原则，需要综合考虑引起一定危害所需的放射性核素的活度和相应的质量，既要考虑核素对人体的相对危险，又要考虑核素被吸收的难易程度。放射性核素的毒性一般分为极毒、高毒、中毒和低毒四组（级）。开放型放射性工作单位的级别、工作场所的分区、相应核素的操作量限值、监测结果的评估等都要以核素毒性级作为依据。放射性核素的毒性分组参见 GB 18871—2002 附录 D。

3.3.2　内照射损伤的特点

放射性核素引起内照射损伤的机制与外照射相似，所不同的是内照射损伤受核素的辐射与化学特性、体内生物转运靶器官和组织种类、摄入途径与方式、剂量在时间和空间的滞留等因素的影响，因此内照射损伤具有以下特点。

（1）病程分期不明显

放射性核素在体内滞留的过程中，按其衰变规律持续地释放粒子或射线，组织或器官的剂量是逐渐累积或叠加的，因内照射损伤的病程分期不明显，一般无初期反应或初期反应不明显，潜伏期长短不一。出现症状的时间依剂量大小而定，一般较晚，持续时间较长，极期后延，且症状不典型。从极期进入恢复期的患者，多迁延出现慢性损伤过程或诱发肿瘤。例如，[134]Cs 和[137]Cs 急性内照射损伤病例，其病程发展过程基本如此，转成慢性后则出现植物神经功能紊乱。又如，口服[226]Ra 的患者，在照后 2.5 年时骨髓功能仍处于低下状态，出现慢性损伤过程。

（2）损伤部位的选择性

在体内非均匀性分布的放射性核素，常选择性地分布、滞留或沉积于某器官或组织内。有大量放射性核素滞留或沉积的器官或组织，称为源器官或源组织（source organ or source tissue）。受辐照剂量较大且对机体健康影响较大的器官或组织，称为靶器官或靶组织（target organ or target tissue）。因此，放射性核素内照射损伤具有一定的部位特异性。

① 亲骨性分布与滞留的核素（如 Ca、Sr、Ba、Ra、Y 和 Pu 等）：对骨髓造血功能和骨髓的损伤严重，常引起持续性的中性粒细胞减少，贫血和骨坏死症状很突出，还可

引起关节病变和骨肿瘤等。

② 亲网状内皮系统分布与滞留的核素（如 Ac、Th、Am、La 和 Ce 等）：对肝、脾和淋巴结等损伤严重，故淋巴细胞减少明显，可发生急性弥漫性中毒性肝炎及肝坏死，晚期可引起肝肿瘤。

③ 亲肾性分布与滞留的核素（如 U、Ru）：可引起严重的肾损伤，如中毒性肾炎、肾功能不全、肾硬化等。

④ 亲甲状腺的放射性碘核素：浓集于甲状腺内引起腺体的严重损伤。

（3）进入和排除途径的局部损伤

有些内照射损伤的早期症状与进出途径有关，因为一些放射性核素尤其是难溶性或颗粒状核素常在进入或排出途径滞留或沉积较长时间，这会引起明显的局部损伤，此效应可称为首过效应（first-pass effect）。例如，较大量放射性核素在由呼吸道进出过程中，可引起咽喉炎、鼻炎、支气管炎和肺炎；经口摄入和肠道排出时，可有胃肠功能失调、黏膜出血、炎症、溃疡和坏死性病变；核素污染伤口可延缓伤口愈合，伤口易并发感染和出血，严重时可形成长期不愈的顽固性溃疡和皮下组织肿瘤。

3.3.3　内照射损伤的分类

放射性核素内照射损伤效应按发生时间的早晚，可分为近期效应（在摄入后数周内发生）和远期效应（在摄入后数月、数年或数十年后出现）；按受照后效应发生的个体，可分为躯体效应（显现在受照射者自身的辐射效应）和遗传效应（发生于受照射者后代的辐射效应）。怀孕期间来自母体的放射性核素可引起胚胎和胎儿的损伤，是躯体损伤的特殊情况。躯体效应（somatic effects）又可分为急性、亚急性和慢性损伤。ICRP 第 26 号出版物从辐射防护角度出发，将内照射损伤效应分为随机性效应（stochastic effects）和非随机性效应（non-stochastic effects），修订的建议书将后者称为确定性效应（deterministic effects）。随机性效应是指发生概率（而非严重程度）与剂量大小有关的效应，并假定不存在剂量阈值；确定性效应是指严重程度随剂量而变化的效应，并且可能存在剂量阈值。遗传效应和某些躯体效应（如恶性肿瘤）为随机性效应，与个别细胞损伤有关，小于剂量阈值的照射也不能排除发生的可能性。确定性效应是受照射组织中大量细胞被杀死或严重损伤所致，它的发生需要接受超阈剂量的照射。

3.4　内照射的确定性效应

确定性效应的生物学本质，是较大剂量射线对细胞群体的损伤作用，即以细胞生存和增殖能力的丧失程度表达辐射损伤效应的严重性。细胞群体中被损伤的细胞达一定份额时，即表现为结构与功能的改变，出现具有临床意义的病理学损伤及可觉察的客观体征与化验指标的异常变化。

3.4.1　内照射急性放射病

放射性核素滞留在靶器官或靶组织对机体内照射引起的急性全身性疾病，称为内照射急性放射病。从内照射剂量学上看，一次或短期内数次摄入放射性核素的量超过几十至几百个年摄入量限值（ALI）才有可能达到引起内照射急性放射病的剂量。实际上，在生产、研究和应用放射性核素的过程中，造成人体内污染的事例时有发生，但严重污染者较少，产生内照射急性放射病者更少。职业工作者即便受到严重内污染，多会及时采取防护救治措施，这大大减少了内污染量，从而避免了内照射急性放射病的发生。

据报道，1955—1977 年世界范围内曾发生过 16 起重大的内污染事故，23 人受内污染照射，其中 15 人为职业工作者，8 人为误服放射性药物患者，有 2 人死亡。这些事故涉及的放射性核素有 ^{238}Pu、^{239}Pu、^{226}Ra、^{210}Po、^{241}Am、^{235}U、^{198}Au、^{35}S、^{32}P 和 ^{137}Cs 共 10 种。这之后又报道了 ^{3}H 和 ^{170}Tm 引起的内照射损伤病例。这些病例的污染途径有吸入、伤口、口服、静脉注入和经皮肤吸收。

3.4.2　主要靶器官的损伤

（1）骨髓损伤

放射性核素引起骨髓损伤的严重程度和特点与它的辐射特征和分布密切相关。亲骨性核素损伤的早期，骨髓充血，部分造血细胞坏死。以后，骨髓内有形成分进行性减少，再严重时，发展为再生障碍性贫血（aplastic anemia）、骨髓衰竭（bone marrow failure）。非亲骨性核素，如放射性碘、铯和铷等亦对骨髓有破坏作用，不过比亲骨性核素破坏作用小。

骨髓损伤的同时，外周血出现相应的变化。损伤初期出现白细胞增多或波动；随即出现淋巴细胞减少（lymphocytopenia），嗜中性粒细胞减少，血小板减少；以后可见粒细胞分叶过多、细胞溶解、核碎裂、空泡形成等。

（2）骨骼损伤

放射性核素滞留骨内可引起骨组织破坏。初期骨质更新能力增强，出现含大量破骨细胞的成骨组织；继而成骨组织减少，成骨细胞和破骨细胞几乎消失；后期可出现骨质疏松、病理性骨折。

（3）肺损伤

难溶性放射性气溶胶，可滞留于肺泡壁上和肺淋巴结内。累积剂量达 10 Gy 以上时能引起放射性肺炎（radiation pneumonia）、肺水肿，晚期出现肺纤维化（pulmonary fibrosis）。严重者可因呼吸功能不全、循环衰竭或窒息而死亡。

（4）胃肠道损伤

放射性核素尤其是难溶性核素经胃肠吸收、排除或在其中滞留时，可引起胃肠道损伤。急性损伤时常出现胃肠功能紊乱、溃疡性胃炎、放射性肠炎及溃疡、便血和黏液、里急后重等。严重时出现水电解质平衡紊乱、菌血症。一般称这些变化为胃肠道损伤综合征候群。

（5）肾脏损伤

摄入可溶性铀的靶器官为肾脏。铀引起肾脏的主要病变是肾小管上皮细胞变性、坏死和脱落。一般早期出现间质水肿，晚期时肾曲小管上皮萎缩，间质纤维增生。铀致肾功能损伤可导致一系列临床生化检测变化，如尿蛋白出现和增高，尿过氧化氢酶增高，尿氨基酸与肌酐比值升高，尿碱性磷酸酶增高，血清非蛋白氮增高，进而引起酸中毒。

（6）肝脏损伤

亲网状内皮系统分布的放射性核素（如 Th 等）可引起肝损伤，其特点是灶性营养不良和坏死。一般先出现肝索解离，肝细胞退行性变，室泡形成和内皮细胞肿胀；随后发展为脂肪变性和急性坏死；晚期出现间质纤维增生和肝硬化。放射自显影证明，上述病变处的吞噬细胞内有活性胶体颗粒，形成的辐射灶有径迹聚集的星状体。

（7）甲状腺和其他内分泌腺损伤

放射性碘核素损伤甲状腺，在组织学上可见到滤泡上皮细胞空泡形成，细胞肿胀和胞核崩解，继而出现滤泡上皮不规则生长，间质纤维增生，滤泡内胶质减少，甲状腺体萎缩。甲状腺功能表现为吸碘率降低，^{131}I 在甲状腺内的有效半减期缩短。

放射性核素内照射也可因垂体-甲状腺系统的功能障碍，导致其他内分泌腺发生变化，垂体可出现萎缩及营养不良性改变、腺体结构不规则、嗜酸性粒细胞增多等。

3.4.3　物质代谢异常

内照射损伤可导致机体的物质代谢异常。实验研究表明，^{32}P 和 ^{90}Sr 能迅速抑制骨髓和淋巴细胞的氧化磷酸化过程，细胞的 ATP 生物合成被抑制。在内照射作用下，核酸与核蛋白分解代谢增强。较大剂量的内照射，可使蛋白质代谢的分解加强，合成代谢受抑制，体内氮代谢负平衡；许多组织内的磷酸酶、胆碱酯酶和透明质酸酶等的合成功能遭到破坏；血清蛋白中白蛋白量明显减少，A/G 比值倒置；血清蛋白分解产物如尿素、肌酐等的含量均增高，尤其是半胱氨酸的代谢产物牛磺酸由尿中的排出量显著增高。

内照射损伤可使糖代谢发生障碍。早期组织蛋白质由于大量分解，提供了大量的生糖氨基酸，此时肝脏仍保持合成糖原的作用，故出现肝糖原增高和高血糖症。随着病程的进展，肝脏合成糖原的功能被破坏，糖原合成量减少，糖的分解和氧化过程发生障碍。通过 ^{14}C 葡萄糖示踪试验发现，呼出的 CO_2 量比正常机体大为降低，同时肝内 ^{14}C 标记的脂肪含量迅速增多，说明 ^{14}C 葡萄糖已转化为脂肪。

内照射损伤亦可使脂肪代谢失常。如机体受 ^{144}Ce 内污染后，随着损伤的发展，肝糖原降低严重，机体就动用脂肪库以补充能量来源之不足，于是血液内类脂物质增多，甚至形成高脂血症。与此同时，肝、肾器官出现脂肪浸润。由于脂肪代谢程序失常，血液内酮体含量增高，严重时可引起碱储存减少和酸中毒，出现酮血症和酮尿症。

内照射损伤还可引起水、盐代谢障碍。水代谢的变化，表现为先尿量增多，后尿量减少。由于毛细血管通透性增强，部分白蛋白渗至组织间，引起水肿。无机盐的变化主要是血中 Cl、K、Ca 和 Na 离子含量的变化，以及骨组织中 Ca 和 P 代谢失常。例如，^{32}P 内照射使血内 Cl、Ca 离子含量降低，^{239}Pu、^{32}P 等使 P、Ca 离子参与骨质代谢过程受阻。

3.4.4　免疫功能障碍

机体免疫系统最主要的效应细胞是具有各种不同功能的淋巴细胞。一些放射性核素长期滞留于免疫器官如淋巴结及脾脏内，会使其中的淋巴细胞长期受持续的照射，引起免疫功能的变化。实验研究表明，内照射损伤时免疫反应具有时相性，抑制相与刺激相或正常交替出现。但通常最多见的是淋巴细胞减少，免疫功能受抑制。

调查研究发现，镭作业人员的细胞免疫功能降低，外周血淋巴细胞转化（lymphocyte transformation）率下降，并且这与工作场所空气中放射性核素的浓度和作业人员工龄有直接关系。免疫功能障碍是产生并发症、影响损伤转归和远期病变发展的一个重要因素。内照射损伤达高峰时，对内源性和外源性感染的易感性增高，动物往往死于合并感染。

内照射和外照射一样，也能产生自身免疫现象，如用放射性碘治疗患甲状腺疾病的患者和接受放射性碘的犬，可产生抗甲状腺的自身抗体，引起自身免疫性甲状腺炎。

3.4.5　体细胞染色体畸变

体细胞染色体在生物进化、遗传信息传递中起着重要作用。目前在细胞遗传学研究中，外周血淋巴细胞或骨髓细胞染色体畸变（chromosome aberration）是国际公认的评价机体辐射损伤的生物剂量计。其中，双着丝粒体（dicentrics）和着丝粒环（rings）可作为判定急性放射损伤程度的生物学指标；易位（translation）可作为回顾性辐射剂量重建的生物学指标，应用 FISH 方法检测。一些放射性核素，如^{220}Ra、^{234}Th、^{239}Pu、^{131}I、^{222}Rn、^{241}Am、^{252}Cf 和^{144}Ce 都能引起体细胞的染色体畸变。

从事钚工作者体内^{239}Pu 的滞留量达 390 Bq 以上时，染色体畸变率随之相应增高。对铀矿工、医疗照射患者的观察证实，氡及其子体、^{131}I、^{198}Au、^{90}Y 等均能使淋巴细胞染色体畸变率和畸变细胞数显著增加。

国内研究证明，低剂量率的氚水和氚化合物，如^{3}H-TdR、^{3}H-UdR、^{3}H-胸腺嘧啶等在体外均可诱发人淋巴细胞染色体畸变，并以染色单体型畸变为主。在细胞接受相同剂量辐射时，这些氚化合物致染色体畸变的强弱排序为^{3}H-TdR $>^{3}$H-UdR $>^{3}$H-胸腺嘧啶$>$HTO，此排序可能与氚化合物是否掺入 DNA 及与 DNA 结合的程度有关。

机体受到高 LET 放射性核素损伤时，外周血淋巴细胞染色体畸变在细胞中分布不均匀。例如，1 例伤口受草酸钚污染者，初始污染量为 525 kBq，扩创后剩余 3.7～55.5 kBq。360 d 后检查发现，畸变细胞率为 4.2%，畸变类型有 14 个双着丝点、4 个环、22 个断片；21 个畸变细胞中除 10 个含有 1 个畸变外，其余细胞含有 2 个或多个畸变，其中 1 个细胞竟有 4 个畸变发生。这与放射性核素在体内分布高度不均匀有关。这种不均匀照射不仅影响畸变的分布，同时使 2 次击中畸变的产额增高。

染色体畸变的生物学意义主要取决于辐射作用的靶细胞。如果辐射作用于体细胞，引起细胞突变，它只能影响受照射的个体，不影响其后代，与受照个体的致癌、致畸（胚胎接受照射）有密切关系。如果辐射作用于生殖细胞，引起生殖细胞突变，可影响后代的正常发育及健康。

3.4.6　致畸效应

放射性核素内照射致畸效应（teratogenesis），是妊娠母体摄入放射性核素使胚胎受到内照射作用，干扰了胚胎的正常发育所致。由于胎儿的组织器官处于高度分化阶段，故其辐射敏感性较成人高。

辐射致畸效应的表达，可因辐射作用于胚胎发育的不同阶段而异。受精卵（配子）在植入前或植入后最初阶段受到放射性核素的内照射作用，可使胚胎死亡或不能植入；在器官形成期受照射，则可能使主要器官发育异常，易发生畸形；胎儿期受照射，易发生出生后生长发育障碍和畸形，严重者可使成长后随机性效应发生的概率增高。动物实验表明，胎儿期受照急性的阈剂量为 100 mSv；人类小脑症的阈剂量为 300 mSv。智力障碍常在妊娠 8～15 周达高峰，以 0.4/Sv 的比例增加；在妊娠 16～25 周，以 0.1/Sv 的比例增加。胎儿期辐射致癌危险与幼儿期相同，危险系数为 2.8×10^{-2}/Sv。

3.5　内照射的随机性效应

放射性核素内照射损伤可引起细胞遗传物质的变化。如果 DNA 分子受到损伤，并能通过各种机制进行修复，则细胞仍能继续生存并保持正常分裂增殖能力；但如果修复功能缺陷或错误修复，则可能导致细胞死亡或发生基因突变。体细胞突变会导致细胞恶性转化，使细胞不受正常调节机制的调控而异常增殖，出现辐射致癌效应。生殖细胞突变，则可能使后代发生遗传性疾病，即遗传效应。辐射究竟能击中哪些细胞和细胞的遗传物质产生何种损伤都是随机过程，它取决于统计学概率，通常可以根据照射剂量估计出受照人群中随机效应的发生率，但不能预知哪个受照者将发生这种效应。辐射致癌效应（radiation carcinogenesis）和遗传效应（hereditary effects）都属于随机性效应。

3.5.1　辐射致癌效应

电离辐射已被公认是一种致癌因素。辐射致癌效应是人和动物受辐照后远期效应（late effect）最严重的后果。

放射性核素内照射的致癌效应已被人群的辐射流行病学调查、大量动物实验研究和体外诱发细胞恶性转化研究所证实。目前已有的人群调查和病例观察资料为：从事 ^{226}Ra 发光涂料作业的工人及接受 ^{226}Ra 治疗的患者发生的骨骼恶性肿瘤，早年接受钍造影剂检查后患者发生的各种肿瘤，接受 ^{226}Ra 治疗强直性脊椎炎及关节炎患者发生的骨肉瘤，铀矿工吸入氡及其子体发生的肺癌，临床治疗用 ^{131}I 后患者发生的甲状腺癌，居室中氡所致的肺癌，受氢弹爆炸释放的裂片中碘内污染的马绍尔群岛的居民，以及切尔诺贝利核电站事故后期周围居民发生的甲状腺癌等。

内照射诱发肿瘤与放射性核素的滞留部位具有一致性，即肿瘤易发部位多是核素主要的滞留部位。骨骼和肺是一些核素的重要滞留部位，也是诱发肿瘤的常见部位。实验研究可见，放射性核素内照射诱发肿瘤与化学致瘤相比具有多发性和广谱性，即同一机体内可有几个器官或组织同时发生同类型或不同类型的肿瘤。个别实验动物可同时发生 4～6 种肿瘤。核素诱发肿瘤，都要经过从受照到发生肿瘤的潜伏期（latency），其长短受许多因素影响，如肿瘤类型、动物种属和受照年龄等。一般认为，白血病潜伏期较短（2～4 年），而实体癌潜伏期较长，约相当于动物寿命的 1/3 时间。成年诱发肿瘤的潜伏期平均约 25 年。受内照射的人群或动物所发生肿瘤的类型与对照人群或动物并无不同，只是其潜伏期较对照组短，发生率高。

辐射致癌的机制比较复杂。一般认为，肿瘤的发生要经历始动（initiation）、促进（promotion）和发展（progression）等多个阶段。始动为快速不可逆的过程，而促进是长时间发生作用并可逆转的过程。放射性核素内照射兼有始动和促进的作用，是完全致癌因子。关于辐射致癌的机制，已形成共识。体细胞突变学说（somatic cell mutation theory）认为，辐射引起细胞核 DNA 链（单链或双链）断裂或重组，形成新的具有异常序列或结构的 DNA，使体细胞发生基因突变和染色体畸变，这些细胞遗传学方面的变化，最终导致细胞的恶性转化。许多证据表明，辐射诱发细胞内原癌基因活化，抑癌基因失活和参与细胞周期调节的重要基因（RAS、PRB、P53、P21、P16 等）表达失衡，这些因素在辐射致细胞恶性转化中起重要作用。

影响内照射致癌效应的因素有：放射性核素的辐射类型、辐射能量、摄入的放射性活度、摄入途径和方式、分布与滞留的特点、吸收剂量和剂量率、动物种属、性别、年龄及环境综合因素等，其中最重要的是受照射器官或组织对辐射的敏感性、吸收剂量和剂量率。

（1）辐射剂量的影响

在一定剂量范围内肿瘤的发生率随剂量增大而增加，如对 780 例发光涂料工人 ^{226}Ra 内污染的辐射流行学调查结果表明，当骨骼平均吸收剂量达 7.6 Gy 时骨肉瘤发生率为 2.3%，高于该剂量时发生率相应增高；而当 ^{226}Ra 平均剂量高达 233 Gy 时，骨肉瘤发生率反而比相对低剂量时低。这可能与大剂量对细胞造成杀死效应，有更多的细胞死亡或失去增殖能力有关，而低于致癌剂量时还不足以诱发肿瘤。

（2）辐射剂量率的影响

在致癌剂量范围内，剂量率的变化对不同 LET 辐射致癌效应的影响不一。一般说来，低 LET 辐射内照射诱发肿瘤的概率随剂量率降低而相应地减少，低至一定程度则不发生。例如，给 RF 小鼠一次性注入放射性活度为 9.25～18.5 kBq/g（体重）的 ^{90}Sr 时，骨肉瘤发生率为 24.4%；如将该活度的 ^{90}Sr 在 10 d 内（每天 1 次）和 100 d 内（分 10 次）注入，则骨肉瘤发生率分别降低为 18.3% 和 8.3%；再降低剂量率则不诱发骨肉瘤。剂量率不同，诱发的肿瘤类型也有差别，如 ^{90}Sr、^{45}Cr 等核素以较高剂量率照射时多诱发骨肉瘤，低剂量率时则以发生白血病为主。高 LET 的 α 粒子与上述不同，其致癌概率不随剂量率的降低而减少，这与 α 粒子所致损伤难以修复、剂量率降低使杀死效应减少而恶性转化的概率增多有关。例如，给大鼠腹腔注入放射性活度为 233 Bq/g（体重）的 ^{239}Pu，剂量率为 0.61 Gy/d，累积剂量为 212 Gy 时，骨肉瘤发生率为 23.8%；而分别注入 148 Bq/g（体重）和 70 Bq/g（体重）的 ^{239}Pu，剂量率分别为 0.46 Gy/d 和 0.014 Gy/d，累积剂量分别为 17.6 Gy 和 7.1 Gy 时，骨肉瘤发生率均增加到 30%。

（3）不同 LET 辐射的影响

不同 LET 辐射的致癌效应有明显差别，高 LET 辐射（如 α 粒子、中子）比低 LET 辐射（如 γ、β 射线）具有更高的致癌活性，单位剂量诱发致癌的概率较高。辐射流行病学调查表明，770 名发光涂料工人因镭的内照射作用发生 51 例骨肉瘤及 21 例筛窦和鼻咽部鳞状上皮癌，局部剂量估计为 5 Gy 以上；曾经德国静脉注入 ^{224}Ra 制剂治疗骨结核和强直性脊椎炎患者 900 例，发生 54 例骨肉瘤。低 LET 辐射致人骨肿瘤的效应，按 ^{226}Ra 和 ^{90}Sr 相对毒性间接推算，β 粒子内照射致癌效应比 α 粒子低得多。实验表明，大鼠摄入最适和最低致骨肉瘤剂量的 β 辐射源如 ^{90}Sr 和 ^{144}Ce 后，发生骨肉瘤的危险概率分别为 25×10^{-4} Gy^{-1} 和 $(2 \sim 3) \times 10^{-4}$ Gy^{-1}；而在摄入 α 辐射源（^{239}Pu、^{241}Am、^{237}Np、^{252}Cf）后，大约为 650×10^{-4} Gy^{-1}，α 辐射源的致骨肉瘤效应是 β 辐射源的 26 倍（650/25）和 $216 \sim 325$ 倍（650/3～650/2）。它们之间有这样大的差别，除 LET 不同外，还由于上述一些 α 辐射源在骨内主要分布于骨表面，靶细胞即骨表面细胞受照射剂量大，而 ^{90}Sr 和 ^{144}Ce 在骨内相对均匀分布。因此，上述 α 辐射源的致癌效应高于 ^{90}Sr 和 ^{144}Ce。

3.5.2 辐射遗传效应

在生殖细胞内与遗传有密切关系的重要物质是染色体和基因。基因是在染色体上呈线性排列、储有遗传信息的遗传单位。放射性核素内照射所致的遗传效应（hereditary or genetic effects），是指受照射者生殖细胞遗传物质的突变导致受照者后代遭受的危害效应。辐射所致遗传物质的突变，包括基因突变和染色体畸变。

基因突变是 DNA 碱基顺序中基因位点的改变，又称为点突变（point mutation）。各种因素引起的基因突变，都有可能改变遗传特性。基因突变有显性和隐性之分，前者在子一代即可出现，后者则在子二代后方可能出现。近十年来，随着放射性核素的微观分布定位研究的进展，研究人员发现某些放射性核素，如 ^{14}C 和 ^{3}H 可嵌入遗传物质中，通过转换突变而引起基因突变。哺乳动物生殖细胞发生突变后，往往不能与异性生殖细胞结合，即失去结合成合子的能力，不能使卵受精，或使受精卵在着床前死亡，或使着床后的受精卵不能成活而导致胚胎早期死亡。

生殖细胞的染色体是遗传信息的主要载体，它的畸变在遗传与变异中起着重要作用。生殖细胞的染色体对电离辐射有高度的敏感性。在放射性核素对遗传危害的研究中，观察睾丸精原细胞染色体的损伤效应是一项很有意义的指标。实验研究表明，正常大鼠睾丸生殖细胞染色体畸变数每个细胞平均为 0.012；给大鼠注射 ^{239}Pu（柠檬酸盐）22 Bq/g 后，则上升为 0.017，注入量增至 74 Bq/g 后就增加到 0.027。值得注意的是，内照射诱发的生殖细胞染色体畸变，可在体内保持相当长的时间。近些年的研究认为，最有遗传意义的是稳定性畸变，它主要表现为初级精母细胞染色体相互易位（chromosomal translocation）（简称易位）。这种易位以链状多价体和环状多价体的形式出现。例如，NIH 纯系品种雄性小鼠摄入小剂量氚水 10 d 后累积剂量达 $0.05 \sim 0.47$ Gy，诱发的初级精母细胞的易位频率与剂量相关，易位类型以链状四价体为主。常染色体二价体及性染色体分离率较高。给雄性小鼠注入氚化葡萄糖 3.3 MBq/g，吸收剂量约 1 Gy 时，可在减数分裂后的细胞中诱发显性致死和初级精母细胞染色体相互易位，其规律和氚水近似。

国内较系统地研究不同辐射类型的 ^{235}U、^{147}Pm 和 ^{134}Cs 致生殖细胞染色体畸变率等的实验表明，α 辐射的 ^{235}U 致突变率显著地高于 β 辐射的 ^{147}Pm，而后者又显著地高于 γ 辐射的 ^{134}Cs。

3.6.1　铀的放射毒理学

3.6.1.1　铀的辐射和化学特性

铀（uranium，U）是天然放射性核素，在自然界分布很广。它是核工业的重要原料，生产铀的原料是自然界的铀矿物。天然铀（natural uranium）不断地自行衰变，^{238}U 是铀系之首，^{235}U 是锕系之首。它们在衰变过程中产生一系列放射性子体。在铀系放射性核素中，主要有 U、Ra、^{222}Rn 及其短寿命子体和^{210}Po 可对人体造成危害。随着原子能事业的发展，铀作为核燃料已被大规模地生产，这样铀及其衰变子体有可能给生产环境和生活环境造成一定程度的污染。因此，深入系统地研究铀及铀系放射性核素毒理学引起了人们的关注。

铀为 92 号、银白色的活泼金属元素。铀有质量数从 226～240 的 15 种放射性同位素，其中，^{234}U、^{235}U 和^{238}U 是天然放射性同位素。天然铀是这 3 种同位素的混合体，均为 α 辐射体，物理半衰期很长。按重量计，天然铀中 99.28％是^{238}U；按放射性活度计，^{234}U 和^{238}U 各占约 48.9％，^{235}U 占 2.2％。^{238}U 虽然不能直接用作核燃料，但可经中子照射，俘获中子后衰变成^{239}Pu，后者是极重要的核燃料（nuclear fuel）。

浓缩铀（enriched uranium），是指同位素^{235}U 的丰度（abundance）高于天然铀丰度。低浓缩铀含^{235}U 2％～3％，为一般核动力反应堆（nuclear power reactor）、核电站所用燃料，而丰度高达 90％以上者用作核武器装料。

在铀同位素分离过程中，由于^{234}U 和^{235}U 质量相差甚微，不能分开，因此随着^{235}U 加浓，^{234}U 亦相应加浓。例如，在^{235}U 丰度为 90％的浓缩铀中，^{234}U 占 1.1％，^{238}U 占 8.9％，此外，通常还含有少量的^{236}U。由于^{235}U，尤其是^{234}U 的物理半衰期比^{238}U 短，因此浓缩铀的比活度比天然铀高得多。^{235}U 丰度为 90％的高浓缩铀的比活度为 2.56 MBq/g，而天然铀的比活度仅为 0.025 MBq/g，两者相差约 100 倍。浓缩铀的放射性活度主要来自^{234}U，约占总活度的 95％。可见，在浓缩铀中，同位素组成以^{235}U 为主，放射性活度贡献则以^{234}U 为主。

3.6.1.2　体内代谢

（1）吸收

① 呼吸道吸收。

在生产条件下，铀化合物主要以气溶胶粒子形式经呼吸道进入体内。其在呼吸道各隔室的沉积和转移，与机体的生理状态、空气中铀浓度和铀化合物溶解度，尤其是气溶胶粒子粒径的大小有密切关系。吸入粒子粒径越小，肺内铀沉积量越多。难溶性铀化气溶胶粒子粒径的大小不仅影响铀在肺内的沉积率，而且影响其吸收率。动物吸入 U_3O_8 和 UO_2 的实验研究结果表明，30 d 内铀在肺中的沉积量和吸收进入组织中的量随着粉尘粒径的减小而增加。ICRP 第 30 号出版物推荐，易溶性铀化合物 UF_6、UO_2F_2 和 $UO_2(NO_3)_2$ 为 D 类化合物，微溶性铀化合物 UO_3、UF_4 和 UCl_4 为 W 类化合物，难

溶性铀化合物 UO_2 和 U_3O_8 为 Y 类化合物。

② 胃肠道吸收。

在铀的工业生产环境中，铀可随污染的饮食直接进入胃肠道。此外，沉积在呼吸道的铀，大部分借呼吸道纤毛运动转移到咽喉部并咽入胃肠道。进入胃肠道的铀，大部分随粪便排除，吸收较少。根据 ICRP 第 30 号出版物推荐，D、W 和 Y 类铀化合物进入胃肠道后，其吸收分数分别为 0.05，0.05 和 0.002。

③ 皮肤和伤口吸收。

难溶性铀化合物通过完整皮肤难以被吸收；可溶性铀化合物不仅可以被吸收，而且能引起全身性铀中毒症状。用 0.18～3.0 g/kg 的硝酸铀酰水溶液敷贴大鼠皮肤，5 min 后大鼠血液中铀的浓度可达 0.2～1.0 $\mu g/cm^3$，12 h 浓度达到最高。当敷贴量增大时，大鼠出现明显的全身性铀中毒症状，严重者甚至死亡。

铀化合物溶液的溶剂对皮肤吸收起重要作用。有机溶剂有利于铀进入皮肤深层，与组织液中重碳酸根络合，随后被吸收入血。无机溶剂，尤其是酸和碱，可损伤皮肤，从而增加铀的吸收。1 例总烧伤面积占体表面积 71% 的硝酸铀酰皮肤烧伤事故表明，通过烧伤创面吸收入体内的铀高达 93～186 mg，并伴有肾功能衰竭。

④ 眼结膜吸收。

将可溶性铀化合物溶液或悬浮液滴于兔眼结膜上或敷贴于眼角膜上，可导致明显的全身性中毒症状。同时，一部分铀还可与眼组织成分中的蛋白质结合，在眼中长期蓄积，引起局部组织的损伤。

（2）分布

① 铀在血液中的存在形式。

铀被吸收入血后，主要分布在血浆中，铀酰离子易与血浆中许多无机和有机酸反应，如柠檬酸、乳酸、磷酸、丙酮酸、苹果酸和重碳酸等，形成可扩散、易透过生物膜的络合物，也可以与蛋白质反应形成非扩散性的物质。其中，6 价铀酰离子与重碳酸根亲和力最强，这对其在机体内的转运具有重要意义。在正常生理条件下，血浆中 UO_2^{2+} 重碳酸络合物与 UO_2^{2+} 蛋白质达到平衡时，两者的比例是 60% 和 40%。UO_2^{2+} 与重碳酸根反应过程如下。

血浆中的铀主要与血浆白蛋白结合，与球蛋白结合较少。白蛋白与球蛋白结合铀量之比是 3.5∶1。6 价铀与蛋白质分子上的羧基相结合，而且稳定性较差。当血液中重碳酸铀酰减少时，铀蛋白质便不断地分解，并重新与重碳酸根络合，形成重碳酸铀酰。上述过程一直持续到铀自血液中全部消失为止。与 6 价铀相比，4 价铀与血浆蛋白质亲和力强，因此较多与蛋白质产生反应。

铀自血液中消失速率很快，进入血液后 1 h，90% 以上已离开血液。给猎犬静脉内注入 ^{233}U-柠檬酸盐，注入活度为 111 kBq/kg，注入 5 min 后，血液中铀的含量仅占注入量的 28%。

② 铀在体内的分布特点。

吸收入血的铀可迅速地分布到各器官组织。铀进入血液后 24 h，25%～50% 到达器官，其中主要滞留在肾脏、骨骼、肝脏和脾脏，其他器官含量极少。早期肾脏中铀含量最高，骨骼次之，其后依次为肝脏、脾脏等。晚期骨骼中铀滞留量的比例明显升高。

静脉注入铀化合物后，早期器官组织中铀的分布因铀化合物种类而异。6 价铀主要分布在肾脏和骨骼；4 价铀在肾脏和骨骼中的分布只占注入量的 10% 左右，主要滞留在肝脏和脾脏，可达注入量的 50%。这是因为静脉注入难溶性 4 价铀化合物时，铀在血液中更多以胶体粒子和蛋白质结合形式存在，很容易被肝、脾网状内皮细胞吞噬。

吸入难溶性铀化合物时，铀主要滞留在肺淋巴结和肺脏。实验犬吸入 UO_2 粉尘长达 5 年的实验结果表明，体内各器官组织含铀量和吸收剂量水平的顺序为：肺淋巴结＞肺脏＞骨骼＞肾脏＞肝脏＞脾脏。这说明与静脉注射方式不同，吸入情况下肝脏、脾脏含铀量极少。

③ 铀在肾脏内的滞留。

肾脏是铀进入体内早期的主要滞留器官。6 价铀进入血液后 0.75～2.5 h，肾脏滞留量便达到最高值，占注入量的 30% 左右；2.5 h 以后，肾脏滞留量开始逐渐减少；到 40 d 以后，肾脏滞留量仅占注入量的 1%～2%。

根据给 5 例脑肿瘤患者静脉注入硝酸铀酰的实验资料及其他的研究数据显示，如果职业性受照人员在 50 年中均匀吸收铀，血液中铀向肾脏的转移分数为 0.25，那么肾脏中铀滞留函数可近似地用二项指数函数式表示：

$$R(t) = 0.20e^{-0.693t/6} + 0.023e^{-0.693t/1\,500}$$

肾脏组织微观放射自显影研究结果表明，给大鼠静脉注入硝酸铀酰后，铀在肾脏中的分布是不均匀的。最初铀主要滞留在肾脏近曲小管上皮细胞上，而肾小球和肾小管其他部位则很少。随后由于铀的毒性作用，滞留铀的近曲小管上皮细胞变性、坏死和脱落。随着脱落细胞碎片迁移，铀被带到肾小管下端各段，集合管中亦出现铀。研究 6 价铀在肾近曲小管沉积的机制是有意义的。实验表明，重碳酸铀酰只有在重碳酸根离子浓度较大、pH 较高的环境中才稳定，否则易于分解。血液中的重碳酸铀酰进入肾近曲小管后，由于该处 pH 较低（6.5 以下），部分重碳酸铀酰立刻分解释放出 UO_2^{2+} 和重碳酸根，后者很快被肾小管重吸收，UO_2^{2+} 便与近曲小管上皮细胞蛋白质结合而沉积下来。中毒早期铀在肾脏近曲小管沉积量的多少，与机体碱储量有密切关系：碱储量少，铀滞留量多；反之则少。

④ 铀在肺内的滞留。

当机体吸入难溶性铀化合物时，肺组织是主要滞留部位。难溶性铀化合物在肺和肺淋巴结滞留后，转移相当慢，半廓清期较长。当机体吸入可溶性铀化合物后，其体内代谢与难溶性铀化合物有明显差别：肺铀半廓清期短，主要滞留器官不是肺和肺淋巴结，而是骨骼，铀在骨骼中沉积，并在短期内达到峰值，肺铀滞留量则迅速下降。因此，随着时间的延长，骨骼成为滞留铀的主要器官，而肾脏铀滞留量较低。

（3）排除

① 肠道排除。

食入或吸入的部分铀都可由肠道排出体外。经肠道排除的铀来自两部分。一是未经胃肠道吸收的部分，其排除量多，速度快。难溶性铀化合物，除 0.2% 被吸收外，其余全部被排除。二是吸收后的铀经肝胆系统排至肠道，随粪便排除。吸收后的 6 价铀经肠道排除量较少，速度也较慢，仅占经尿排除量的 1/20。经静脉注入的 4 价铀，早期大量滞留于肝脏，故经由肠道排除量较多，可达注入量的 50％左右。

② 肾脏排除。

铀吸收后可迅速由肾脏排除。早期排除量较多，速度快，称为快排除组分。这时排除的尿铀，主要来自血液中或软组织中未被结合固定的铀。吸收的铀已大量滞留在器官组织中后，由肾脏排除量减少，速度也减慢，称为慢排除组分。

3.6.1.3 损伤效应

铀及其化合物对机体的作用，表现为化学损害和辐射损害两个方面。经各种途径摄入的 6 价天然铀化合物，不论是急性还是慢性中毒，都主要表现为对肾脏的化学损害，4 价铀经口摄入时也是这样。只有在吸入 4 价铀化合物且肺内沉积大量难溶性铀颗粒时，局部肺组织的辐射剂量才有可能达到引起辐射损害的水平。当然，机体在暴露于浓缩铀时，随着浓缩水平的提高，^{234}U随之增多，将主要表现为^{234}U引起的辐射效应。

不同铀化合物的化学毒性，主要取决于它们的溶解度。可溶性铀化合物的毒性一般大于难溶性铀化合物。以犬食入铀化合物后 30 d 内存活的最大量和致死量为指标，比较不同铀化合物的毒性水平时看到，高和中等毒性者几乎都是 6 价可溶性铀化合物，低毒性者都是 4 价铀化合物。各种铀化合物不仅具有铀的毒性作用，而且铀化合物中的其他成分对机体也有不同程度的毒性作用。例如，UF_6 中的氟对机体的危害性甚大，因为 UF_6 能水解生成 UO_2F_2 和 HF，HF 对机体的腐蚀作用极大。硝酸铀酰中的硝酸根对机体也有一定的毒性作用。

（1）铀对肾脏的损伤效应

大量研究证明，肾脏是铀的化学毒性的靶器官，因此诊断铀中毒（uranium poisoning），应以肾脏损伤作用作为主要指征。

为了探讨急性铀中毒时肾功能衰竭的形态学基础，一些学者进一步研究铀中毒所致肾坏死的超微结构变化。用透射电镜和扫描电镜观察铀中毒大鼠肾脏超微结构的变化如下。一是近曲小管上皮细胞线粒体浓缩、肿胀、崩解和钙化。这些变化将会使细胞内液体传输失去能源。这与铀中毒后近曲小管细胞琥珀酸脱氢酶活性降低的组织化学检查结果是一致的。二是近曲小管上皮细胞出现底褶间隙扩张，基质疏松水肿，细胞间隙和核周间隙扩张。这一系列变化与细胞内液体传输障碍有关。三是肾小球足细胞足突肿胀和足突间隙缩窄，毛细血管内皮细胞孔减少和形状不整。这些变化是急性铀中毒和人急性肾功能衰竭的肾小球滤过功能降低的形态学证据。

以上变化说明，急性铀中毒的重要后果是细胞内液体传输系统障碍、肾小球滤过功能和近曲小管吸收功能下降引起的一系列损伤。

铀中毒后，肾小管上皮细胞的损伤，可导致一系列生物化学变化。这些变化是诊断铀中毒的重要指征。

① 尿蛋白的变化。人的临床资料和动物实验结果均表明，铀中毒后会出现不同程度的尿蛋白。尿蛋白出现的时间与铀中毒剂量有关，剂量大，出现时间早。兔吸入硝酸铀酰（1.0 mg/m³）后尿蛋白含量不断升高。第 5 天达到峰值，约为 500 mg/d。随后减少，直到第 20 天才恢复正常。静脉注入硝酸铀酰的脑肿瘤患者和事故性吸入 UF_6 的

人员，在尿铀增加的同时伴有明显的尿蛋白和管型。

铀中毒所引起的尿蛋白来源于三个方面：一是由于肾小管的损伤，经肾小球滤过进入原尿的血清蛋白不能被重吸收；二是血清蛋白由损伤的肾小管壁毛细血管扩散进入原尿；三是来自损伤或脱落的肾小管上皮细胞。其中后两者是主要来源。

② 尿过氧化氢酶的变化。尿过氧化氢酶的升高，是铀中毒的早期诊断指标之一。分别给脑肿瘤患者静脉注入硝酸铀酰 0.13 mg/kg、0.17 mg/kg 和 0.28 mg/kg，3 例患者均出现尿过氧化氢酶和尿蛋白升高。尿过氧化氢酶升高的第一个峰值出现在注入后的 1.5～4 d，第二个峰值出现在注入后的 6～8 d。

肾小管上皮细胞内含有丰富的过氧化氢酶。因此，铀中毒后尿过氧化氢酶的升高主要来自损伤的肾小管上皮细胞，与血液中过氧化氢酶的变化无平行关系。如给兔静脉注入硝酸铀酰（2 mg/kg）2～4 d 后，再给兔静脉注入过氧化氢酶，此时血液中过氧化氢酶升高，但尿中过氧化氢酶并未出现相应变化。

③ 尿氨基酸氮与肌酐比值（AAN/C）的变化。铀中毒时，由于肾近曲小管对氨基酸的重吸收能力降低，而作为参比数值的肌酐排出量相对恒定，因此尿氨基酸氮与肌酐比值（AAN/C）明显升高。AAN/C 升高的峰值往往出现在铀中毒后 3～5 d，而且峰值与剂量高度相关，剂量越大，峰值越高。因此，尿氨基酸氮与肌酐比值的升高，是铀中毒早期的敏感指标之一。

④ 尿碱性磷酸酶的变化。急性铀中毒时，尿碱性磷酸酶明显升高。肾脏中碱性磷酸酶定位在肾小管上皮细胞内，且高度地浓集在上皮细胞刷毛缘中。因此，铀中毒后尿碱性磷酸酶的升高直接反映肾小管上皮细胞的损伤。

⑤ 尿量的变化。铀中毒后尿量的典型变化是初期增多，随后减少，最后由尿少到尿闭。初期尿量增加是由于肾小管损伤后对水的重吸收能力减弱。随后因损伤的肾小管上皮细胞坏死脱落，堵塞肾小管下部各段，尿不能顺利排出，造成水分逆扩散，因此尿量减少或尿闭。

⑥ 非蛋白氮增加和酸中毒。铀中毒后，由于肾功能受损，肾小管既不能重吸收原尿中的碱基，体内的代谢产物如非蛋白氮（NPN）等又不能顺利排除。结果血液中碱储备减少，非蛋白氮等代谢产物累积，二氧化碳结合力下降，出现酸中毒症状。

综上所述，肾脏损伤的生化指标变化是铀化合物所致肾脏早期损伤的敏感指标，在肾脏尚未出现可以观察到的病理组织学改变时，即有可能出现阳性反应。给兔一次性静脉注入硝酸铀酰，尿中过氧化氢酶活力、尿蛋白量及尿中氨基酸氮与肌酐比值波动性升高的铀的最低剂量分别为 0.001 mg/kg、0.01 mg/kg 和 0.05 mg/kg。人暴露于铀化合物后，尿铀值达到每升数毫克时，便可伴有尿蛋白升高。因此，肾脏损伤的生化指标变化，在诊断铀中毒中具有一定价值。

国内外对铀作业工人进行的大量调查研究表明，在现有生产防护条件下，发生慢性铀中毒和慢性肾功能损害的可能性很小。迄今为止，除个别意外事故造成的急性铀中毒病例外，还没有慢性铀中毒的病例被报告过。

（2）铀对肝脏的损伤效应

铀中毒时，肝细胞可出现变性坏死，并伴有不同程度的肝功能变化。例如，急性铀中毒者可出现 GPT 增高、BSP 排出减少、血浆白蛋白减少、p 球蛋白升高、白蛋白与球蛋白比值下降、血红蛋白减少等。犬吸入硝酸铀酰（0.45 mg/m³）后，血清纤维蛋白原和凝血酶原含量减少，吸入 1 年后分别为对照组的 92.5% 和 66.6%，2 年后为 90.4% 和 65.6%。

一般认为，铀中毒时的肝脏损伤往往出现在肾脏明显损伤之后，而且损伤程度低于肾脏。因此有人认为，肝脏损伤主要不是因为铀的直接作用，而是肾脏损伤的继发性反应，即肝脏损伤是肾功能障碍所造成的机体酸中毒、氮血症等的后果。

（3）铀引起的骨髓损伤和外周血象变化

急性铀中毒时，外周血象可有明显变化。如人急性铀中毒后，开始白细胞升高，随后波动下降，中性粒细胞和酸性粒细胞分类升高，红细胞和血红蛋白下降。

铀中毒后外周血象的变化，反映铀对骨髓的损伤效应。铀中毒早期，骨髓细胞明显增生，尤其是粒细胞和巨核细胞增生更为明显，出现核左移。部分实验动物可见骨髓细胞退行性病变，如核肿胀、固缩和核溶解等。

（4）铀对呼吸道的损伤效应

吸入难溶性铀化合物后，铀主要对肺和肺门淋巴结造成慢性辐射损伤。例如，犬吸入 UO_2（5.0 mg/m³）气溶胶，持续吸入 5 年又继续追踪 6 年。肺部累积 α 剂量为 5.5~6.4 Gy。结果看到有支气管上皮细胞增生、化生和肺及肺淋巴结纤维增生。13 只犬中有 4 只发生肺肿瘤，其中 2 只为肺癌，2 只为肺腺瘤。故可认为，长期吸入天然铀化合物粉尘时，可能比吸入相同量的可溶性铀化合物更危险。

（5）急性铀中毒案例分析

1976 年，我国某水冶厂发生 1 例硝酸铀酰大面积皮肤复合烧伤所引起的铀作业工人急性铀中毒。患者男性，19 岁，因反应槽中喷出的高温液体（108 ℃，内含硝酸铀酰和氧化铀等）烧伤入院。患者后枕部、面部、背部及四肢皮肤总烧伤面积为 71%，其中 Ⅰ 度占 46%，Ⅱ 度占 23%，Ⅲ 度占 2%。据推算，患者体内铀的初始含量为 93~186 mg。主要临床表现为典型的急性肾功能衰竭。伤后第 5 天进入少尿期，尿量最少时仅为 10 mL/d，伤后第 8 天开始回升，第 9 天进入多尿期，第 15 天尿量接近 2 000 mL/d，第 30 天时达到高峰，为 3 200 mL/d，第 3 个月尿量恢复正常。少尿期中，尿比重固定在 1.010~1.016 之间，表明肾小管浓缩尿液功能丧失。直到中毒后第 2 个月，浓缩功能才完全恢复。在此期间，尿中蛋白、红细胞、白细胞、管型等相继出现。血中非蛋白氮在少尿期后期及多尿期初期急剧升高，达 97.8 mmol/L，至伤后第 12 天开始下降，第 60 天才降到正常。血二氧化碳结合力恢复最慢，伤后第 9—11 个月复查时仍偏低。这说明肾小管上皮细胞调节酸碱平衡功能的恢复极慢。肝脏损伤表现为伤后第 7 天肝肿大，谷丙转氨酶增高，到第 24 天恢复正常。而其他肝功能指标，如絮状试验、白蛋白与球蛋白比值均属正常，表明急性铀中毒患者肝脏受到了损害，但程度较轻，其对病情发展所起的作用远小于急性肾功能损害。血液学指标的变化主要表现为白细胞总数增高，伤后第 20 天达高峰值，为 19.7×10^9/L；此后波动下降，第 70 天降至正常范围。红细胞在伤后逐渐降低，第 80 天降至 3.0×10^{12}/L。血红蛋白降至 95.9 g/L，至中毒后 3 个月才逐渐回升。血小板在急性期未见明显变化。中毒后 2 个月的骨髓象呈现骨髓细胞增生明显活跃，粒细胞系统增生显著。各期中性粒细胞浆内有中毒性颗粒，偶见空泡形成，多数细胞有核退行性变。红细胞系统未见明显异常。中毒后第 4 个月，骨髓的上述改变已减轻，粒细胞系统增生较前减弱，转为红细胞系统增生明显活跃，以致粒、红细胞比例降至 1.3∶1。粒细胞系统退行性变已不明显。

本病例的主要临床表现符合铀化合物所致的肾脏损伤规律，同时伴有中毒性肝炎、血液学指标的变化及神经精神症状，故诊断为急性铀中毒。

3.6.1.4　加速排除

（1）碳酸氢钠

由于重碳酸根对铀酰离子有较强的亲和力，因此铀中毒时给机体补充大量碳酸氢钠不仅会增加血液中铀与重碳酸根的结合，使通过肾小管的铀量增加，而且也可以减少肾小管对原尿中重碳酸根的重吸收，防止原尿中重碳酸铀酰分解，有利于体内铀的排除。因此，临床上应用碳酸氢钠治疗铀中毒获得了良好效果。

要想使碳酸氢钠达到良好的促排疗效，必须在机体可能耐受的条件下，尽量加大用量，甚至达到轻度碱中毒水平。因为肾小管中的重碳酸铀酰只有在碱性环境中才稳定，而且用药时间愈早愈好。随着用药时间的延长，促排疗效愈来愈差。

机体中其他天然络合剂，如柠檬酸钠、乳酸钠等，对铀亦有一定的促排作用，但其疗效远远低于碳酸氢钠。然而这些天然络合剂如与碳酸氢钠伍用，疗效较佳。

（2）氨羧型络合剂

临床上虽有用 EDTA、DTPA 治疗铀中毒的病例，但与促排体内钚、钍和其他重金属相比，氨羧型络合剂对铀的促排疗效不理想。同时由于这类络合剂都对肾脏有损伤作用，因此用它们促排体内铀时，最好在铀中毒早期使用。

（3）喹胺酸和 Tiron

动物实验促排研究表明，喹胺酸和 Tiron 对体内 6 价铀有较好的促排效果。用药后 24 h 尿铀排除量大约为对照组的 3 倍，疗效明显优于 DTPA，喹胺酸和 Tiron 都是邻苯二酚类化合物，它们促排铀的能力与其结构中的邻位羟基有关。临床经验证明，喹胺酸是一种促排谱较广的螯合剂，毒副作用小于 DTPA，因此用于促排铀有一定的价值。

（4）氨烷基次膦酸型络合剂

有学者报道氨烷基次膦酸型络合剂对体内铀有良好的促排效果。无论急性或慢性铀中毒，这种络合剂都能有效地减少肾和骨中的铀滞留量。其促排铀的疗效，与其结构中次膦酸基的数目有关。

3.6.2　镭的放射毒理学

镭是居里夫妇在 1898 年发现的最早的天然放射性元素，曾先后被用于医学和工业领域，并作为商品大量出售。1925 年后，在接触镭的人员中陆续发现肿瘤和白血病患者。由于镭在放射医学中所起过的历史作用，因此了解镭的放射毒理学有着特殊的意义。

3.6.2.1　镭的辐射和化学特性

镭是碱土族中的天然放射性核素。目前已知镭的放射性同位素有 25 种，在镭的放射性同位素中，以^{226}Ra 的放射毒理学意义最大。^{226}Ra 是铀镭系 17 个衰变子体（decay-daughter）中毒性较强的放射性核素之一，其物理半衰期为 1 602 年。新提炼出来的 ^{226}Ra 是 α 辐射源，其 α 粒子能量有两种：其中 4.784 6 MeV 占 95％，4.601 9 MeV 占 5％。衰变子体是^{222}Rn，每微克^{226}Ra 每秒钟衰变产生 7.76×10^{-2} Bq 的^{222}Rn，每克 ^{226}Ra 与^{222}Rn 处于平衡时，^{222}Rn 所具有的放射性活度为 3.7×10^{10} Bq。在^{226}Ra 衰变子体 中，既有 γ 辐射体，如^{214}Po、^{214}Bi，又有 β 辐射源。因此，陈旧的^{226}Ra 是具有 α、β 和 γ 三种射线的辐射源。

镭的另一个较为重要的同位素是^{228}Ra，又名新钍 I。其物理半衰期为 5.75 年。它 是钍的子体，在钍中含量为 4.8×10^{-8}％。此外，半衰期为 3.64 d 的^{224}Ra 也具有重要 的毒理学意义。

镭与其他元素反应时，可以形成 2 价化合物，其中可溶性化合物有硫化镭、氯化 镭、溴化镭等，难溶性化合物有硫酸镭、碳酸镭等。

镭被广泛地用于工业、科学研究和医疗卫生等领域，如工业上的 γ 探伤、医学上用 于肿瘤的放射治疗等。

3.6.2.2　体内代谢

（1）吸收

在生产和日常生活中，镭可通过呼吸道、胃肠道、完整皮肤和伤口进入体内。人吸 入气溶胶粒径为 1 μm 左右的可溶性镭化合物时，呼吸道吸收率可达 40％。ICRP 第 30 号出版物建议，常见的镭化合物均可被指定为 W 类，呼吸道平均吸收分数为 0.2，人胃 肠道吸收率约为 5％～20％，远比锶吸收率低。例如，1 例口服溴化镭 75.11 MBq 的患 者，体内镭含量约为 37×10^{2} kBq，即吸收率为 5％；6 例口服发光涂料的^{224}Ra 人员， 吸收率平均为 20％。ICRP 第 30 号出版物建议，对于镭的所有化合物，胃肠道吸收分 数均可取 0.2。完整皮肤可吸收一定量的镭，但吸收率一般不超过 1.5％～2％。

（2）分布和滞留

镭进入血液后，部分处在血浆中，部分吸附在红细胞表面。早期血浆中的镭含量稍 高于血细胞中的镭含量，且多以离子形式存在，因此能迅速地离开血液而进入器官组织 中。给大鼠静脉注入镭 24 h 后，血浆中镭含量仅占注入量的 8×10^{-2}％，第 10 天时占 5×10^{-3}％，相当于此时体含量的 0.01％。中毒后 14 年的患者血液中镭含量分析表明， 外周血液中镭含量仅占体含量的 3×10^{-3}％。

镭吸收后早期，在其选择性地向骨骼中转移时，也有一部分向软组织中扩散。随后 软组织中的镭又逐渐地向骨骼中转移。到晚期，机体中的镭 95％以上分布在骨骼中， 软组织中仅有微量镭存在。

软组织中以肝脏的镭浓度最高。对 1 例静脉注入镭病例的观察表明，注入后 2 个 月，机体全部软组织镭滞留量占体含量的 2％～3％。其中肝脏、脾脏和肾脏滞留量占 全部软组织滞留量的 40％。小肠中镭滞留量较高，与镭主要通过肝胆系统排除有关。 镭进入骨骼后，开始主要滞留在松质骨的骨小梁表面。此时小梁骨中镭的浓度是骨骼其 余部位浓度的 10 倍以上。随后小梁骨中的镭逐渐向致密骨转移。到晚期，致密骨中镭 的浓度最高，尤其是哈氏系统中浓集的镭更多，其镭的浓度比其他部位高 50 倍以上。

镭主要沉积在骨骼无机基质部分。骨钙化活跃区域，镭大量浓集。不同骨骼中镭滞留量以脊椎骨为最高，其次是颌骨和股骨。它们镭滞留量的比例是：脊椎骨为 100，颌骨为 51，股骨为 48。^{226}Ra 和 ^{228}Ra 分布在整个无机骨内，^{223}Ra 和 ^{224}Ra 分布在骨表面。因为 ^{223}Ra 和 ^{224}Ra 的半衰期短，当它们如一切亲骨性核素一样首先沉积在表层骨组织时，就将其全部衰变能量释放出来。因此，^{224}Ra 对骨内膜细胞的剂量是全骨平均剂量的 9 倍，而 ^{226}Ra 对骨内膜细胞的剂量仅为骨平均剂量的 2/3。

动物年龄不同，骨骼中的镭滞留量也不同。幼年动物骨骼生长快，骨化过程活跃，因此镭滞留量相对较多。给不同年龄犬注入镭后 126 d，幼年犬骨骼滞留量占体含量的 92%，成年犬即使在注入后 459 d，骨骼镭滞留量仅为体含量的 80%。镭进入机体的途径不同，在体内分布和骨骼中的滞留量也有明显差异。吸入时，肺组织浓度高于骨骼。对吸入镭患者死后体内各器官镭浓度的测量表明，骨骼为 4.75×10^{-10} g/g 组织，左肺为 5.0×10^{-9} g/g 组织，右肺为 3.26×10^{-9} g/g 组织。镭进入人体后，在体内长期滞留量与进入机体的途径也有关系。静脉注入时滞留量较多，吸入时次之，食入时最少。如人食入镭后 1 年左右，体内含量约为食入量的 0.5%～1%，吸入时约为 2%，静脉注入时约为 4%。

人体内镭含量还可通过呼出气中氡的量和体外 γ 射线测量来估算。长期滞留在体内的镭所产生的氡，平均有 70% 被呼出体外，30% 留在体内衰变释放出 γ 射线。因此，只要测量呼出气中氡的放射性活度，或测量体内 γ 射线的放射性，便可估算出体内镭的含量。

（3）排除

体内镭可通过呼吸道、肾脏和肠道等途径排除，其中以肠道排除为主。

镭不断地衰变为气体氡，除部分氡在体内继续衰变成其子体外，其余部分氡通过呼吸道排除。体内镭所产生的氡通过呼吸道排除份额与镭在体内蓄积的时间有关，一般波动在 0.45～0.90 之间，平均为 0.70 左右。

早期镭自体内排除相当快，随着镭在体内沉积时间的延长，排除速率愈来愈慢；到晚期，排除极为缓慢。镭自体内排除可分三个时期。Ⅰ期：相当于镭进入机体后第 1 周，此期镭排除迅速，排除的镭主要来自血液中和软组织中的镭；在吸入和食入镭的情况下，排除的镭主要来自未被机体吸收的那一部分镭，其排除量可达到初始进入量的 50% 以上。Ⅱ期：在第Ⅰ期之后，时间大约维持 1 年，此期体内镭的排除率逐渐下降，到 1 年时，下降到每天仅能排除体含量的 5×10^{-3}%，排除的镭主要来自软组织和血液循环丰富的松质骨中的镭。Ⅲ期：1 年以后，排除率继续下降，到 20 年时，下降到仅占体含量的 5×10^{-4}%，排除的镭主要是来自牢固地沉积在致密骨中的镭，是在骨骼正常代谢过程中或骨吸收过程中释放出来的。如果骨骼中沉积的镭晚期排除率以 5×10^{-3}% 计，则骨骼中镭的有效半减期大约为 45 年。

从有胆结石的镭污染患者中发现，胆结石中含有镭，说明镭参与胆汁代谢过程，并随胆汁排至肠道。

3.6.2.3 损伤效应

（1）确定性效应

镭引起的急性损伤效应即所谓的镭中毒（radium poisoning），主要表现为外周血象的变化，以及造血系统、骨骼系统和生殖系统的损伤。肝、肺、肾和肠道亦有一定程度的损伤。血象变化极为明显，而且出现较早，主要表现为贫血、血红蛋白和血液有形成分明显下降。

造血系统受到严重破坏，骨髓更为严重。骨髓、脾脏和淋巴结中各种功能细胞明显减少，并有出血、萎缩和细胞坏死。脾脏有明显的髓外造血现象。骨骼可发生无菌性坏死，骨小梁畸形或萎缩，成骨细胞和破骨细胞减少或几乎完全枯竭，软骨细胞亦出现变性和坏死。睾丸萎缩，生精细胞和精子减少，严重者甚至完全消失。

肝脏呈现小叶中心性坏死，中央静脉玻璃样变性，或有严重肝细胞坏死和肝萎缩。

镭所致的远后期的确定性效应主要是骨髓增生、多发性骨髓炎、骨骼病理性骨折、骨质疏松、牙骨坏死，骨小梁周围形成非典型骨组织而使松质骨出现密度增生区，致密骨无菌性坏死，哈氏管被非典型增生的骨组织堵塞等。通过对镭蓄积史长达 $30 \sim 40$ 年的数百名人员的随访观察发现，凡是体含量低于 10 kBq（0.3 μg）者，无任何明显的损伤症状，高于 10 kBq 者才能出现上述各种损伤症状。当骨骼平均累积剂量超过 10 Gy时，上述损伤症状显著。

（2）随机性效应

镭所致的机体的随机性效应主要发生在骨骼及其邻近区域，可引起骨肉瘤。美国Argonne 国立实验室人体放射生物学中心曾对数百名镭工作人员进行了多年的健康随访，结果表明：平均累积剂量在 7.8 Gy 者，出现了骨肉瘤；在 10 Gy 以上者，骨肉瘤发生率明显升高。累积剂量在 $10 \sim 500$ Gy 范围内，骨肉瘤发生率为 $28\% \pm 6\%$；低于10 Gy 时，尽管受镭照射时间长达 $40 \sim 50$ 年，但未见骨肉瘤发生率升高。因此，研究人员认为，^{226}Ra 致人骨肉瘤效应存在一个实际阈剂量，约为 10 Gy。当骨骼吸收剂量低于该值时，人在其最长的寿命年限内，骨肉瘤将表现不出来。同时他们还发现，累积剂量在 $10 \sim 500$ Gy 范围内，骨肉瘤的潜伏期随剂量减小而延长，这一点同实际阈剂量的存在是相吻合的。

3.6.2.4 减少吸收和加速排除

（1）减少吸收

食入镭后，应迅速采取防止胃肠道吸收的急救措施。根据情况可应用催吐剂、沉淀剂、褐藻酸钠和硫酸钡等阻吸收剂和缓泻剂，使胃肠道中的镭及早被吐出，或形成难溶性化合物，随粪便排出体外。上述药物如果应用及时，阻止镭自肠道吸收有良好的效果。此外，还可以用生理盐水洗胃灌肠。吸入镭时，可向鼻咽部喷血管收缩剂，如0.25% 肾上腺素制剂、麻黄素等，然后再用生理盐水冲洗，并使用祛痰剂，以减少呼吸道的吸收。

（2）加速排除

迄今对体内镭的促排还未找到一种疗效较好的药物。早期静脉滴注 EDTA、DTPA、2，3 -二巯基丙烷磺酸钠和柠檬酸钠等药物均有一定促排疗效。但与促排稀土族元素和^{210}Po相比，上述药物促排镭的效果较差。因此早期促排治疗需要采取一些综合措施，即除使用上述促排药物外，患者应采用高钙饮食，或注射葡萄糖酸钙等。上述综合措施如果应用得当，可使血液中、软组织中和血液循环较丰富的骨骼中的镭加速排出体外。

晚期促排除可酌情选用上述促排药物外，还可采用脱钙疗法，即用甲状腺素、甲状旁腺素、氯化铵及低钙饮食，加速骨骼中镭的排除。据报道，对镭中毒患者进行为期两个月的脱钙疗法治疗，体内镭含量可减少45%～57%，镭排除速率比治疗前提高7倍。

3.7 氡及其短寿命子体的放射毒理学

3.7.1 辐射和化学特性

氡（radon，Rn）是不活泼的惰性放射性气体，可溶于水，极易溶于脂肪。在体温条件下，氡在脂肪和水中的分配系数是125：1。氡的同位素有^{222}Rn（镭射气，Rn）、^{220}Rn（钍射气，Tn）和^{219}Rn（锕射气，An）三种，依次分别由铀系的^{226}Ra、钍系的^{224}Ra和锕系的^{223}Ra衰变而来。但是^{219}Rn半衰期极短，仅有3.96 s，在它从产生处转移到人的呼吸带之前就基本衰变完毕，卫生学意义较小。^{220}Rn半衰期为55.6 s，在特定的环境中才有一定的卫生学意义。因此，通常所说的氡是指^{222}Rn。^{222}Rn的半衰期为3.825 d，释放出α粒子后变成固态放射性核素^{218}Po（RaA），随后再经过7次衰变，最终变成稳定性元素^{206}Pb（RaG）。

氡在衰变过程中所产生的氡子体（radon daughters），既有α辐射，也有β和γ辐射。因此，氡及其子体是α、β和γ混合辐射体。在氡的子体中，RaA～RaC为短半衰期子体，称为短寿命子体（short-lived daughter）；RaD～RaF为长半衰期子体，称为长寿命子体。在长寿命子体中，从α辐射体产生的内照射剂量来说，^{210}Pb –^{210}Bi –^{210}Po链是一个有意义的组分。当这三种放射性核素处于放射性平衡状态时，^{210}Po产生的剂量比^{210}Pb和^{210}Bi产生的剂量高得多。因此，^{210}Po的放射毒理学应单独进行论述，而本节主要介绍氡及其短寿命子体的放射毒理学。

氡是地壳中铀、镭元素的天然衰变产物，铀和镭广泛存在于地壳内，因此在通风不良的情况下，几乎任何空间都可能有不同程度氡的累积，如矿井、隧道、地穴等，甚至普通房屋内也有氡。当然，氡浓度最高的场所是矿井，特别是铀矿井。

3.7.2 在空气中的物理特征

表征矿井大气中氡及其子体物理特征的主要参数有：浓度、平衡系数、未结合态份额等。这些参数值的大小与矿井下通风率、氡析出量、气溶胶粒子浓度等因素有关。

3.7.2.1 氡及其子体的浓度

空气中氡浓度单位常用Bq/m^{3}表示。以前曾将空气中氡浓度为3.7 Bq/L或3.7 kBq/m^3（相当于10^{-10} Ci/L）称为1艾曼（eman），并把它规定为放射性矿山井下氡的最大容许浓度。

空气中氡短寿命子体的浓度常用其 α 衰变潜能浓度表示。其单位为 MeV/L、MeV/m³、J/m³ 和工作水平 WL（working level）。氡子体 α 衰变潜能浓度是指单位体积空气中所含短寿命子体 RaA、RaB 和 RaC 的某种混合物全部衰变成 RaD 时所释放的 α 总能量。

$$1 \text{ J/m}^3 = 6.24 \times 10^{12} \text{ MeV/m}^3 = 6.24 \times 10^9 \text{ MeV/L}$$

$$1 \text{ WL} = 1.3 \times 10^5 \text{ MeV/L} = 2.08 \times 10^{-5} \text{ J/m}^3$$

1 WL 大致相当于空气中 ²²²Rn 短寿命子体与放射性浓度为 3.7 Bq/L 的 ²²²Rn 处于放射性平衡时的 α 潜能浓度。ICRP 第 32 号出版物建议，²²²Rn 短寿命子体的导出空气浓度（DAC）为 0.40 WL 或 8.3×10⁻⁶ J/m³。

3.7.2.2　平衡系数与空间通风率的关系

空气中氡子体浓度与氡浓度的比值（F）将随空间通风率的不同而变化。当某一空间完全不通风时，经过 3 h，氡子体与氡的浓度基本达到平衡，即 ²²²Rn : RaA : RaB : RaC = 1 : 1 : 1 : 1。也就是说，3.7 Bq/L 的氡与其子体相平衡时，氡子体浓度为 1 WL（3×3.7 Bq/L），此时氡子体的平衡系数 F 为 1.0。当该空间通风率较好时，有些子体尚未来得及衰变就被气流带走，这时 F 值便低于 1.0。可见，F 值是反映矿井下通风率的重要指标。

空气中短寿命氡子体任何混合物 α 潜能浓度还可以用平衡当量氡浓度（equilibrium equivalent radon concentration，EEC$_{Rn}$）表示。EEC$_{Rn}$ 是实测氡浓度 C_{Rn} 与其子体平衡系数 F 的乘积，即 EEC$_{Rn}$ = C_{Rn} · F。也就是说，当氡子体浓度用 EEC$_{Rn}$ 表示时，平衡系数 F 就是实测子体的总 α 潜能除以氡处于平衡态的子体总潜能。

3.7.2.3　空气中氡子体的存在形式

空气中氡子体的存在形式有两种。氡子体未与空气中气溶胶粒子结合前，主要以离子态形式存在，称离子态或未结合态子体；氡子体与气溶胶粒子结合后，则称为结合态氡子体。后者又可根据气溶胶粒子的大小，进一步分为凝集核氡子体和粒子型氡子体。

（1）未结合态氡子体

未结合态氡子体主要是 RaA、RaB 和 RaC 的游离原子，扩散系数很大，平均约为 0.054 cm²/s。因此，其在呼吸道的沉积过程主要是靠离子的扩散作用。未结合态氡子体平均寿命很短，仅约 50 s。它在运动过程中与空气中气溶胶粒子碰撞，并被吸附在其表面而形成结合态氡子体。空气中气溶胶粒子浓度越高，未结合态氡子体寿命越短。未结合态氡子体 α 潜能占全部氡子体（未结合态和结合态氡子体）总 α 潜能的份额，称为未结合态份额（f_p）。一般铀矿井下 f_p 值大约为 0.05。未结合态氡子体中，主要是由 ²²²Rn 新产生出来的 RaA 原子。未结合态的 RaA 的 α 潜能占全部氡子体总 α 潜能的份额，称为 RaA 未结合态子体份额（f_a）。

（2）凝集核氡子体

凝集核是直径为 0.001~0.1 μm 的气溶胶粒子。氡子体吸附在凝集核表面，形成粒径较小的结合态氡子体。这种结合态氡子体的扩散系数平均约为 16×10⁻⁶ cm²/s，它在呼吸道的沉积过程也主要靠粒子的扩散作用。在湿度较大的空间（包括进入呼吸道各区间），凝集核可迅速增大。

（3）粒子型氡子体

粒子是直径大于 $0.1~\mu m$ 的气溶胶粒子。氡子体吸附在粒径不同的粒子表面，形成粒径较大的结合态氡子体。在静止的空气中，它不易扩散，易于沉降，因此其在呼吸道的沉积过程，主要靠粒子沉降和碰撞作用。

3.7.3　损伤效应

3.7.3.1　确定性效应

在实践中，从来未见人类吸入氡及其子体引起急性损害的事例。只有给动物吸入氡浓度高达每立方米数兆贝克的空气时，才能引起急性损害。急性损害的主要表现类似于急性放射性肺炎，即支气管炎、肺水肿、肺充血、出血和感染等，同时伴有与急性放射病相似的血液学指标的变化。

3.7.3.2　随机性效应——肺癌

氡及其子体对人类的辐射危害，主要发生在铀矿及存在氡污染的非铀矿山中。长期在氡浓度较高的矿井下工作的矿工，因为氡子体的慢性照射可引起肺癌（pulmonary cancer）。

最早报告的矿工肺癌事例是德国的 Schneeberg 铀矿和相邻的捷克 Jachymov 铀矿。1879 年调查发现，死亡矿工中 75% 患肺癌。肺癌病死率为对照区居民的 $30\sim50$ 倍。为了解释肺癌的病因，研究者早年曾提出过各种各样的假说，直到 1924 年才发现与矿井下的氡有关。当时测量矿井下氡浓度为 $(13.3\sim6.7)\times10^2~Bq/L$。

20 世纪 50 至 80 年代，捷克、美国、加拿大等国又相继报告矿工肺癌的流行病学调查资料，为氡子体致肺癌的剂量-效应相关模型提供了有力的证据。我国铀矿山从 20 世纪 50 年代末投产，某些矿山井下氡子体浓度一度高达 20 WL。对铀矿工的肺癌流行病学调查发现，肺癌超额相对危险度为 $0.01\sim0.02~WLM^{-1}$。居民室内氡及其子体水平和致肺癌危险度近年来开始受到国内外注意。居民室内氡主要来自房屋建筑材料、室内地面泥土、大气、饮水和用于取暖及烹调的天然气。通常情况下，以前三个来源为主。上述诸来源造成的居民室内 ^{222}Rn 平均浓度为 $10\sim100~Bq/m^3$，其子体平均浓度（EEC_{Rn}）为 $5\sim50~Bq/m^3$（变化范围为 $1\sim250~Bq/m^3$），平衡系数 F 为 0.45。与 ^{222}Rn 及其子体相比，居民室内 ^{220}Rn 及其子体浓度较低，^{220}Rn 浓度为 $2\sim20~Bq/m^3$，其子体浓度（EEC_{Th}）为 $0.1\sim1.0~Bq/m^3$，平衡系数 F 为 $0.02\sim0.1$。居民接受室内氡子体照射所造成的肺癌危险为 $46.7/(10^6~人\cdot a)$，其中 ^{222}Rn 子体为 $42/(10^6~人\cdot a)$，^{220}Rn 子体为 $4.7/(10^6~人\cdot a)$。一般居民发生肺癌时 11.6% 与室内氡子体照射有关，其中 10.4% 与 ^{222}Rn 子体照射有关，1.2% 与 ^{220}Rn 子体照射有关。

研究矿工肺癌潜伏期对预先判断癌情的发展动态极为重要。矿工在井下暴露时间和肺癌发生时间都很长，很难准确估算诱癌的潜伏期。因此，一般将首次下井到肺癌确诊的时间定为诱发-潜伏期。矿工肺癌诱发-潜伏期长达 $15\sim40$ 年，从长期追踪观察的职业性受照者中观察到，开始下井时年龄越小，诱发-潜伏期越长。此外，吸烟可以缩短肺癌的诱发-潜伏期。因此，为判断氡暴露的远期效应和致癌危险度，只靠短时间追踪观察是不够的。

3.7.4　控制肺癌发生的措施

控制肺癌发生应采取积极的防护措施，如改进采矿方法、改善井下通风条件、降低工作环境中氡及其子体的浓度，以减少受照剂量。

估算暴露水平和累积暴露水平，定期进行痰细胞学检查。氡子体致肺癌的早期诊断，至今仍无特异、敏感的指标和方法。目前受到人们重视的主要手段有：利用各种方法对矿工暴露水平和累积暴露水平进行估算，评价受照剂量，定期进行痰细胞学检查。实践证明，痰细胞学普查不仅是早期发现肺癌的重要手段，而且由于能发现处于癌前阶段的核异质细胞，有助于对群体肺癌危险水平与发病动态进行估计。

停止井下作业，进行癌前阻断治疗。在对矿工进行医学观察中，一旦发现异常，务必根据实际情况，采取相应措施，防止肺癌发生。例如，停止井下作业，进行定期医学随访。如果痰细胞学检查发现肺内癌前性变化，应用维生素 A 类药物进行癌前阻断治疗。

上述措施如果使用得当，对控制肺癌是有效的。

3.8　放射性碘的毒理学

放射性碘（radioiodine）是早期混合裂变产物中的主要成分之一。在核爆炸及反应堆事故时，它是污染环境的主要放射性核素。由于裂片碘在早期混合裂变产物中的份额较大，除 ^{129}I 外，其他的物理半衰期都较短，因此，外环境中放射性碘含量增高，表明有新的早期混合裂变产物的污染。因而，放射性碘可以作为监测核爆炸或反应堆泄漏事故的信号核素。随着核医学的发展，放射性碘已广泛地应用于医学领域。与此同时，卫生防护措施不当，或临床上的滥用与误服，在某种程度上也增加了放射性碘对外环境的污染程度。因此，研究放射性碘的毒理学，无论在医学还是核应用领域都具有很大的意义。

3.8.1　辐射和化学特性

碘的原子序数是 53，属元素周期表中Ⅶ族卤族元素，共有 27 种同位素，即 $^{115}I \sim$ ^{141}I。^{127}I 是其中唯一的稳定同位素。碘是人体内有重要生物活性的微量元素，是甲状腺素的主要成分。在核爆炸时产生的早期落在灰中的裂片碘，是由不同半衰期的碘核素所组成的。它们在混合裂变产物中的产额可达 30％以上。但是由于超短半衰期裂片碘的迅速衰变，几小时后，放射性碘在混合裂变产物中的份额即降至 10％左右。这些碘核素中，主要的是 $^{131}I \sim ^{135}I$，尤其以 ^{131}I 最为重要。例如，切尔诺贝利核电站事故后第 2天，释放到环境中的碘核素中 ^{131}I 的活度量占 80％。

3.8.2　体内代谢

3.8.2.1　吸收

放射性碘极易经胃肠道、呼吸道、完整皮肤及伤口吸收，且吸收速度快，吸收率高。

（1）胃肠道吸收

口服碘化物后，几乎全胃肠道都能将其吸收，但主要在小肠。放射性碘能迅速而完全地通过肠壁进入淋巴管及血管内。胃肠道 1 h 可吸收食入量的 75%～85%，经过 3 h 其即可全部被吸收入血。当胃肠内容物较多时，吸收速度减慢，但不影响总吸收量。

（2）呼吸道吸收

气态碘和碘气溶胶吸入 1 h 后，吸收率可达 80% 以上。吸入放射性碘化钠气溶胶，经过 5 min，约 61% 的碘被吸收；40 min 时，吸收率可达到 80%；第 3 天时吸收率已近 100%。

（3）皮肤与黏膜吸收

放射性碘化物的溶液或碘蒸气，可经黏膜和完整的皮肤吸收。伤口对碘核素的吸收率比皮肤与黏膜高。

3.8.2.2 分布

进入血液中的放射性碘，约 70% 存在于血浆中，30% 在血液有形成分中，但它能很快地由血液转移到体内各组织器官内，呈高度不均匀分布，选择性地浓集于甲状腺。按其浓度计，甲状腺组织中浓集的碘为血液中的几百倍至几千倍。相应地，在其他组织器官中只有很少量的放射性碘存在。值得注意的是，^{131}I 能透过胎盘进入胎儿体内，并选择性地滞留在胎儿甲状腺中。因此，不能轻易地给孕妇应用 ^{131}I 进行诊断与治疗。

ICRP 第 30 号出版物推荐，进入转移隔室的碘有 30% 向甲状腺转移，余下的 70% 直接经细胞外液通过肾排除；又推荐甲状腺内碘的生物半排期为 120 d，均匀分布于甲状腺以外的其他器官和组织中的有机碘的生物半排期为 12 d。

放射性碘可经肾脏、肠道、肺、皮肤、唾液腺、乳腺及汗腺排除，其中以尿排除为主。一般说来，尿中放射性碘的排除率与甲状腺吸 ^{131}I 率之间呈负相关。甲状腺吸 ^{131}I 率增高，尿中 ^{131}I 排除率相应地降低。因而，可通过 ^{131}I 尿排除率间接地了解甲状腺的功能状态。例如，甲状腺功能亢进时，放射性碘的排除量显著减少，24 h 为 9.4%，48 h 也只有 12.5%。在甲状腺功能低下时，尿碘排除率明显增高，24 h 为 61.7%，48 h 可达 68.8%。尤其是黏液水肿患者，其甲状腺的吸碘能力几乎完全丧失，48 h 的 ^{131}I 排除率竟高达 93.6%。碘核素在人体甲状腺内的生物半排期，因年龄不同而存在明显的差异，即婴儿＜儿童＜成年人。

3.8.2.3 损伤效应

（1）确定性效应

研究摄入小量 ^{131}I（10^5 Bq）对甲状腺产生的内照射剂量为数戈瑞时，可见起初甲状腺功能增高，而后少数可出现持续发展的甲状腺功能低下。甲状腺照射剂量若达 30 Gy，便可发生永久性功能低下；受照剂量达 100 Gy（相当于摄入 4 GBq）时，甲状腺则遭受严重破坏，包括腺体滤泡萎缩、间质及血管纤维化等。为治疗目的而摄入大量 ^{131}I（0.74～3.7 GBq）的患者中，有些已发生了轻度（偶尔是重度）的甲状腺炎。

（2）随机性效应

临床病例调查结果表明，甲状腺功能亢进患者应用 23～1 400 MBq 不同活度的 ^{131}I

治疗后，经过 4 个月至 24 年的随访观察，其中[131]I 治疗量为 0.02～0.31 GBq 的甲状腺功能亢进患者中发生甲状腺癌 5 例。

据报道，白俄罗斯在切尔诺贝利核电站事故前，在不同年龄人中，甲状腺癌的发生以 14 岁以下儿童最少（1966—1985 年仅发生 21 例）；可在事故后，儿童甲状腺癌的发生例数迅速增加。例如，事故前 10 年（1975—1985 年）仅有 7 例诊断为儿童甲状腺癌，而事故后 6 年 9 个月中（1986—1992 年）共发生 147 例。这些儿童中，分别有 83 例（51.5%）和 22 例（15%）的患者是在事故发生时处于放射性碘高污染区的戈梅利和布雷斯特地区。事故后，俄罗斯和乌克兰的儿童甲状腺癌的出现也增加。

3.8.2.4　减少吸收

对体内污染放射性碘的医学处理目的，主要是阻断甲状腺吸收碘。

（1）稳定性碘

为了阻止或减少放射性碘在甲状腺内的沉积，可应用稳定性碘。其作用机制为：① 阻止腺体中有机碘的释放；② 抑制有机碘的形成；③ 使碘化物的输送系统饱和，从而有效地阻止放射性碘进入腺体内；④ 通过形成的有机碘化物，抑制腺体进一步摄取放射性碘。

通过上述机制进入体内的放射性碘，大部分是以无机碘化合物的形式排除。其作用与服碘量大小、使用时间及放射性碘的种类有密切关系。

（2）抗甲状腺功能剂

硫脲基类化合物能抑制碘化物氧化成碘的过程，进而抑制酪氨酸的碘化，影响甲状腺素的生成。在临床上曾观察到数例甲状腺功能亢进患者，预先服用丙基硫脲嘧啶，再给予示踪量的[131]I，测得甲状腺的吸[131]I 率明显降低，以 1 h 最为明显，只占对照组的 18%，24 h 为对照组的 52%。这说明硫脲嘧啶类药能明显阻断甲状腺吸收[131]I。但这类药物能引起白细胞减少，应予以注意。

3.9　放射性锶的毒理学

在混合裂变产物中，放射性锶（radiostrontium）产额较高，对生物机体的危害较大，是具有重要毒理学意义的核素。

3.9.1　辐射和化学特性

锶的原子序数为 38，属元素周期表 II 族，为碱土族金属元素。其共有 21 种同位素，即[78]Sr～[98]Sr，除[84]Sr、[86]Sr、[87]Sr 和[88]Sr 为天然稳定同位素外，其余均为放射性同位素，且多是 U 和 Pu 的裂变产物。其中，[85]Sr 和[90]Sr 是锶的重要放射性核素。[90]Sr 可用作核电池、β 辐射源等，在军事、科学研究、发光仪表制造及医学上均有重要用途。[89]Sr 也是 β 辐射源。锶的另一个重要的人工放射性同位素[85]Sr，是纯 γ 辐射源，为一种常用的示踪剂，衰变后变成稳定性[85]Rb。

锶为碱土族 2 价元素，其硝酸盐、氯化物及与有机酸形成的许多盐，都易溶于水，而碳酸盐、磷酸盐和硫酸盐则难溶于水。锶也能和络合剂形成可溶性的络合物，但与稀土族元素的络合物相比，锶络合物的稳定性较差。

3.9.2　体内代谢

3.9.2.1　吸收

（1）胃肠道吸收

锶的吸收部位主要是小肠，吸收最多的是十二指肠和回肠，其次为结肠，胃部吸收较少。锶在胃肠道内的吸收速率很快，食入后 5 min 在血浆中即可测出，约 4 h 达到最大值，但以第 1 小时内吸收量最多。碱土族核素在胃肠道的吸收速率与原子量的大小有着密切的关系。核素的原子量愈小，吸收速率就愈大；反之，则吸收速率愈小。其相互间吸收速率的比例关系为：Ca：Sr：Ba ＝ 10：5：1。饮食中钙的水平可显著影响放射性锶的吸收。成年大白鼠一次性口服 ^{90}Sr 7.4 kBq，如摄入高钙饲料，则 ^{90}Sr 吸收减少；如摄入低钙饲料，则 ^{90}Sr 的吸收率增高。

（2）呼吸道吸收

放射性锶的可溶性盐类较易于由肺吸收，如 ^{90}SrCl$_2$ 气溶胶由呼吸道的吸收率可达 30%～50%，并且吸收速率很快。如果吸入粒径为 1 μm 左右的易溶性 ^{90}Sr 气溶胶，其中 50% 左右是在最初几分钟内由肺中吸收，经过 1 h 其 95% 被吸收入血液，肺中含量仅占吸入量的 5%。但吸入相同粒径的难溶性放射性气溶胶时，50% 左右滞留于上呼吸道，并借上呼吸道纤毛上皮运动转移至咽部而吞咽入胃肠道，在肺内沉积的也只有少量被吸收。

（3）皮肤及伤口吸收

放射性锶的可溶性化合物可穿透完整皮肤侵入体内。放射性锶的难溶性化合物如 ^{90}SrSO$_4$ 污染皮肤，很难经皮肤吸收。放射性锶由创面进入体内的量，在很大程度上受伤情的影响。将可溶性的 ^{85}SrCl$_2$ 污染擦伤皮肤，由于放射性锶在伤口上呈离子状态，易被吸收，在毛细血管暴露多的新鲜伤口处吸收最高，在 30 min 内吸收值可占污染量的 38%，6 h 可高达 57.4%，比正常皮肤相应时间内的吸收值高 200 多倍。因此，从防护角度考虑，不能忽视小的皮肤创伤受放射性核素污染的危害性。

3.9.2.2　分布

放射性锶在体内的分布特点与钙类似，主要分布在含钙较多的组织，如骨骼和牙齿。

^{90}Sr 由不同途径进入机体后，在体液中的动态变化是相类似的，而体液中浓度的高低主要取决于不同途径的吸收率大小。在腹腔注射、皮下注射和灌胃三种途径中，以腹腔注射的吸收率最高。

放射性锶在体液中为 2 价正电荷离子，与血浆蛋白中各组分或各组织中蛋白质的结合并不牢固。因此，^{90}Sr 的化合物主要是以离子状态或部分与有机酸结合成络合物的形式，循环于血液中。它在血液中滞留的时间是短暂的，离开血液后，小部分滞留在软组织中，大部分则选择性地滞留于骨骼中。放射性锶在骨组织中达到最高浓度的时间，静脉注入为 8 h，腹腔注入为 24 h，口服为 48 h。母体污染的放射性锶，可经胎盘及乳汁转移到子体。如果在母体产后 24 h 注入 ^{90}Sr，则通过哺乳转移到子体的 ^{90}Sr 可达母体滞留量的 4% 左右。

3.9.2.3　排除

放射性锶经口进入时，主要由粪便排除。被吸收入血或静脉注入的放射性锶，主要由尿排除。吸入放射性锶难溶性化合物后的排除规律与经口摄入后的排除规律相似，以粪排除为主。妊娠期或泌乳期的母体摄入放射性锶后，部分锶经胎盘或乳汁转移给子代。转移到子代内的放射性锶，也选择性地滞留于子代的骨骼中，血浆中约 10% 的放射性锶可转移至乳汁中，这是应该特别注意的。

3.9.2.4　生物转化

在骨的生成过程中，血中钙、磷等无机盐类滞留于骨组织中，构成骨盐；骨吸收时，原来滞留于骨组织中的钙、磷等无机盐又释放入血。健康者，骨骼中约有 1% 的骨盐，与血中的钙等经常处于不断地交换和平衡过程中。放射性锶在体内，参与钙的这种生物转化过程。

血液及软组织中的放射性锶，可大部分迅速转入骨组织内。放射性锶进入骨骼后，主要沉积在骨细胞间质中的骨盐部分，即无机质部分。一般认为，锶在骨盐部分的沉积，包括离子交换与生理性成骨作用两个过程。

（1）离子交换

骨盐表面的离子成分经常不断地与细胞外液中的各种离子成分进行自由交换。体内的放射性锶可通过与骨盐晶体表面的钙离子交换而沉着于骨盐结晶中。一般成年人骨盐晶体的表面积为 $100~\mathrm{m^2/g}$（体重），因此，一个体重 60 kg 的人，其骨盐表面积为 $6 \times 10^6~\mathrm{m^2}$。放射性锶一旦进入人体，在早期很快通过离子交换过程，形成 $Sr_3(PO_4)_2$ 而疏松地沉积在骨盐表层。

（2）生理性成骨作用

成骨作用除了由血浆中钙、磷浓度乘积超过其溶解度乘积而产生沉淀的生理过程外，还依赖于骨细胞的活力。随着时间的延续，放射性锶参与骨盐的形成而进入骨无机盐的晶体中。因生理性成骨作用而在骨内沉积的放射性锶是难以转移的。

放射性锶在骨组织中的沉积，可因机体的年龄和骨骼的不同而异。

值得指出的是，放射性锶在牙齿内的滞留量，与骨骼内的放射性锶含量有一定的比例关系。根据资料，人每克牙齿与每克骨骼放射性锶比活度之比值为 1.22。因此，从测得牙齿中的 ^{90}Sr 含量，可间接推算人体内的放射性锶总含量。

锶在机体内的生物转化虽然与钙类似，但是，机体在生理代谢过程中对锶和钙有鉴别能力，常以鉴别因数（discrimination factor，DF）表示。锶和钙在机体内被吸收的程度、在骨骼中的滞留比例及经肾脏的排除份额，都有明显的差别。总的说来，当外源性锶和钙同时进入体内时，钙优先被吸收和滞留在骨组织中，且排除缓慢。例如，给人同时口服 ^{85}Sr 和 ^{45}Ca，前者可吸收 25%，后者为 36%。因此，饮食中钙的水平可明显影响锶的吸收。

3.9.3　损伤效应

锶在机体内主要滞留在骨骼中，因此它的辐射效应以骨髓造血组织和骨骼组织的确定性效应和随机性效应为主。

3.9.3.1　确定性效应

（1）骨髓造血组织的破坏

^{90}Sr 进入骨组织后，主要滞留于长骨靠近骨髓腔的无机质中，使骨髓受到 β 粒子的照射。^{90}Sr 的子体^{90}Y 半衰期短（64 h），β 粒子能量大（2.270 MeV）。因此，它对骨内膜、骨髓、骨中血管均会造成较强的照射。^{90}Sr 内照射的早期致死原因主要是骨髓造血组织受到严重破坏而导致白细胞、红细胞和血小板数量显著减少，发生再生障碍性贫血。

（2）骨质形成的异常

由于摄入体内的放射性锶可大量侵入骨盐中，骨组织的钙化过程受到严重抑制，可诱发自发性骨折及弥散性的骨质疏松等。

（3）白内障

实验观察发现，给家兔或狗经腹腔注入低于半致死量的^{90}Sr 7.4 MBq/kg（体重），实验动物在几个月内出现晶体混浊，继而发生白内障。

3.9.3.2　随机性效应

^{90}Sr 所致的随机性效应主要为骨组织肉瘤（骨肉瘤、软骨肉瘤、骨纤维肉瘤和骨血管肉瘤），其中尤以骨肉瘤多见，其次为白血病。

（1）骨肉瘤

在一定剂量范围内，^{90}Sr 累积剂量与致骨肉瘤发生率呈正相关。例如，给小鼠注入^{90}Sr 后，累积剂量从 0.9 至 120 Gy 时，骨肉瘤发生率由 1.7％上升到 73.1％；大白鼠的累积剂量为 35～58 Gy 时，骨肉瘤发生率为 38％～51％。两种动物相比，累积剂量与骨肉瘤发生规律相似，但大鼠更为敏感。

（2）白血病

^{90}Sr 对各种动物（小鼠、大鼠、兔、狗、小猪）骨髓造血组织损伤的随机性效应，主要表现为白血病，各类实验动物致白血病的最适骨平均剂量范围为 6～70 Gy，骨髓剂量为 3.6～42 Gy。动物实验表明，大鼠摄入^{90}Sr 后，其骨髓累积剂量为 3.6 Gy 时，白血病的发生率由对照组的 1.5％上升到 6.1％。有研究表明，在一定的剂量范围内，白血病的发生率随^{90}Sr 摄入量的减少而增加，剂量率较低，易诱发白血病；但剂量率过低时，白血病的发病率也下降。

3.9.4　减少吸收和加速排除

3.9.4.1　减少吸收

对尚未进入血流的放射性锶，根据不同的污染途径，采取相应的措施，以阻止放射性锶的吸收。在胃肠道特异性阻吸收的药物中，以褐藻酸钠为最佳，日用量为 10 g。褐藻酸钠的用药时间是影响阻吸收效果的关键。13 例受试者在不同时间服用相同量的褐藻酸钠，其阻吸收效果以褐藻酸钠与放射性锶同时服用的效果最佳，预防用药时给药的间隔时间越短，效果越佳。

3.9.4.2　加速排除

（1）络合剂的应用

大多数的氨羧型络合剂对钙的亲和力要比锶高，所以不能有效地与锶结合，无明显的促排效果。但是，双（二氨基乙基）醚四乙酸钙（Ca-BAETA）与钙、锶结合的稳定常数比较接近，它对放射性锶的促排效果已为人体的促排治疗所肯定。曾有人对 3 例静脉注入 ^{85}SrCl$_2$ 的病例进行观察，静脉注射 Ca-BAETA，每天 4 g，连续 3 d，给药后第 1 天尿中 ^{85}Sr 分别由对照期的 1％、9％和 14％增加到 5％、18％和 25％。5 d 的累积排除率由对照期的 4％、28％和 38％增加到 8％、42％和 50％。延迟应用 Ca-BAETA 也有一定的促排效果。有 2 例 ^{85}Sr 内污染者，于污染后 2 周给予 Ca-BAETA 促排，在用药后第 1 天分别由用药前的 0.6％和 0.8％均增到 1.3％。

双（二氨基乙基）硫四乙酸钙（Ca-BASTA）对放射性锶也有促排效果。在注射放射性锶的同时，使用 Ca-BASTA，骨骼中的放射性锶滞留量减少 40％～50％。Ca-BAS-TA 能与体内血浆蛋白结合的放射性锶和尚未固着于组织中的放射性锶形成可溶性的络合物，经肾由尿排除。

近年来，国内报道了有机磷酸络合剂 S$_{106}$（丙酰胺基乙烯二磷酸）和 S$_{186}$（乙酰胺基丙烯二磷酸）对放射性锶的促排效果。大白鼠注入 Sr 后，每只立即肌肉注射 S$_{106}$ 100 mg 和 S$_{186}$ 600 mg，2 d 尿锶排除量分别比对照组高 8 倍和 9 倍；整体滞留量分别为对照组的 39％和 35％；骨骼滞留量分别为对照组的 41％和 32％。两药对 Sr 的促排效果随用药剂量的增加而提高，组织中滞留量相应地下降。当剂量增至 800 mg/kg（体重）时，效果趋于稳定，剂量再增加则出现毒性作用。该剂量以下，注入剂量与促排效果呈线性关系，经相关回归分析，S$_{186}$ 排锶效果优于 S$_{106}$，延迟给药效果下降。预防性给药的效果与立即给药无差别。

（2）影响骨质代谢

① 置换疗法。

大量服用钙盐，可减少放射性锶在骨内的沉积，从而促进 ^{90}Sr 的排除。给家兔喂高钙饮食，尿中放射性锶的排除量可增加 7.9％～14.0％，同时股骨中的滞留量则降低。摄入低钙饮食时，成年或幼年动物均可见到骨中锶的滞留量增加。

有研究者曾对 4 例静脉注入 ^{85}SrCl$_2$ 的受试者进行了观察，包括静脉给予葡萄糖酸钙对排除量的影响。给药后几小时，排除量显著增加。其中 1 例 24 h 尿中排锶量提高 4 倍。

当饮食中加入稳定性锶时，放射性锶在体内的滞留量可减少。如较长时期如此，放射性锶平均可减少 10％～15％。有研究者曾给大白鼠同时一次性腹腔注入大量的稳定性锶和 ^{89}Sr，24 h 后 ^{89}Sr 在骨骼中的滞留量可减少 30％左右。

② 口服氯化铵。

口服氯化铵能明显促进放射性锶的排除。因为氯化铵能造成体内代谢性酸中毒，骨质分解代谢增强，使骨中钙离子进入血流的量增加，肾脏对钙的廓清率亦增加，因而尿钙排除明显增多。与此同时，机体内的放射性锶的排除量也伴随着钙自骨中释放出而增加，并与尿钙大致平行。

对^{85}Sr 内污染者，单独采用高钙饮食治疗，10 d 的尿^{85}Sr 排除量（占摄入量的 27％）比对照病例增加约 60％。高钙饮食合并氯化铵，受试者体内的^{85}Sr 排除量（占摄入量 44％）为对照的 2.6 倍。

3.10　放射性铯的毒理学

放射性铯（radiocesium）是核裂变产物的重要组分之一，也是核电站事故的信号核素之一。它在^{235}U 的核裂变产物中，最初只占 1％左右，随着短半衰期放射性核素的不断衰变，2 年后可占 4.85％，5 年时达 15.2％。铯的放射性同位素在工业、农业及医学上得到广泛应用。

3.10.1　辐射和化学特征

铯的原子序数是 55，为元素周期表中的碱金属元素，铯有^{116}Cs～^{146}Cs 31 种同位素，其中只有^{133}Cs 是天然存在的稳定同位素。放射毒理学意义最大的是^{137}Cs，其可作为 γ 辐射源，用于辐射育种、辐照贮存食品、医疗器械的杀菌、癌症的治疗及工业设备的 γ 探伤等。

氯化铯（^{137}Cs）注射液可用于心脏扫描，辅助诊断心肌梗死及其病变，此外还可用来诊断甲状腺肿瘤等。

^{134}Cs 是 β、γ 辐射源，半衰期为 2.062 年，β 射线能量为 0.662 MeV（71％）和 0.089 MeV（27％），主要的 γ 射线能量为 0.605 MeV 和 0.796 MeV。^{137}Cs 的衰变方式是电子俘获，放出 29.6 keV 的氙特征 X 射线。

^{137}Cs 是 β 辐射源，半衰期为 30.17 年，放射性比活度为 3.2 MBq/μg，其 β 射线能量为 0.514 MeV（93.5％）和 1.176 MeV（6.5％）。衰变子体是位于激发态的^{137m}Ba，半衰期仅为 2.55 min，释放能量为 0.662 MeV 的 γ 射线，最终产物为稳定性^{137}Ba。

放射性铯的化学性质与钾相似，可和非金属作用，生成 1 价的化合物。其生成的盐类如卤化物、硝酸盐、碳酸盐和硫酸盐都易溶于水，只有磷酸盐的溶解度较小。稳定性铯是生物体中的微量元素，在自然界中都以化合物的形式存在于地壳中。

3.10.2　体内代谢

3.10.2.1　吸收

人体内的放射性铯来自外环境。环境中的放射性铯主要来自核试验、核反应堆和核燃料后处理厂。切尔诺贝利核电站事故向外环境释放出大量放射性物质（约 3.0 EBq），经接受人体内放射性监测人员的数据表明，在食入照射中放射性铯要占 88％以上。环境中铯主要通过食物链进入人体，经呼吸道吸入的量只占食入量的 1％。

放射性铯无论是经呼吸道、胃肠道还是注入等途径进入机体，都极易被吸收，而且吸收迅速。

例如，^{137}CsCl 由气管注入后，在最初几天从呼吸道消失得很快。气管注入后 5 min，即有 39.5％的摄入量被吸收；注入后 1 d，已有 89.7％被吸收；注入后 6 d 的吸收率为

97.5％，而停留于呼吸道的部分只占 0.2％。

^{137}Cs 由胃肠道进入时，吸收率几乎为 100％，吸收部位主要是小肠。口服 10 min 后，在血液中和肾脏、肌肉等部位均可测出^{137}Cs。ICRP 第 30 号出版物将所有铯化合物均定为 D 类，将 F 设为 1。^{137}Cs 由皮下、腹腔注入或污染伤口时，均可被迅速吸收。

3.10.2.2　分布

放射性铯进入机体后的分布与钾类似，表现为全身性、相对均匀性分布，主要滞留于全身软组织尤其是肌肉中，而且可进入细胞内，在骨骼和脂肪中的浓度较低。

吸收入血的 Cs 呈离子态存在，不与血浆蛋白相结合，部分 Cs 可进入红细胞内。有人给 11 例肿瘤患者静脉注入或口服 0.3～1.85 MBq ^{137}Cs，起初在全血和血浆中的浓度比较接近，24 h 以后，血浆中的^{137}Cs 浓度显著减少，此时在全血和血浆中的浓度比为 4∶1。

实验观察表明，放射性铯进入大白鼠体内后，各组织器官中的相对放射性活度无明显差别，大致呈均匀性分布。但从整个器官的含量来看，由于肌肉占体重的比例大，所以肌肉中^{137}Cs 的含量（占注入量的百分比）较高。静脉注入^{137}Cs 后 30 min，肌肉中滞留量为 18.7％，占组织器官的第一位；注入后 4 d，肌肉中的滞留量（52.2％）达高峰，此时，皮肤中占 3.2％，肝脏中为 2.3％，骨骼中为 1.6％，睾丸中约为 1％，其余部位都在 0.5％以下。1 个月后肌肉中滞留的放射性铯大部分被排除出体外。

^{137}Cs 从呼吸道、胃肠道、腹腔或皮下进入，在体内的相对分布规律基本一致。

长期多次口服^{137}Cs 后的体内分布规律，与一次性口服后的基本类似，只是肌肉内的滞留量相对增多。

对 30 岁的健康成年人体内^{137}Cs 的含量调查表明，男性体内^{137}Cs 平均含量为 6.3 Bq/kg（体重），而相应的女性平均含量为 4.1 Bq/kg（体重）。两者的比例为 1.5∶1。儿童体内的放射性铯滞留量，明显低于成年人。

^{137}Cs 进入母体后，很易透过胎盘进入胎儿体内，它的分布与滞留规律和母体是一致的。所不同的是胎儿体内的滞留能力较低，如对几个主要组织器官（如肌肉、肾脏、肝脏和皮肤等）的滞留程度做比较，母体中的滞留程度要比胎儿体内大 4～5 倍。

人体内^{137}Cs 生物半排期随人的生活地区、年龄与性别的不同而异。孕妇^{137}Cs 的生物半排期相当于正常妇女的 1/3～1/2，^{137}Cs 在动物体内的生物半排期可因动物种属不同而异，如小白鼠为 3～4 d，大白鼠平均为 13 d，豚鼠为 19～20 d，家兔为 23～25 d，狗为 42 d。

3.10.2.3　排除

放射性铯不论以何种途径摄入体内，主要通过肾由尿排除，肠道排除量很少。放射性铯排除速率很快，在摄入后早期尤其以最初两昼夜排除最多，以后逐渐下降。人体静脉注入或经口摄入^{137}Cs 后，尿和粪排除量之间可相差数倍以上。以静脉注入为例，^{137}Cs 在最初两昼夜从尿中排除 20.8％，粪中只排除 1.7％，1 个月中尿中的总排除量占摄入量的 60％，粪中仅为 9.2％。放射性铯进入母体后，能很快经乳汁排除。

3.10.3　损伤效应

3.10.3.1　确定性效应

机体摄入较大量放射性铯时，可引起急性和慢性损伤。实验动物急性损伤引起死亡的原因是：骨髓被极度破坏、造血障碍、贫血、败血症和出血综合征。放射性铯由呼吸道吸入，可引起支气管周围腺体增生，血管周围水肿，肺泡和血管周围有出血灶。

国外有 3 例因 ^{137}Cs 内照射致急性放射病的报道。1987 年巴西的 ^{137}Cs 事故中最先死亡的 4 名内污染者（其中 1 名 6 岁女孩受照剂量高达 36 Gy）均死于肺炎、败血症和多处出血等急性放射病骨髓综合征。对 1 例一次经口吞服 0.15 GBq ^{137}Cs 和 1 例因事故摄入 0.19 GBq ^{137}Cs 病例的临床观察发现，患者的主要症状为 3 d 后出现不适、头痛、头晕、多汗、无力、手足震颤和皮肤感觉过敏等神经症状。9 d 后脉搏和血压不稳定，心音低，2 周后出现心悸和心区疼痛等心血管系统症状；同时出现恶心、呕吐、胃痛、胃和结肠部位压痛、肝肿大和肝压痛等消化系统症状，经治疗后有所好转。但在事故发生半年内，上述症状时好时坏，白细胞减少，时有核左移，血小板亦减少，且衰老型增多。其中 1 例原有的多发性神经炎症状加重。另一个事故性摄入 ^{137}Cs 的病例，是患者因不慎打碎一个放射性活度为 18.5 GBq 的 ^{137}Cs 安瓿，而上身受到污染。事故 10 d 后出现出血综合征，粒细胞降到 1.5×10^9/L，血小板降到 70×10^9/L。在摄入后 2 d 还观察到血钾猛增，这可能与放射性铯大量进入红细胞并使之破裂，或血铯与血钾置换有关。

^{137}Cs 对机体的慢性损伤，临床上分为三个阶段：第一阶段是刺激期，主要表现为血象波动，心血管系统、中枢神经系统、植物神经系统和内分泌系统功能不稳定。这个阶段通常持续 1 年。第二阶段为假愈期，血象变化和功能失调有所恢复。但当有附加的生理或病理因素时，如妊娠、分娩、出血及药物作用等，可以出现病理改变。第三阶段造血功能明显减弱，表现为网织红细胞减少、周期性贫血、白细胞减少和淋巴细胞绝对数减少等。

临床人员曾观察了 5 个因一次性摄入体内 2.2～3.7 MBq ^{137}Cs 而引起慢性损伤的病例。患者分别于半年至 1 年后，出现肝肿大，肝功能异常，网织红细胞增多，红细胞脆性增高，白细胞较原始水平降低 24%，并有天门冬酰胺转氨酶活性增高。这些表现均与心肌和骨骼肌的坏死有密切关系，因而在探讨放射性铯对人体的危害时，应注意其对心肌和骨骼肌的损伤效应。

^{137}Cs 对机体的慢性损伤效应的另一表现为各组织器官的炎症性病变，最明显的是肺部、胃肠道、泌尿道及生殖系统炎症。

3.10.3.2　随机性效应

动物实验表明，放射性铯可引起软组织肿瘤。如大白鼠摄入 78～130 kBq/g（体重）^{137}Cs，7 个月后出现肺、肾、血管、乳腺等部位的肿瘤。实验表明，^{137}Cs 对狗的致癌累积剂量为 10～14 Gy。由放射性铯引起的软组织肿瘤有甲状腺癌、卵巢癌、乳腺癌、膀胱癌、胆管癌、神经细胞肉瘤和淋巴肉瘤等。

3.10.4　减少吸收和加速排除

3.10.4.1　亚铁氰化钾

在减少放射性铯自胃肠道吸收的阻吸收剂中，最有实际应用价值的是亚铁氰化物。其中，亚铁氰化铁即普鲁士蓝和亚铁氰化镍是目前公认的阻止铯吸收的最好药物。普鲁士蓝可使大白鼠体内^{137}Cs 的生物半排期从原来的 15.1 d 缩短至 9.1 d，亚铁氰化镍则可使其缩短到 7.5 d，即亚铁氰化镍的阻吸收效果优于普鲁士蓝。一男性口服^{137}Cs 后 1 d，自身对照的体内核素滞留量为摄入量的 94%，服用亚铁氰化镍后，^{137}Cs 滞留量即降至 60%。亚铁氰化镍可使^{137}Cs 在 1 d 内的排除量接近不给药的 7 倍。

国内的研究发现，普鲁士蓝对大白鼠体内^{134}Cs 有明显的促排效果。给动物注射 0.19 MBq ^{134}CsCl 后，立即一次性给普鲁士蓝 50 mg/kg（体重），72 h ^{134}Cs 总排除率达 53.9%；如中毒后立即给普鲁士蓝 500 mg/kg（体重），1 周内连续给 6 d，第 7 天 ^{134}Cs 总排除率可达 94.3%。促排效果随中毒后给药时间后移而减弱，但中毒 10 d 后开始给药，仍能明显地增加铯总排除量，使^{134}Cs 的生物半排期缩短。临床观察表明，即使在污染后 68 d 或 79 d 开始用普鲁士蓝，仍能显著地增加粪^{134}Cs 排除量。

3.10.4.2　稳定性铯

实验结果表明，给大白鼠注入^{137}Cs 的同时，一并给予稳定性铯，1 周内^{137}Cs 的排除量比对照组增加 1 倍左右。在摄入^{137}Cs 6 周后，对照组体内尚滞留注入量的 10% 左右，而在使用稳定性铯的动物体内，未能测出放射性铯。

3.10.4.3　高钾饮食

机体受^{137}Cs 内污染后，服用稳定性的氯化钾或食用多钾食物（如肉类、马铃薯），利用钾离子与^{137}Cs 的置换作用，可促使体内^{137}Cs 的排除。有人观察到，饮食中的钾浓度增加 9 倍时，在 5 周内^{137}Cs 的排除量可增加 2 倍左右。同时，^{137}Cs 在各组织器官中的滞留量明显下降。

3.10.4.4　氨羧型络合剂

临床上曾对 5 例误食^{137}Cs 0.15 GBq 的患者用 EDTA 盐进行促排治疗，先后共用 2 个疗程。第 1 个疗程始于误食后的第 5 天，静脉滴注 2 g，每天 2 次，持续 4 d。在此阶段中，由粪排除的^{137}Cs 达 11.1 MBq，尿中排除 6.3 MBq。第 2 个疗程在 10 d 后进行，其用量和持续时间同前，观察到^{137}Cs 排除的第 2 个高峰。在此阶段中，^{137}Cs 共排除 10.6 MBq，从尿中排除约 3.3 MBq。对因事故摄入 0.19 GBq ^{137}Cs 的病例，也曾用 DTPA 进行促排治疗，用药后最初 10 d 内^{137}Cs 排除量明显增加。

3.11　氚的放射毒理学

氚（tritium，^{3}H 或 T）是产生轻核聚变反应（fusion reaction）的重要核素之一。目前核能的获得可通过两种方式实现：一种是重核裂变反应，另一种是轻核聚变反应。氘、氚聚变反应释放的能量，就同等质量来说，约为铀核裂变反应的 3 倍多。目前许多国家都在大力研究受控核聚变反应。

随着核能事业的不断发展，核反应堆的建立逐渐增多，氚向环境中的排放量不断增加，氚对人类的健康影响愈来愈受到人们的关注。因此，研究氚的放射毒理学、防止氚对工作人员及公众的照射是非常必要的。

3.11.1　氚的辐射和化学特性

氢有 3 种同位素，即氢（又称气，hydrogen，^{1}H 或 H）、氘（deuterium，^{2}H 或 D）和氚（^{3}H 或 T）。氚是氢的放射性同位素，又称超重氢，质量数为 3，原子核中含有一个质子和两个中子。

氚的物理半衰期为 12.33 年，发射 β 粒子后衰变为稳定性元素 ^{3}He。氚的 β 粒子的平均能量是 5.7 keV，最大能量为 18.6 keV，在空气中平均射程为 0.56 μm。

核素氚易转化为氚水（tritium oxide，HTO 或 T_2O）。在空气中，氚气是通过氧化反应和同位素交换反应生成氚水的。同位素交换反应通常比氧化反应速率快。氚气转化为氚水反应速率随氚浓度增加而增加。在氢弹（hydrogen bomb）爆炸过程中产生的氚，几乎完全转化为氚水。

氚的化学性质与氢相似。但是由于氚的质量数是氢的 3 倍，因此氚所参与的化学反应的反应常数与氢不同。从化学键能上看，C—^{3}H 共价键比 C—^{1}H 共价键稳定，因此与 C—^{1}H 有关的生化反应可因氚取代了氢而发生改变。这称为同位素质量效应。但是只有在大部分氢原子被氚取代后，才会出现这种后果。机体内，在达到同位素质量效应所需要的比活度之前，就已经出现了辐射损伤效应。

1 g 氚的活度为 360 TBq，1 g 纯氚水的活度为 110 TBq。当 10^{18} 个氢同位素混合原子中含有 1 个氚原子时，称为 1 个氚单位（tritium unit，TU）。1 个氚单位水的浓度为 0.12 Bq/L。我国地面水中的氚，沿海地区为几十个氚单位，内陆地区则为几百个氚单位。

在放射性核素中，氚的 β 粒子能量是最低的，相当于 ^{14}C 的 β 粒子能量的 1/8，^{32}P 的 β 粒子能量的 1/100。因此，用放射自显影方法观察物质在细胞或亚细胞水平的定位时，用氚标记的化合物具有最高的分辨率。

根据生物学特性，具有放射毒理学意义的氚化合物大致可分成 5 类：① 氧化物，其中主要是氚水；② 氚气，其中主要是 HT 或 T_2；③ 难溶性氚化合物，如金属化合物（TiT，ZrT）和含氚的发光涂料等；④ 可溶性氚的有机化合物，主要是生物物质；⑤ 氚标记的核酸前身物化合物，如 ^{3}H-TdR 等。最后一种在机体内具有特殊的代谢特性，因而与前 4 种氚化合物不同。

环境中氚主要来源于天然生成和人工制造。天然氚主要是由宇宙射线与大气中氮、氧作用而产生的，年产量约为 7.4×10^{10} MBq。目前全球累积贮量约为 1.3×10^{12} MBq。小部分天然氚来自太阳系和其他星球。生成的氚约 90% 存在于水圈，约 10% 在平流层内，仅有 0.1% 在对流层中。天然氚 99% 转化为氚水，并参与自然界的水循环。海洋表层水中氚的浓度约为 0.1 Bq/L，淡水中氚的浓度高于海水，平均约为 0.4 Bq/L。

人工氚主要来源于核爆炸（尤其是氢弹试验）和核反应堆。截至 1982 年，全世界核爆炸试验所产生的氚累积量已达到 3.7×10^{13} MBq。大气层核爆炸所产生的氚，大部分注入同温层，在若干年内，逐渐与对流层混合，氧化为氚水并随雨、雪降到地球表面。地下核爆炸时，岩石中的锂俘获中子可形成氚。

核反应堆的氚来源于核燃料的三元裂变，以及氘、硼和锂等轻元素的中子活化。尤其是在以重水作为慢化剂的反应堆中，氘俘获中子可产生大量的氚。

此外，加速器使用的氚靶也释放氚，氚在工业中也有应用，如用氚制造发光涂料等。在生物医学研究领域中，氚标记化合物应用极为广泛。这些都有可能对环境造成一定程度的污染。

核素氚释放到环境中后，经氧化反应和同位素交换反应转化为氚水，并加入自然界的水循环中。因此，大气、江河湖海、土壤、植物和动物体内都存在着氚。氚水中的氚又能结合到植物和动物的有机分子中去，形成氚的化合物，称为有机结合氚（organically boundtritium，OBT）。环境中的氚可通过物理、化学交换和生物转化等方式在自然界中循环。环境中的无机和有机结合氚可通过呼吸道和各种食物链进入人体。研究资料表明，陆生动物体内有机结合氚的 20％来自饮水，55％来自土壤中的水（通过植物食料），20％来自空气中的氚水。人体内有机结合氚 1/3 来自动物性食物，2/3来自植物性食物。因此，研究环境中氚的迁移规律，对于了解氚的毒性及其对人类健康的危害是极为重要的。

3.11.2 氚的体内代谢

3.11.2.1 吸收

胃肠道、呼吸道和皮肤黏膜都能吸收氚水。饮入氚水后，其经 40～45 min 就被机体完全吸收。吸收部位主要在小肠，它吸收的氚水量比大肠高 4 倍。97％的氚水是通过肠黏膜毛细血管吸收到门静脉系统，然后分布到全身的；通过毛细淋巴管吸收的仅占 3％。

体表污染的氚水经浸渍和扩散作用可透过皮肤。皮肤吸收氚水，然后转移入血的过程称浸渍作用；氚水分子从浓度高的一侧穿过膜层向浓度低的一侧移动称为扩散作用。接触氚水蒸气时，布料服装的阻挡作用很小，形同全身皮肤暴露于氚水蒸气中，氚水经扩散作用进入体内。如果空气中氚水浓度为 C（单位是 Bq/m^3），则通过皮肤的吸收率为 $C×10^{-2}/min$，相当于每分钟吸收 10 L 空气中的氚水。

吸入核素氚对人的危害要小得多。例如，分别给大鼠吸入氚水蒸气和氚气，即使吸入空气中氚气浓度比氚水蒸气大 1 000 倍，大鼠血液中氚浓度仅为吸入氚水蒸气的 1/2，即大鼠摄入氚水蒸气要比摄入氚气大 2 000 倍。因为核素氚在血液中溶解度很低，吸收入血的核素氚量仅占吸入量的 1.6％。血液中核素氚半廓清期约为 1 h。由于清除快，血液中核素氚氧化为氚水的量仅占入血氚量的 0.6％。因此，吸入核素氚对组织的剂量率仅有同等浓度氚水蒸气的万分之一。

氚粒子对皮肤的外照射剂量可以忽略不计，只须考虑核素氚对肺部的照射剂量。根据 ICRP 第 30 号出版物推算，吸入核素氚对肺部的剂量率是其他组织的 60～150 倍。

在通常情况下，多数有机结合氚不会挥发。因此，它们以蒸气形式被吸入的可能性很小，一旦进入肺内，不经化学变化就能迅速完全转移到血液中。母体内有机结合氚还可通过乳汁转移到子体内。

3.11.2.2 分布和滞留

摄入体内的氚，不管是氚水还是氚气，都呈全身性相对均匀性分布。摄入有机结合氚，多数也是如此。通过不同途径摄入氚水后，氚水迅速而均匀地分布在体液中。血液中氚水浓度达到峰值所需时间，因摄取途径和接触时间而异。静脉注入后 10 min 内，氚水便在血液中混合均匀。经皮肤吸收，2 h 内血液中氚水便达到峰值浓度。饮氚水后，其数分钟内就出现在血液中。含水量多的组织，氚含量相对较多，如肝脏和肌肉组织中氚含量相对多于脂肪和骨组织。

通过同位素交换或酶促反应，体内氚部分掺入到有机分子中，成为组织结合氚。凡与有机分子中的氧、氮、硫和磷结合的氚，容易再互换出来，这种有机结合氚称为"可交换的有机结合氚"；凡与有机分子中的碳结合的氚比较稳定，因为它是通过酶促反应而与碳结合的，因此不易再交换出来，这种有机结合氚称为"牢固的有机结合氚"。研究结果表明，骨髓和肾上腺中牢固的有机结合氚比其他组织多，这可能与这类组织的合成功能旺盛有关。

初期体内氚主要是体水氚。随着时间的延长，体水氚相对滞留量不断地减少，有机结合氚相对滞留量不断地增加。20～30 d 时，有机结合氚相对滞留量达到峰值，随后体内氚主要是有机结合氚。

吸入氚气后，氚在体内亦呈相对均匀性分布，并且绝大部分迅速被排出体外，在体内转化成氚水的量极少，仅为吸入量的 7×10^{-5}。摄入体内的有机结合氚在体内亦呈相对均匀性分布。但与氚水相比，有机结合氚转化成机体组织的有机结合氚较容易。

3.11.2.3 排除

机体吸入核素氚后，绝大部分立即随呼气排除，溶入血液的部分约有 80% 在 1.5 h 内经呼吸道排除。不论经何种途径摄入的氚水，都是经尿、呼气和汗（包括不显汗）排除。唾液、乳汁和粪便中也含有少量的氚水。静脉注入氚水后 9 min，呼出气中氚便达到最大浓度。氚水的蒸气压略低于轻水（即普通水），就是说在同样条件下，轻水更易蒸发，这使呼出气中的氚水浓度略低于体水氚的浓度。

观察表明，呼出气中的氚浓度为体液氚浓度的 78%～96%。由于体液的迅速更新，蒸发过程中的同位素效应不至于造成体液氚的浓缩。

当氚以氚水的形式被吸收入体液后，绝大部分（约为初始吸收量的 99%）仍存留在体液中，随后按照人体水的代谢规律，以较快的速率排除；其余一小部分（约为初始吸收量的 1%）结合到人体组织成分中，成为组织有机结合氚，这些氚将通过与体液中的氚相互交换或人体组织成分的新陈代谢重新进入体液，因而排除的速率较慢。

3.11.3 氚的损伤效应

目前，有关氚对机体的损伤效应，人体的资料很少，大量的资料来自实验动物。用动物进行实验研究的目的之一是将动物实验资料外推到人体，从而对氚致人体的危害做出评价。比较核素氚和氚水对机体损伤效应的研究表明，吸入核素氚，由于它在机体血液中溶解度很低、排除很快，对机体危害比氚水要小得多。氚水的毒性为核素氚的 520

倍。因此，人们着重关注的是氚水对机体的辐射危害。进入 DNA 分子中的氚更新缓慢，对人体危害更大。

3.11.3.1　确定性效应

（1）对生殖细胞的效应

氚的 LD_{50} 约为 0.05 Gy，在同样条件照射下，初级卵母细胞比精原细胞的辐射敏感性更高。这是因为雌性的卵母细胞在出生后不再增殖，在胚胎期掺入胎儿卵母细胞 DNA 中的氚，在整个成年期都保留着，虽然放射性比活度很低，但在 DNA 中可累积较大的剂量。雄性生殖细胞在整个成年期不断地分裂，细胞周期较短，如果接受同等水平的氚照射，其累积的剂量要比雌性细胞低。

（2）致染色体畸变

氚致血液淋巴细胞染色体畸变的研究认为，氚 β 粒子诱发淋巴细胞染色体畸变的类型决定于受照细胞所处的细胞周期。照射 G_0 期细胞诱发染色体型畸变，照射 S 期、G_2 期细胞诱发染色单体型畸变，剂量-效应关系都是线性相关的。氚致染色体畸变还与氚化合物形式有关，因为不同氚化合物在体内的生物转化有差异。

（3）急性损伤病例援引

急性氚水中毒时表现为急性放射病。氚水对人的急性致死量为 740 GBq。文献中曾报道过两批遭受严重氚照射的病例，他们都是从事生产氚水发光涂料的工作人员。在第一批的 4 例中，有 1 例在 8 年中曾处理 277 TBq 的氚气和氚水，其中有一半左右的氚是以气态或蒸气状态释放于工作环境中的，其尿氚浓度在 5.18～41.4 MBq/L 的范围内波动，估算总剂量约为 3.0 Gy。该例在工作末期出现了倦怠、恶心等症状，红细胞进行性减少，最后死于再生性全骨髓细胞减少症。尸检测定尿和其他体液中氚浓度为 4.1 MBq/L，而干燥骨髓或睾丸的氚含量约为 0.888 MBq/kg。另一例接受的剂量约为前一例的一半，在工作三四年后，也出现了中度贫血。第二批有 3 名工作人员受到氚的严重照射，3 年中共接触 102 TBq 氚，其中 1 例在第 3 年因恶心、倦怠等症状而停止工作，1 年多后死于骨髓细胞减少症。此例生前尿氚浓度为 1.96～4.33 MBq/L，估计 3 年内接受的总剂量约为 10 Gy。尸检测得组织中的氚浓度为尿氚浓度的 6～12 倍。以上两例与氚有关的死亡病例，以往曾有 ^{226}Ra 和 ^{90}Sr 的作业史。

3.11.3.2　随机性效应

（1）致癌效应

氚致人类恶性肿瘤效应的病例目前尚未见报道。但动物实验研究证实，氚水和有机氚化合物均有致癌作用。给小鼠腹膜内注入氚水后，发现氚有明显的致癌作用，受氚水照射后，首先出现的肿瘤是白血病，白血病发生率与受照剂量呈正相关。同样活度氚水分 4 次注射，白血病发生率明显高于一次性注射，而且潜伏期明显缩短。除白血病外，几乎所有组织都出现了肿瘤，可见氚水致癌效应没有特殊的靶组织。

（2）致遗传效应

氚致机体的遗传效应可分为基因突变和生殖细胞染色体畸变。

（3）基因突变

氚 β 粒子诱发基因突变已为大量的动物实验所证实。氚可致骨骼发生显性突变。例如，给 10 周龄雄性小鼠注射氚水 839.9～4 521.4 kBq/g，35 d 时与正常雌鼠交配，雌鼠受孕后 19 d 检查 F_1 骨骼变化，发现有缺肋、少肋、弯曲肋、并肋、点状肋、胸骨发育不全和骨骼过早骨化等突变，而且 F_1 骨骼突变率随注射氚水活度的增加而增加。

3.11.4　氚的加速排除

3.11.4.1　大量饮水

体内氚和水的生物转运相同。因此，对氚内污染的病例，临床上大都采用大量饮水措施来加速体内氚的排除。初期每天饮水 1～2 L，以后每天饮水 5～10 L，连续 1～2 周，能使体内氚含量迅速减少，同时尿氚排除量可增加 10～20 倍。1 例患者的尿氚生物半排期因饮水疗法由原来的 11.5 d 缩短为 2.4 d。

3.11.4.2　利尿剂

实验观察到，受氚水内污染的大鼠服利尿剂双氢克脲噻和 2% 的茶水，尿氚排除量显著增加，为对照组的 9 倍。这说明利尿剂对氚的加速排除具有实际应用价值。

3.12　医用放射性核素毒理学概述

放射性核素的医学应用，是核科学技术和平利用的一个重要方面。根据国际原子能机构和世界卫生组织公布的资料，各国生产的放射性核素，约 80%～90% 应用于医学领域中。它为医学研究开辟了新途径，对认识生命现象的本质、揭示疾病的病因及药物作用机制等具有重大的意义。应用于医学领域内的放射性核素约有百余种，主要用于示踪研究（常用的放射性核素为 ^{3}H、^{14}C、^{131}I、^{125}I 等）、器官及肿瘤显像（应用最多的是 ^{99m}Tc、^{18}F，其次为 ^{111}In 和 ^{113}In）、放射免疫分析（主要为 ^{125}I、^{3}H、^{131}I 等）和治疗某些疾病（主要是 ^{131}I、^{153}Sm、^{32}P、^{90}Sr～^{90}Y 等）。此外，^{51}Cr、^{60}Co、^{55}Fe 和 ^{59}Fe 等也较为常用。放射性核素的医学应用，给人类带来了极大的利益，但也带来了一定的危害或潜在的危险。因此，在核医学（nuclear medicine）中的医疗照射也应遵循正当化、最优化的原则。这里所讲的最优化，意味着患者受到的照射剂量应当超过为提供必要的临床资料所需要的剂量。这可以通过限制给予的活度来控制。在估算所给予的活度时，必须考虑测量或显像仪器的类型、患者的体质、代谢特点及临床条件等。为了合理、准确地使用放射性核素，有必要了解医学常用放射性核素的毒理学。放射性碘和氚已在前章介绍，不再重复。

3.12.1　放射性锝的毒理学

3.12.1.1　辐射和化学特性

锝（technetium，T_C）的原子序数为 43，在元素周期表中与锰（Mn）和铼（Re）同属ⅦB族，其化学性质更近似于铼。锝是 1937 年利用回旋加速器以氘核轰击钼（Mo）取得的第一种人工放射性元素。它有 ^{90}Tc～^{108}Tc 和 ^{110}Tc 共 20 种同位素。

锝具有从 -1 到 +7 多种价态，其中最稳定的是 +7 价，在溶液中以 TcO_4 的形式存在。锝的另一个稳定价态是 +4 价，其余的价态仅在各种不同形式的络合物中才能见到。

低于+4 价的锝易氧化为+4 价，而+5、+6 价的锝离子易转化为+7 或+4 价。高锝酸的钠盐和铵盐易溶于水，而它的钾盐、铷盐及铯盐等的溶解度却很小。锝的同位素都是放射性核素，其中毒理学意义较大的是 ^{99}Tc 和 ^{99m}Tc。^{99}Tc 的物理半衰期为 2.13×10^5 年，比活度为 629 MBq/g，是 β 辐射源，β 粒子能量为 0.292 MeV（99%），可被普通玻璃所阻挡。^{99m}Tc 的物理半衰期为 6.02 h，是 γ 辐射源，其光子能量为 0.140 MeV（98.6%），适于做活体测量。

^{99m}Tc 因为具有理想的核衰变特性和适宜的物理半衰期（6.02 h），在核医学中被广泛应用。临床上使用的 ^{99m}Tc 是由 ^{99}Mo-^{99m}Tc 发生器中分离得到的，在生理盐水中以高锝酸钠（Na^{99}TcO$_4$）的形式存在，它可以口服或静脉注射的方式用于脑、甲状腺、腮腺、唾液腺、骨及关节的显像。此外，利用 ^{99m}Tc 的某些化合物及络合物可以进行肝、肾、肺、心、血池、脾、淋巴、骨髓、脑池、脊髓、骨骼等器官或组织的显像及肿瘤、炎症等病理组织的定位。迄今为止，仅有 ^{99m}Tc 可广泛地应用于人体各个器官和系统的显像。

3.12.1.2　体内代谢

（1）吸收

ICRP 第 30 号出版物推荐，锝元素的所有化合物自胃肠道的吸收率都是 80%。该资料同时指出，锝的少数放射性药物，如硫化锝等的吸收率较低。给人肌肉注入高锝酸钠，锝的吸收速度更快，且吸收率达 100%。

（2）分布

锝自血液的廓清速度极快，人的半廓清期为 3 h。锝离开血液后，选择性地浓集在唾液腺、甲状腺、胃及肠道（横结肠及降结肠含量较高），分布在肝及其他器官的量较少。但是，锝在小鼠肝脏的滞留份额较高，且排除缓慢。

临床观察和动物实验资料表明，锝的生物转运与无机碘基本相似，但也存在着某些差异。在静脉注入后的初期，锝与无机碘以大体上相等的程度浓集在唾液腺、甲状腺和胃黏膜；然而由唾液腺和胃黏膜分泌出来的锝和无机碘进入小肠后，无机碘被迅速地重吸收，而锝则滞留在小肠内。此外，在注入后 72 h 内，无机碘由尿中的排除量高达注入量的 98%，而锝的排除量一般不超过 60%。

（3）排除

不论是口服还是静脉注入，^{99m}Tc 自体内的排除途径主要为肾脏和肠道，在 72 h 内排除量约占摄入量的 60%。据估算，锝的生物半排期约为 48 h。

需要着重指出的是，在临床上，给妊娠或授乳妇女应用 ^{99m}Tc 标记药物时，应当特别慎重，因为有相当数量的 ^{99m}Tc 可通过胎盘或乳汁转移到胎体或婴儿体内。

ICRP 第 52 号出版物指出，为避免婴儿受到照射，产妇在接受 ^{99m}Tc -膦酸盐、^{99m}Tc -红细胞或 ^{99m}Tc-DTPA 等放射性药物后，至少在 4 h 内，不得给婴儿授乳；若是其他的 ^{99m}Tc -放射性药物，则在 12 h 内禁忌给婴儿授乳。

3.12.1.3　损伤效应

随着 ^{99m}Tc 放射性药物的应用范围日益扩大，婴儿由母乳中摄取 ^{99m}Tc 的研究已引起人们的极大关注。从现有资料来看，由母乳转移到婴儿体内的 ^{99m}Tc 数量是相当可观的。

例如，1 例哺乳期妇女，在静脉注入 $Na^{99m}TcO_4$（555 MBq）后 4 h，给婴儿授乳 1 次，转移到婴儿体内 ^{99m}Tc 的活度是 2.80 MBq。据此计算，婴儿的甲状腺、胃、大肠、小肠和全身的 ^{99m}Tc 吸收剂量分别是 3.00 mGy、1.00 mGy、2.48 mGy、1.00 mGy 和 0.12 mGy。因此，由乳汁摄入婴儿体内的 ^{99m}Tc 可能带来的危险值得重视。

^{99}Tc 对机体的损伤效应不同于 ^{99m}Tc，特别是在事故情况下大剂量摄入时，主要是化学毒性作用，而辐射作用的危害性要小得多，这与其辐射特性有关。ICRP 第 30 号出版物给出的 ^{99}Tc 的年摄入量限值为 200 MBq（317.9 mg）。动物实验资料表明，^{99}Tc 具有中等程度的化学毒性作用。

3.12.1.4　减少吸收和加速排除

（1）减少吸收

当大量高锝酸钠进入体内后，口服 KI，每天 100 mg，或高氯钾，每天 3 次，每次 100 mg，可减少或阻止锝的吸收，加速其由体内排除，从而降低它在甲状腺、胃肠道内的滞留。

（2）加速排除

大量饮水，以增加尿锝排除量；口服双氢克脲噻，每天 2 次，每次 50 mg。

若能在锝进入体内后尽早使用上述方法，则可大大减少锝在体内的沉积量，增加尿锝排除量；若延缓使用，则效果显著降低。

3.12.2　放射性碳的毒理学

3.12.2.1　辐射和化学特性

碳（carbon，C）的原子序数为 6，在元素周期表中属ⅣA族。碳是化学性质相当稳定的一种非金属元素，主要价态为 4 价。任何形式的单质碳或含碳的可燃物质在空气中燃烧均可生成二氧化碳气体。

碳是自然界分布最广的元素之一，又是构成某些无机化合物及一切有机化合物不可缺少的成分。

碳有 ^9C～^{19}C 共 11 种同位素，除 ^{12}C 及 ^{13}C 为稳定同位素外，其余的都是放射性同位素。其中以 ^{14}C 与环境及人的关系最为密切，其次是 ^{11}C。

^{14}C 的物理半衰期为 5 730 年，是纯 β 辐射源，释放的 β 粒子能量为 0.156 MeV（100%），比活度为 $1.57×10^{11}$ Bq/g。

^{11}C 的物理半衰期为 20.38 min，在衰变过程中，释放正电子，能量为 0.960 MeV。

^{14}C 作为示踪剂，在医学及生物学领域中应用十分广泛。用 ^{14}C 标记蛋白质、脂肪、氨基酸等，可观察这些物质在体内的代谢过程。用 ^{14}C 标记某种药物，可观察其在体内的代谢行径及由体内的排除情况。近年来，快速、高效分离技术的发展，使短半衰期同位素标记化合物的合成成为可能。例如，^{11}C 标记化合物用于临床进行符合测量和体外扫描，可提高测量的准确性及可靠性。加之它的半衰期短（20.38 min），患者接受的辐射剂量小，因此，^{14}C 的医学应用正受到各国的重视。

不论是天然生成的还是人为因素造成的，凡是进入环境中的 ^{14}C 都能在大气层或臭氧层中被氧化成 $^{14}CO_2$，然后借光合作用滞留在植物体内。大气层中的 ^{14}C 向陆生植物的转移系数是 1，陆生植物和海生植物（主要是浮游植物）对 ^{14}C 的浓集比例是 1∶9。植物体内的 ^{14}C 可转移到动物体内。

^{14}C 向人体的转移途径是：① 人直接吸入环境中的 $^{14}CO_2$；② 经口摄入含有 ^{14}C 的动、植物性食品。对在 1964—1965 年期间所做的尸检资料的分析表明，人体内的 ^{14}C 浓度比天然本底高 50%。

需要指出的是，直接吸入人体内的 $^{14}CO_2$，其危险性较小，因为它在血液中与碳酸氢盐生成稳定性极差的 $NaH^{14}CO_3$，在体内的滞留量很少。但是，经口摄入的 ^{14}C 化合物，在体内的滞留量将大大增加，与吸入相比，增加数十倍，乃至近百倍。因此，其构成的危险性值得引起重视。

3.12.2.2　体内代谢

（1）吸收

ICRP 第 30 号出版物指出，吸入的放射性一氧化碳（CO），有 40% 被吸收入血，并立即与血红蛋白相结合，其余的 60% 被呼出。吸入的二氧化碳（包括放射性二氧化碳），100% 被吸收入血。

大鼠实验表明，$Na_2^{14}CO_3$、$K_2^{14}CO_3$ 和 $NaH^{14}CO_3$ 自胃肠道的吸收率介于 90%～100%；而 $Ca^{14}CO_3$ 的吸收率不超过 85%，且吸收速度也比较缓慢。此外，经口摄入的 ^{14}C 标记的有机化合物，如 ^{14}C-葡萄糖、^{14}C-十八碳烯酸或 ^{14}C-奶油，自胃肠道的吸收率都是 100%，前者的半吸收期为 15 min，后两者分别是 1.5 h 和 3 h。ICRP 第 30 号出版物指出，食物中的碳，不论是放射性的还是稳定性的，自胃肠道的吸收率通常都超过 90%。放射性碳标记的有机化合物自胃肠道的吸收率为 100%。

（2）分布

碳是构成人体不可缺少的宏量元素之一。人体（按 70 kg 计）总碳含量为 16 kg，脂肪组织、骨骼肌和骨骼的碳含量分别是 9.6 kg、3.0 kg 和 0.7 kg。每天从食物和液体中摄入体内的碳为 0.3 kg。据估计，每天随稳定性碳进入人体内的放射性 ^{14}C 为 100 Bq，人体内的 ^{14}C 总活度为（34～36）$\times 10^2$ Bq，相当于人体内 ^{40}K 总活度的 50%，居第 2 位。

（3）排除

^{14}C 的无机化合物，如碳酸盐和碳酸氢盐，自体内的排除主要是以 $^{14}CO_2$ 的形式由呼吸道呼出体外。其特点是不但排除速度快，而且数量多。大鼠或犬经口摄入 $K_2^{14}CO_3$、$Ca^{14}CO_3$ 和 $NaH^{14}CO_3$ 后 4～24 h 内，以 $^{14}CO_2$ 形式排除的量占摄入量的 73%～95%。^{14}C 的有机化合物，如 ^{14}C-葡萄糖、^{14}C-十八碳烯酸和 ^{14}C-奶油，在体内大部分被氧化生成 $^{14}CO_2$ 后随呼气排出体外，但排除速度较缓慢，数量也较少。例如，大鼠经口摄入 ^{14}C 的有机化合物时，经过 24 h，随呼气排除的量分别占摄入量的 56%、30% 和 30%。

^{14}C 亦可经乳汁排除少部分。例如，乳牛和母山羊经口摄入 ^{14}C-葡萄糖（共 5 d），在 48 h 内，乳汁中的 ^{14}C 活度持续增高，于 72 h 达峰值，其后维持在这一水平上，相当于日摄入量的 26%。在停止摄入后，乳汁中的 ^{14}C 活度便迅速下降。

3.12.2.3　损伤效应

^{14}C 的有机化合物在体内的滞留量比无机化合物多，带来的危险性也较大。另外，在估计 ^{14}C 对机体的危害时，还必须考虑到它是参与机体碳代谢的一个长寿命放射性核素。

在 ^{14}C 化合物的生物转化过程中，^{14}C 可掺入 DNA 和 RNA 分子中。掺入 DNA 分子内的 ^{14}C，对 DNA 的损伤作用来自两个方面：一是 ^{14}C 衰变时释放的 β 粒子产生的电离作用；二是 ^{14}C 衰变后转变为 ^{14}N 的转换突变效应。后者可使 DNA 分子中含有 ^{14}C 的化学键发生断裂，造成基因点突变。这种突变仅仅与密码子的化学结构改变有关，并且一旦发生改变是很难进行修复的，或者根本不可能进行修复。

随着我国核能技术的快速发展，由人为因素造成的生物圈内 ^{14}C 的蓄积所带来的危害是值得关注的。但是，与自然发病率及其他电离辐射源相比较，^{14}C 的危害还是比较小的。

思考题

1. 放射毒理学的研究内容和研究意义是什么？
2. 简述放射性核素的分布类型。
3. 放射性核素分布和滞留的规律是什么？
4. 放射性核素的作用机制和作用特点有哪些？
5. 放射性核素内照射损伤的特点和分类有哪些？

参考文献

[1] 朱寿彭，李章 . 放射毒理学 [M]. 苏州：苏州大学出版社，2004.

[2] KLAASSEN C D. Casarett & Doull's toxicology：the basic science of poisons [M]. 4th ed. New York：McGraw Hill Education，1991.

[3] 张桥 . 卫生毒理学基础 [M]. 3 版 . 北京：人民卫生出版社，2001.

[4] ICRP. ICRP Publication 66：Human respiratory tract model for radiological protection [R]. London：Pergamom Press，1994.

[5] ICRP. ICRP Publication 100：Human alimentary tract model for radiological protection [R]. Amsterdam：Elsevier，2005.

[6] MCDIARMID M A，KEOGH J P，HOOPER F J，et al. Health effects of depleted uranium on exposed Gulf War veterans [J]. Environ Res，2000，82 (2)：168－180.

[7] 郭月凤，张慧芳 . 钚中毒治疗药物的研究现状 [J]. 辐射防护通讯，2008，28 (1)：8－14.

[8] GORDEN A E，XU J，RAYMOND K N，et al. The rational design of sequestering agents for plutonium and other actinideelements [J]. Chem Rev，2003，103 (11)：4207－4282.

[9] 上海市工业卫生研究所五室 703 促排组 . 钚的促排药物研究Ⅱ——703－26 对

钍-234 的促排效果［J］. 辐射防护，1977（z2）：72－75.

［10］United Nations Scientific Committee on the Effects of Atomic Radiation. UN-SCEAR 2008 Report to the General Assembly with Scientific Annexes，VOLUME I，Annex D：health effects due to radiation from the Chernobyl accident［R］. New York：United Nations，2011.

［11］周湘艳. 氚生物效应研究近期概况［J］. 中华放射医学与防护杂志，1986，6（1）：58－63.

［12］饶用清，龚曼丽，陈冠英，等. 氚化合物致体外培养人淋巴细胞染色体畸变的比较及剂量的关系［J］. 中华放射医学与防护杂志，1987，7（5）：329－335.

［13］潘中允. 临床核医学［M］. 北京：原子能出版社，1994.

［14］国际放射防护委员会. 国际放射防护委员会第 54 号出版物［R］. 李树德，译. 北京：原子能出版社，1990.

（周媛媛　王　进　蔡鹏飞　窦建瑞）

第 4 章　放射化学基础

　　自然界中存在着天然放射性核素，反应堆、加速器生产的放射性核素广泛应用于工业、农业、医学等领域，核爆、核事故及核电站和研究堆等核设施运行时会向环境中释放放射性核素，因此放射性核素无处不在。人类在利用核能和核技术的同时，放射性核素会对人类造成辐射损伤和环境污染的潜在危害。为充分发挥放射性核素的优势，减少放射性核素的潜在危害，保护环境和保障人类的生命健康，应开展放射性核素的制备、分离、标记和测量等研究工作，这些都是放射化学研究内容。本章放射化学基础主要介绍放射性核素的特征、放射性衰变平衡关系、放射化学分离方法、环境和医学应用中涉及的人们重点关注的放射性核素的元素性质及其分析测量方法。

4.1　概述

　　1898 年，玛丽·居里（M. S. Curie）和她的丈夫皮埃尔·居里（P. Curie）首先采用化学分离及放射性测量的方法相继发现了天然放射性元素钋和镭，并经 4 年的努力，于 1902 年成功地从数吨沥青铀矿渣中分离提取了 0.1 g 氯化镭，这标志着放射化学作为一门新学科的诞生。1934 年回国至国立北平研究院物理镭学研究所工作的郑大章开启了中国放射化学的发展。

4.1.1　放射化学的定义

　　放射化学是研究放射性物质及与原子核转变过程相关的化学问题的化学分支学科。放射化学主要研究内容包括：放射性核素在极低浓度时的化学状态，放射性核素的制备、分离、纯化、测量和鉴定，核转变产物的性质和行为，以及放射性核素在工业、农业、国防、医学等各个领域中的应用等。

4.1.2　放射性核素的特征

　　放射化学的研究对象主要是放射性物质，它有以下三个重要特点。

　　（1）放射性

　　放射性核素的放射性，既为化学研究提供了便利，也带来了一些弊端。

　　一方面，通过测量放射性，可使研究方法的灵敏度大大提高。例如，在普通的化学分析中，重量法和容量法的灵敏度仅为 $10^{-5} \sim 10^{-4}$ g，发射光谱法为 $10^{-9} \sim 10^{-8}$ g，即使是灵敏度很高的原子吸收光谱法，也只能达到 $10^{-11} \sim 10^{-9}$ g，而在放射化学研究中，用放射性测量法可鉴定出几十个甚至几个原子。此外，通过对放射性核素的"原子示踪"，可对整个化学过程和生物过程进行研究和观察。另一方面，放射性核素可能对工作人员产生内、外照射，引起辐射损伤；同时，放射性物质发射出粒子和射线与物质相互作用产生辐射化学效应，这可导致体系中放射性物质的物理化学状态发生变化。

（2）不稳定性

放射性核素由于不断自发地衰变并生成新的核素（衰变子体），以及其电离辐射引起辐射化学效应，因此研究体系组成和总量是不恒定的。

（3）极低浓度

在放射化学的许多研究工作中，放射性核素处于极低浓度范围内。特别是在环境放射性的研究工作中，这一特点更为明显。例如，人尿中钚的浓度仅为 $10^{-14}\,g/L$，海水样品中 ^{90}Sr 的浓度一般只有 $10^{-15}\,g/L$。

极低浓度状态下的放射性核素常常会表现出一些不同于常量物质的性质和行为，如容易被吸附在器皿壁或其他固体物质上，可被常量物质的沉淀所载带，容易形成放射性胶体溶液和放射性气溶胶，同时其电化学行为也有别于常量物质。这些性质既有不利于放射化学操作和造成危害的一面，又有可用来进行放射性核素的分离和制备等有利的一面。

许多固体物质，如玻璃、不锈钢、塑料、滤纸和纤维等，均能吸附溶液中的放射性核素，这在极低浓度放射性样品溶液的储存和化学操作过程中必须引起高度重视。影响固体物质吸附放射性核素的因素很多，如固体物质的种类和表面特性、放射性核素的性质和浓度、溶液的 pH 和其他组分的含量、接触时间等。一般不同材料的吸附能力有如下顺序：玻璃＞钢＞石英＞聚乙烯＞聚丙烯＞聚四氟乙烯。

为了减少化学实验室中接触最多的器皿——玻璃对微量放射性核素的吸附，通常可采用如下三种措施。

① 加载体（carrier）。加入能对微量放射性核素起载带作用的常量物质，它们通常是与所研究的放射性核素的化学性质相同或相似的稳定核素，使放射性核素被稀释，可大大减少放射性核素的吸附量。

② 提高溶液的酸度。在较高酸度下保存放射性溶液或进行操作，不仅可抑制高价态离子的水解，还可大大减少玻璃对放射性核素阳离子的吸附。值得注意的是，I^- 溶液酸性状态下易被氧化为 I_2，容易挥发造成损失。

③ 硅烷化（silicification）处理。用硅烷类化合物，如二甲基二氯硅烷（DMCS）等使玻璃表面形成一层疏水薄膜，从而减少对放射性核素的吸附。

滤纸也是一种能强烈吸附某些放射性核素的吸附剂，可用来净化和分离某些放射性核素。例如，在环境和生物样品的放射性监测中，就经常采用各种类型的滤纸（如普通纤维滤纸、活性炭滤纸和过氯乙烯超细纤维滤纸等）进行分离操作。因此，在放化分离操作中，必须考虑滤纸吸附可能引起的微量放射性核素的损失，一般不用它来去除放射性溶液中不溶的滤弃物，而主要将其用于过滤放射性沉淀物，以滤弃溶液或直接制源测量。例如，在分析测定 ^{131}I 时，就常以 $^{131}I\text{-}AgI$ 沉淀形式在滤纸上直接抽滤制源，再进行放射性测量。

4.1.3　放射性平衡

若长半衰期的放射性母体核素衰变产生短半衰期的放射性子体核素，而子体核素衰变产生长寿命的放射性核素或稳定核素，则随着母体核素的衰变，子体核素不断生长、衰变，直至子体核素活度达到最大，即达到放射性平衡。母体和子体的关系可描述为：

$$\frac{dN_2}{dt} = N_1\lambda_1 - N_2\lambda_2 \tag{4.1}$$

式中，N_1 为母体核素的原子数，N_2 为子体核素的原子数，λ_1 为母体核素的衰变常数，λ_2 为子体核素的衰变常数，$N_1\lambda_1$ 表示生成子体核素原子的速率，$N_2\lambda_2$ 表示子体核素原子的衰变率。

对式（4.1）积分，可得：

$$N_2 = \frac{k\lambda_1}{\lambda_2 - \lambda_1} N_1^0 (e^{-\lambda_1 t} - e^{-\lambda_2 t}) + N_2^0 e^{-\lambda_2 t} \tag{4.2}$$

式中，N_1^0 为母体核素的初始原子数，N_2^0 为子体核素的初始原子数，k 为母体核素原子衰变为子体核素的份额。

放射性核素原子数 N 和活度 A 有如下的关系式：

$$N = \frac{A}{\lambda} \tag{4.3}$$

以 A 代入关系式（4.2）则：

$$A_2 = \frac{k\lambda_2}{\lambda_2 - \lambda_1} A_1^0 (e^{-\lambda_1 t} - e^{-\lambda_2 t}) + A_2^0 e^{-\lambda_2 t} \tag{4.4}$$

式中，A_2 为 t 时刻子体核素的活度，A_1^0 为 $t=0$ 时刻母体核素的活度，A_2^0 为 $t=0$ 时刻子体核素的活度。式（4.4）是任何放射性母-子体核素间的通式。若 $t=0$ 时刻，$A_2^0 = 0$，则式（4.4）可简化为：

$$A_2 = \frac{k\lambda_2}{\lambda_2 - \lambda_1} A_1^0 (e^{-\lambda_1 t} - e^{-\lambda_2 t}) \tag{4.5}$$

母-子体放射性平衡有以下两种情况。

（1）长期平衡（secular equilibrium）

当母体的半衰期比子体的半衰期长得多时，即 $\lambda_2 \gg \lambda_1$ 时，母-子体之间的放射性平衡即为长期平衡。钇-90［^{90}Y］和锶-90［^{90}Sr］之间的平衡就属此种平衡，母体 ^{90}Sr 的 $T_{1/2} = 29.1$ 年，子体 ^{90}Y 的 $T_{1/2} = 64.1$ h。当积累时间达到 4～7 个子体的半衰期时，母-子体即可达到放射性平衡，若在 $t=0$ 时刻子体核素的放射性活度 A_2^0 为 0，$k=1$，此时式（4.4）可简化为：

$$A_2 = A_1^0 (e^{-\lambda_1 t} - e^{-\lambda_2 t}) = A_1^0 e^{-\lambda_1 t} = A_1 \tag{4.6}$$

也就是说，达到长期平衡时，子体和母体的活度相同，随后子体核素的活度按照母体核素的半衰期进行衰减。长期平衡的母-子体衰变与生长关系曲线见图 4.1。

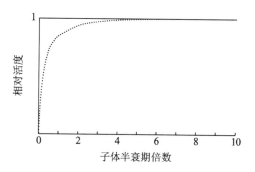

图 4.1 长期平衡时母-子体衰变与生长关系

在放射化学分析测量过程中，常常利用测量达到长期平衡的子体核素的活度反映母体核素的活度，如通过测量平衡后^{90}Y的活度反映母体^{90}Sr的活度，测量平衡后^{228}Ac的活度反映母体^{228}Ra的活度等。也可利用长期平衡制备放射性核素发生器，生产无载体的短半衰期的子体，如锶-90[^{90}Sr]-钇-90[^{90}Y]核素发生器。

（2）暂时平衡（transient equilibrium）

当母体半衰期比子体半衰期长，但又不算太长，即$\lambda_2 > \lambda_1$时，母-子体之间的放射性平衡即为暂时平衡。当t足够大，且A_2^0为0时，式（4.4）可简化为：

$$A_2 = \frac{k\lambda_2 A_1^0 (e^{-\lambda_1 t} - e^{-\lambda_2 t})}{\lambda_2 - \lambda_1} = \frac{k\lambda_2 A_1^0 e^{-\lambda_1 t}}{\lambda_2 - \lambda_1} = \frac{k\lambda_2}{\lambda_2 - \lambda_1} A_1 \tag{4.7}$$

$$\frac{A_2}{A_1} = \frac{k\lambda_2}{\lambda_2 - \lambda_1} = k\frac{T_1}{T_1 - T_2} \tag{4.8}$$

式中，T_1为母体核素的半衰期，T_2为子体核素的半衰期。

从式（4.7）和式（4.8）可以看出，当达到暂时平衡后，子体和母体两者的活度比保持不变，子体的活度就以此比值随母体活度的降低而降低。若$k=1$，暂时平衡的母-子体衰变与生长关系曲线见图 4.2。

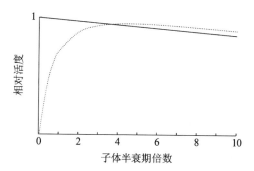

图 4.2 暂时平衡时母-子体衰变与生长关系

临床上最常用的钼-99[^{99}Mo]-锝-99m[^{99m}Tc]核素发生器就属这种平衡，其中母体^{99}Mo的$T_{1/2}$为66.02 h，子体^{99m}Tc的$T_{1/2}$为6.02 h。

4.2 放射性核素分离方法

迄今为止，已发现118种元素的3 200余种核素，这些核素中仅有279种是稳定的，其余都是放射性的。放射性核素通常总是与其母体、子体及其他放射性核素或稳定核素共存，因而在放射性物质的研究、分析和应用中，如核燃料的生产、反应堆乏燃料后处理、放射性核素和放射源的制备、放射性标记化合物及核药物的生产、环境和生物样品中放射性核素的测定等，首先遇到的是放射性物质的分离、浓集和纯化问题。由于这些分离对象大都含量低、共存组分多、体系复杂，且具有放射性，这就对分离方法在浓集倍数、分离效率和分离速度等方面提出了特殊的要求。随着现代科学技术的发展，分离手段也愈来愈先进，现已建立了许多快速、简便、高效和特异的新方法，但目前被广泛采用的仍然是共沉淀法、溶剂萃取法、色谱法、电化学分离法等基本分离方法。

4.2.1　放射化学分离中涉及的基本概念

（1）载体及反载体（carrier and re-carrier）

能从溶液中载带极低浓度放射性核素的常量物质称为载体。作为载体的物质必须和被载带的放射性物质具有相同的或相似的化学行为，且最终能与放射性物质一起被分离出来。载体有两类：一类是放射性核素的稳定同位素，称为同位素载体，如^{127}I 为^{131}I 的载体；另一类是放射性核素的化学类似物，称为非同位素载体，如镭没有稳定同位素，可用稳定的钡作为镭的载体。载体有两大功能：一是减少放射性核素在固体表面的吸附损失，二是用来计算分离过程中放射性核素的化学回收率。

在放射性物质分离体系中，除被分离的放射性核素外，其中往往还同时存在多种放射性杂质核素。为了减少分离过程对这些放射性杂质核素的载带，提高分离效率，在加入欲分离核素的载体之外，还加入放射性杂质核素的稳定同位素或化学类似物，以减少放射性杂质核素对被分离核素的污染，这些放射性杂质核素的稳定同位素或化学类似物即起反载带作用，称为反载体。例如，从^{90}Sr 和^{90}Y 中分离^{90}Y 时，往溶液中加入少量稳定的锶和钇，稳定锶的加入可减少^{90}Sr 对^{90}Y 的污染，这里所加入的稳定钇就是载体，稳定锶就是反载体。

（2）放射性纯度（radioactive purity）

放射性纯度是指在含有某种特定放射性核素的物质中，该核素及其短寿命子体的放射性活度占物质中总的放射性活度的比值。显然，产品的放射性纯度只与其中放射性杂质的量有关，而与非放射性物质的量无关。在放射化学分离过程中，要求最后测量的制品中放射性测量的核素的放射性纯度应足够高。

（3）放射化学纯度（radiochemical purity）

放射化学纯度简称放化纯度，指在一种放射性核素样品中，以某种特定的化学形态存在的放射性核素占该放射性核素的百分含量，与稳定核素和其他放射性核素无关。在放射性核素标记化合物中，要求标记化合物的放射化学纯度足够高。

（4）放射性比活度（specific radioactivity）

放射性比活度（S）简称比活度，是指单位质量的某种固体物质的放射性活度，即：

$$S = \frac{A}{m_A + m} \tag{4.9}$$

式中，A、m_A 分别是固体物质中某一种（类）放射性核素的活度和质量，m 是固体物质中稳定核素的质量，比活度常用单位为Bq/kg 或 Bq/mol。

通常情况下，m 远远大于 m_A，则：

$$S \approx A/m \tag{4.10}$$

对于无载体的放射性核素来讲，$m=0$，此时 S 为 A/m_A，达最大值 S_0，它是该放射性核素的一个特征常数。具体数据可参见有关专业图书。

（5）放射性浓度（radioactive concentration）

放射性浓度（C）是指单位容积的物质所具有的放射性活度，即：

$$C = \frac{A}{V} \tag{4.11}$$

式中，A 为放射性活度，V 为溶液或气体的体积。液体中放射性浓度常用的单位是Bq/mL 或 Bq/L，而气体中放射性浓度常用的单位是 Bq/m。

（6）分离系数（separation coefficient）

分离系数（α）是指物料中两种物质经过某一分离过程后分别在互不相溶的两相中的相对含量之比，它表示两种物质经过分离操作之后所达到的相互分离的程度：

$$\alpha = \frac{[A]_I / [A]_{II}}{[B]_I / [B]_{II}} = \frac{D_A}{D_B} \tag{4.12}$$

式中，$[A]_I$、$[B]_I$ 分别表示 A、B 两种物质在相 I 中的平衡浓度，$[A]_{II}$、$[B]_{II}$ 分别表示 A、B 在相 II 中的平衡浓度，D_A 和 D_B 分别表示 A、B 物质在 I、II 两相中的分配系数（分配系数是指某一物质在互不相溶的两相中达到平衡时，在两相中的表观浓度之比）。

α 越大于 1 或越小于 1，表示 A、B 两种物质越容易分离。若 $\alpha=1$，则表示 A、B 两种物质在此条件下无法分离。

（7）化学回收率（chemical yield）

化学回收率（Y）是衡量分离过程对欲分离核素回收效率的指标，它可用下式描述：

$$Y = \frac{制品中欲分离核素的总量}{原始物料中欲分离核素的总量} \times 100\% = \frac{A}{A_0} \times 100\% \tag{4.13}$$

式中，A_0、A 分别为原始物料和制品中欲分离核素的活度。

在放射性核素分离测定中，化学回收率主要用于对欲分离放射性核素在分离过程中的丢失量进行校正。因此，一般对化学回收率的要求首先是数值必须稳定，其次是 Y 值尽量高，应不低于 50%。Y 值愈高，对提高测定方法的检测限愈有利。

化学回收率的测定可通过以下三种方式进行：一是在载体存在下通过重量法求得，二是条件实验法，三是放射性示踪法。

① 重量法：当有载体存在时，制品中载体的量与料液中载体的量的比值就是载体的化学回收率。要使载体的化学回收率能够真正地反映欲分离放射性核素的化学回收率的水平，应使载体与被载带的放射性核素处于同一化学状态，也就是要求同位素交换完全。另外，重量法测定化学回收率还应注意称量的沉淀组成应固定；若样品本身存在载体，化学回收率计算时应予以考虑。

② 条件实验法：在实验开始前，用已知量（A_0）的同种放射性核素，按照同样的

分析程序进行分析，测量制品中欲分离核素的放射性活度（A），计算出化学回收率，作为样品分析中欲分离的放射性核素的化学回收率。

③ 放射性示踪法：用与欲分离放射性核素不同辐射类型的已知活度的放射性同位素作示踪剂，由于它们互为同位素，且测量互不干扰，示踪剂在制品和料液中的活度的比值可代表欲分离放射性核素的化学回收率。例如，用 ^{85}Sr 测定 ^{90}Sr 的化学回收率。

（8）净化系数（decontamination factor）

净化系数（DF）又称去污系数或去污因子，它是衡量分离过程对某种放射性杂质核素干扰去除程度的一种指标，可用下式表述：

$$DF = \frac{\text{原始物料中某种放射性杂质的总量／原始物料中欲分离核素的总量}}{\text{制品中某种放射性杂质的总量／制品中欲分离核素的总量}} \quad (4.14)$$

对各种干扰测定的放射性杂质核素的净化系数愈高，制品中放射性纯度就愈高，测定的欲分离核素放射性活度值就愈可靠。一般要求 DF$>10^3$ 以上。

4.2.2　共沉淀法

共沉淀法（coprecipitation method）是放射化学中应用最早的一种分离方法。但此法存在分离效率差、化学回收率低、废液量大、操作烦琐、生产工艺过程难于实现连续自动化等缺点，因此在工业规模的生产中，逐渐被溶剂萃取和色谱法等方法所取代。但共沉淀法具有方法和设备简单、对微量物质浓集系数高、可用于直接制源等优点，因此在环境和生物样品等放射性核素分析、废水处理等方面仍有着广泛的应用。

（1）基本原理

共沉淀法是利用微量物质能随常量物质一起生成沉淀的现象（即共沉淀现象）来进行分离、浓集和纯化微量物质的一种方法。

共沉淀法按沉淀类型的不同可分为无机共沉淀法和有机共沉淀法两类。无机共沉淀法又可分为共结晶共沉淀法和吸附共沉淀法。共结晶共沉淀法的特点是选择性较高、分离效果较好，可用于微量放射性核素的分离；而吸附共沉淀法则具有可同时浓集多种放射性物质的特点，广泛用于放射性废水和污染饮水的净化及简单体系中放射性物质的分离，但其选择性差，因此不适用于复杂体系中多种放射性核素特别是化学性质相似的元素之间的分离。

（2）分离技术

在共沉淀法中，要想获得较好的分离效果和较高的回收率，其关键在于以下因素。

① 正确选择载体和沉淀剂。

通常会根据欲分离核素的性质、分离体系的组成和分离净化的要求等条件来选择合适的载体和沉淀剂。就载体选择而言，一般应尽量选用同位素载体，如果欲分离的放射性核素没有稳定同位素，或者其稳定同位素的来源困难，则可选用非同位素载体。为了减少分离过程中放射性杂质对欲分离核素的污染，还必须加入反载体。载体的用量也要选择恰当。载体用量的多少应根据化学回收率的高低、放射性测量时射线自吸收的大小和样品测量盘面积大小等因素决定。通常，样品的载体用量为 5～20 mg。至于反载体的用量，也以每个样品约 10 mg 为宜。对于沉淀剂的选择一般考虑以下几个因素：沉淀剂与载体生成的沉淀溶解度要小，以求对欲分离核素载带完全；对杂质的载带少，净化系数高；沉淀性能好，易于固液分离；有利于后续的分离操作和制源测量。为使沉淀完全，加入的沉淀剂往往是过量的，但有时也不能加得过多，有些过量的沉淀剂可能会导致生成易溶络合物而使沉淀效果适得其反。例如，选用草酸沉淀钇时，草酸根的离子浓度应控制好，条件合适时形成 $Y_2(C_2O_4)_3 \cdot 9H_2O$ 沉淀。如果 $C_2O_4^{2-}$ 离子浓度过低，则草酸钇沉淀不完全；如果 $C_2O_4^{2-}$ 离子浓度过量，则草酸钇沉淀会与之形成络阴离子，沉淀溶解。

② 使载体与被载带核素同位素交换完全。

在共沉淀法中，为了充分载带欲分离核素，应使载体核素与被载带的欲分离核素具有完全相同的化学状态。但是，欲分离核素在溶液中的化学状态往往难以预知，这是因为欲分离核素在溶液中常常以多种化学状态存在，而射线对溶液的辐射化学作用也能导致欲分离核素的化学状态发生变化。因此在共沉淀之前，首先必须使溶液中的载体与欲分离核素处于相同的化学状态，即同位素交换完全。对于有多种化学状态存在的放射性核素，常常是加入一种化学状态的载体，通过氧化还原方法，把多种化学状态的放射性核素和其载体调整到同一化学状态。例如，在分析环境样品中的 [131]I 时，[131]I 可能以 I^-、I_2、IO_3^- 和 IO_4^- 等多种化学状态存在，若以 I^- 形式加入碘的载体，直接以 AgI 形式沉淀碘，这时稳定碘的化学回收率并不能完全代表样品中放射性碘的化学回收率。若使放射性碘和载体碘同位素交换完全，通常采用加强氧化剂（如次氯酸钠），在碱性条件下把所有各种化学状态的碘氧化到 +7，然后选用合适的还原剂（在酸性条件下用亚硝酸钠作还原剂）把 +7 价的碘还原至 -1 价，再以 AgI 形式沉淀碘，这时稳定碘的化学回收率就能够代表样品中放射性碘的化学回收率。

③ 提高共沉淀产物的纯度。

a. 加反载体或络合剂。事先加入一定量的各种放射性杂质核素的稳定同位素作反载体，可大大减少共沉淀对放射性杂质的吸附量。利用络合剂与欲分离核素（包括载体核素）和杂质核素在络合能力上的差异，使放射性杂质核素以络合物形式存在于溶液中，可提高共沉淀产物的纯度。

b. 控制溶液的 pH。在共沉淀法中，载体和被载带核素能否沉淀完全，载体化合物对微量核素吸附的强弱等都与溶液的酸度或 pH 密切相关。尤其是在氢氧化物吸附共沉淀中，微量核素化合物的溶解度及载体化合物表面的带电性质，都与溶液的 pH 有关。因此，控制溶液的 pH 至关重要。此外，在确保沉淀完全的条件下，适当提高溶液的酸度，可防止某些放射性杂质因水解形成胶体而被沉淀吸附。对于一些不易水解的阳离子杂质，提高溶液酸度，可增加 H^+ 的竞争吸附，从而把那些被沉淀吸附的阳离子杂质置换出来。

c. 加热。因为吸附是一个放热反应，升高温度有利于减少吸附，特别是对于无定形共沉淀来讲，可显著提高共沉淀产物的纯度。例如，在用氢氧化物沉淀分离锶和钇时，常常选用无 CO_2 的氨水（新鲜氨水）沉淀 Y^{3+}，形成 $Y(OH)_3$ 沉淀，然后加热煮沸，趁热过滤，从而减少 Sr^{2+} 在 $Y(OH)_3$ 沉淀表面的吸附，使锶和钇有效分离。

d. 改变氧化价态。在共沉淀过程中，许多无机或有机沉淀剂对不同氧化价态的离子往往具有不同的共沉淀行为，因此对于某些具有多种价态的元素，可采用改变价态的方法来实现分离并减少对共沉淀的沾污。例如，在 Am 与 Cm 的分离中，选择合适的氧化剂，可将 Am^{3+} 氧化为 AmO_2^{2+}，而 Cm 维持在 +3 价，再用 LaF_3 选择性地载带 Cm^{3+}，即可使 Cm 与 Am 得到良好的分离。

e. 进行多次沉淀。把析出的沉淀溶解后再次沉淀，经过多次反复，可提高对放射性杂质的净化。但沉淀次数不宜过多，以免操作过繁，使化学回收率降低，一般以 2～3 次为宜。

f. 洗涤沉淀。将沉淀进行过滤之后，用含有沉淀剂的溶液或选择对杂质具有很强去污能力的试剂洗涤沉淀，可进一步去除沉淀表面所吸附的杂质，提高分离效果。洗涤剂的用量可根据沉淀量的多少来确定，一般不宜太多，洗涤次数也以 2～3 次为宜。

（3）共沉淀法的应用

共沉淀法是目前分离和浓集微量放射性物质的常用方法之一，特别是在环境和生物样品的放射化学分析中有着广泛的应用。例如，在测定环境和生物样品的 ^{60}Co 时，常用稳定钴作载体，亚硝酸钾作沉淀剂，生成亚硝酸钴钾沉淀，以载带、浓集样品中的微量 ^{60}Co，然后将沉淀进一步纯化，测量 ^{60}Co 的 β 放射性（扣除 ^{40}K 的放射性贡献），即可求得样品中 ^{60}Co 的放射性活度。

共沉淀法也是净化放射性废水和沾污饮水的有效方法，其中常用的是铝、铁的氢氧化物或磷酸盐的吸附共沉淀。

4.2.3　溶剂萃取法

溶剂萃取法（solvent extraction method）是将溶于某一液相（如水相）的各种组分，通过它们在另一互不混溶的液相（如有机相）中的分配系数的不同而进行分离的一种方法。溶剂萃取法分离微量物质具有许多优点：方法简便，分离迅速，特别适用于短寿命放射性核素的分离；选择性和回收率高，分离效果较好，可用于制备无载体放射性物质及从大量杂质中有效地分离微量放射性核素；设备简单、操作方便，在工业生产中易实现连续操作和远距离自动控制；可供选用的萃取剂很多，而且还可以根据要求，合成多种性能优良的萃取剂等。上述优点是溶剂萃取法能得到广泛应用的重要原因。但溶剂萃取法也存在一些缺点：有机溶剂大都是易挥发、易燃、有毒的试剂，使用时要特别注意安全，萃取剂通常价格较贵、回收比较困难等。

（1）萃取的原理

萃取是指把欲分离的物质从水相转移至有机相的过程。少数萃取是根据物质在互不相溶的两相中溶解度的不同进行分离的物理分配过程，大多数萃取则是将被萃取物由亲水性转为疏水性萃合物的化学分配过程。例如，CCl_4 萃取水中 I_2 就是利用溶解度的不同进行萃取的；磷酸三丁酯（TBP）萃取铀（Ⅵ），就是将亲水性的 UO_2^{2+} 转化成为疏水性的 $UO_2(NO_3)_2 \cdot 2TBP$ 中性络合物（萃合物）而使其进入有机相的。

（2）萃取剂

通常把有机相中能将处于水相中的欲分离物质转移至有机相的有机试剂称为萃取剂。根据萃取原理的不同，萃取剂的种类可大致归纳如下（表 4.1）。

表 4.1　萃取剂种类及萃取原理一览表

种类		萃取原理	举例
惰性溶剂		简单分子萃取	CCl₄
萃取溶剂	中性含氧萃取剂	锌盐萃取	甲基异丁基酮（MIBK）
	中性磷类萃取剂	中性络合物萃取	磷酸三丁酯（TBP）
	酸性磷类萃取剂	阳离子交换萃取	二（2-乙基己基）磷酸（HDEHP）
	胺类萃取剂	阴离子交换萃取	混合三脂肪胺（N-235）、混合季铵盐（N-263）
	螯合萃取剂	螯合萃取	8-羟基喹啉
	冠状化合物类萃取剂	离子缔合萃取	15-冠-5、穴醚［2，1，1］

（3）萃取率

经萃取进入有机相的被萃取物的量占被萃取物在两相中总量的百分数即为该物质的萃取率（E），可用下式表示：

$$E = \frac{被萃取物在有机相中的量}{被萃取物在两相中的总量} \times 100\% \tag{4.15}$$

萃取率表征了萃取过程中有机相对被萃取物萃取的程度。当达到萃取平衡时，E 与分配系数 $D_{萃}$ 有如下关系：

$$E = \frac{D_{萃} R}{D_{萃} R + 1} \times 100\% \tag{4.16}$$

式中，$D_{萃}$ 为被萃取物的分配系数（$[M]_{有}/[M]_{水}$）；R 为相比，其为有机相与水相的体积之比，即 $V_{有}/V_{水}$。当 $R=1$ 时，称为等容萃取，$E = \frac{D_{萃}}{D_{萃}+1} \times 100\%$。

经过 n 次萃取后，被萃取物的总萃取率 $E_{n,总}$ 及在水相中的残留百分数 r_n 分别为：

$$E_{n,总} = \left[1 - \left(\frac{1}{D_{萃} R + 1}\right)^n\right] \times 100\% \tag{4.17}$$

$$r_n = \left(\frac{1}{D_{萃} R + 1}\right)^n \times 100\% \tag{4.18}$$

从以上公式可知，选用分配系数较大的萃取剂、适当提高相比和增加萃取次数均可提高萃取率。

（4）溶剂萃取分离条件的选择

溶剂萃取法的操作过程一般分为萃取、洗涤、反萃三个阶段。影响分离效果的因素有很多，如有机相的组成、水相介质的组成、相比、萃取次数、洗涤剂和反萃取剂的性质与使用条件等。下面简单讨论这些影响因素。

① 有机相的组成。

除了一些惰性萃取剂外，大部分的萃取剂需要与稀释剂配合使用，才能取得比较好的分离效果。稀释剂是指能与萃取剂完全互溶的惰性有机溶剂，其目的在于改善萃取剂的某些物理性能。在萃取过程中稀释剂不参加化学反应。因此，对其要求主要是黏度小，与水的比重差别大，挥发性低，与水溶液的互溶性小，且有利于萃合物进入有机相等。而对于萃取剂选择，应根据被萃取物的性质，恰当地选择合适的萃取剂。对萃取剂主要有如下要求：

a. 对欲萃取物的分配系数大，萃取容量大，选择性好，且易于反萃取。

b. 萃取反应速度快。

c. 黏度小，与水的比重差别大，互溶性小，相分离和流动性能好，不易形成第三相或发生乳化。

d. 具有较高的化学稳定性和辐照稳定性。

e. 毒性低，挥发性小，价格低廉，易于回收。

当然，要完全满足上述条件是困难的，通常只能根据实际情况加以选择。

② 水相介质的选择。

水相介质对萃取的影响很复杂。理想的水相介质应使欲萃取物质的分配系数足够大，而杂质的分配系数足够小，以达到较高的分离效果。水相介质的选择主要有如下方面。

a. 酸度和酸类。水相酸度对分配系数的影响很大。一般说来，锌盐萃取在水相酸度高时较为有利；中性磷类萃取剂也以在较高的酸度、适宜的酸类下萃取为好；螯合萃取剂和酸性磷类萃取剂则随着水相酸度上升，分配系数下降；其他萃取剂也都要求适宜的水相酸度，这可以通过实验来求得。通常，在保证萃取率足够高和不发生水解反应等前提下，应尽可能在较低酸度下进行萃取。在放射性物质分离中，常用的是硝酸和盐酸体系。

b. 掩蔽剂。对于某些性质相近的元素（如铀与钍、锆和铪等）及某些共存干扰元素的萃取分离，可以选择一种适宜的络合剂（又称掩蔽剂），使之与不希望被萃取的元素发生络合，以阻止它们进入有机相，从而提高有机相中欲萃取物的纯度。例如，在用分光光度法测定环境水中的微量铀时，水中的锆等杂质离子会干扰测定。因此，在用 TBP 萃取分离铀（Ⅵ）时，可以加入 EDTA 等作掩蔽剂，使之与锆等杂质离子络合，生成稳定的亲水性络合物而不被萃取，同时其并不影响铀（Ⅵ）的萃取。

c. 盐析剂。在萃取体系中，如果加入一种易溶于水相的盐类，它既不被萃取，又不与被萃取物发生络合，但可通过水合作用和同离子效应提高被萃取物的萃取率，这种盐类称为盐析剂。盐析剂常用于含氧类、中性磷类、胺类及冠状化合物类萃取剂的萃取分离。例如，在用 TBP 萃取水溶液中的铀（Ⅵ）时，加入硝酸铝，使铀（Ⅵ）的萃取率增加。盐析剂的选择不仅要考虑盐析效果，还必须考虑盐析剂对后续分离操作和最终被分离核素的性能有否影响。

③ 被萃取物的价态。

在萃取过程中，被萃取物的价态不同，其分配系数也有差异。因此，可借助于控制水相中各种物质的不同价态来实现分离。例如，用 TBP 萃取分离硝酸溶液中的铀和钚时，铀（Ⅵ）和钚（Ⅳ）以 $UO_2(NO_3)_2 \cdot 2TBP$ 和 $Pu(NO_3)_4 \cdot 2TBP$ 络合物形式很容易被 TBP 萃取，但由于 Pu（Ⅲ）难于被 TBP 萃取，因此可选择适宜的还原剂如氨基磺酸亚铁 $Fe(NH_2SO_3)_2$，将 Pu（Ⅳ）还原成 Pu（Ⅲ），使之被反萃出来，而铀的价态不变，仍留在有机相中，从而实现铀和钚的分离。这就是著名的 Purex 流程，在核燃料后处理工艺中已得到了应用。为减少放射性废物，Purex 工艺改进常采用无盐工艺，选择 U(Ⅳ)、盐酸羟胺等作为还原剂。为提高对乏燃料中次锕系元素的回收利用，可选择 TRPO 作为萃取剂，该乏燃料后处理流程称为 TRPO 流程。

④ 萃取次数与相比的选择。

增加萃取次数和相比均可提高萃取率。在实验室操作条件下，相比以 0.5～2 为宜，萃取次数以 1～3 次为宜。

⑤ 洗涤液和洗涤次数的选择。

洗涤的目的是除去萃入有机相中的杂质，以提高有机相中欲萃取物的纯度。因而洗涤液的选择原则是杂质的分配系数要小，使其易洗入水相；欲萃取物的分配系数要大，使其留在有机相。通常，可采用与萃取条件大致相同的水相来洗涤，也可采用对杂质选择性强的络合剂来洗涤。另外，洗涤次数增多，可提高去污效果，但欲萃取物的回收率会有所下降。因此，洗涤次数的选择必须兼顾净化效果和回收率。

⑥ 反萃取剂的选择。

反萃取剂是指能使被萃取物质从有机相返回水相溶液的试剂。除简单物理分配过程外，大部分反萃取过程是破坏萃合物，使之由疏水性物质转变成亲水性物质的过程。因此，最理想的反萃取剂是能将欲萃取物全部反萃到水相，而杂质仍保留在有机相，这样既可保证欲萃取物的回收率，又可进一步提高分离效果。对于锌盐萃取和铵盐萃取，常用水作反萃取剂。但对于易水解的金属离子，反萃取需要有适宜的酸度，以防止水解的发生；对于螯合萃取，常需要用含有亲水性络合剂的微酸性溶液作反萃取剂；对于稳定性极高的萃合物，有时采用络合剂也难以反萃取完全，则需要在反萃剂中加入某些氧化还原剂，以改变被萃取金属离子的价态，使之易从有机相中被反萃出来。

（5）萃取设备的选择

实验室放化分析中所使用的溶剂萃取设备比较简单，通常用离心萃取管或分液漏斗即可。在工业生产中，常采用脉冲萃取塔、混合澄清槽和离心萃取器等多级逆流连续萃取装置。

（6）萃取过程中的注意事项

在实验室萃取分离过程中，为了达到比较好的分离效果，应充分振荡；对于容易产生第三相或乳化的萃取体系，振荡不要过于剧烈，防止第三相或乳化产生；达到分配平衡后的萃取体系应保证有机相和水相有效分层，然后才能分离有机相和水相。与此同时，由于有机试剂容易挥发，且有的萃取过程中的化学反应还会有气体产生，因此在萃取过程中应注意适当放出容器中的气体，以免压力太大，使溶剂从容器中喷出。

4.2.4　色谱法

色谱法（chromatography），过去称色层法或层析法，它具有许多优点：选择性高，分离效果好，特别是对相似元素的分离可取得满意的分离效果；回收率高，这对浓集和提取微量元素具有特别重要的意义；可以分离无载体的放射性核素；设备简单，操作方便，便于远距离操作和防护。但是该方法也存在一些缺点：流速较慢，分离时间较长；固定相交换容量较小；有些固定相的热稳定性和辐照稳定性较差。这也使其应用受到了一定的限制。

4.2.4.1　色谱法的基本原理和分类

（1）基本原理

色谱法是利用混合物中各组分在固定相和流动相中亲和力的差异使各组分在两相之间分配不同来实现彼此分离的。当流动相连续流经固定相时，各组分在两相间进行反复多次分配，从而使亲和力差别即使很微小的各组分也能达到充分的分离。

（2）色谱法的分类

所有色谱系统都包括两个相，即固定相和流动相。按流动相物态的不同，色谱法可分为气相色谱法和液相色谱法；按固定相使用方式的不同，可分为柱色谱法、纸色谱法和薄层色谱法等；按分离过程原理的不同，可分为吸附色谱法、离子交换色谱法、萃取色谱法和凝胶色谱法等。

4.2.4.2　柱色谱法

柱色谱法按分离原理不同，可分为离子交换柱色谱法、吸附柱色谱法、萃取柱色谱法和凝胶渗透柱色谱法等，柱中的固定相分别为吸附剂、离子交换剂、色谱粉和凝胶等。

（1）离子交换柱色谱法

离子交换柱色谱法是利用某些固体物质中的可交换离子与溶液中的不同离子之间能发生交换反应来进行分离的一种方法。具有交换离子能力的固体物质称为离子交换剂，也就是固定相。

① 离子交换剂的选择。

离子交换剂种类很多，大致可分为无机离子交换剂和有机离子交换剂，它们又各自有天然和人工合成两种。人工合成的无机阳离子交换剂——磷钼酸铵（AMP）常常用于铯的分离。当然，目前应用最广泛的是人工合成有机离子交换剂，即离子交换树脂，它是多孔性高分子聚合物，按可交换离子功能团类型的不同又可分为如下三大类：阳离子交换树脂、阴离子交换树脂和特种离子交换树脂。阳离子交换树脂分为强酸性和弱酸性两种，阴离子交换树脂分为强碱性和弱碱性两种。选择强酸（碱）性或弱酸（碱）性树脂，主要考虑因素是离子的电荷及其交换亲和力。影响离子交换亲和力大小的因素很多，主要是离子的电荷数 Z 和离子的水合离子半径（$r_水$）。在常温和低浓度（<0.1 mol/L）条件下，离子交换亲和力随着离子的电荷数增大或水合离子半径（$r_水$）减小而增大。树脂粒度大小对分离效果和分离速度均有影响。一般说来，树脂粒度小，则离子交换速度快，柱效率高，分离效果好；但如果树脂粒度太小，则对流体的阻力过大，难以用于常压操作。一般情况下，选用60～120目的树脂粒度为宜。

② 离子交换树脂的预处理。

市售树脂的预处理包括筛分、用去离子水浸泡、漂洗，然后按酸、水、碱（对阴离子交换树脂）或碱、水、酸（对阳离子交换树脂）的程序进行浸泡和洗涤，最后用水洗至中性备用。

③ 装柱与转型。

装柱的方法可分为干法和湿法两种：干法是直接将离子交换树脂慢慢加入柱中，使之填实，再用适宜的溶剂洗涤，并将柱中气泡全部除尽；湿法是先在柱内装入一定体积的水，再打开下部活塞，同时把预处理过的树脂和水混匀注入柱内，让树脂自由沉降，直至达到所需高度为止。此法填充均匀，气泡少，因此一般装柱常采用湿法装柱。转型即根据分离要求的不同，将树脂中的可交换离子转换成所需的形式。阳离子交换树脂可转成 H^+、NH_4^+、Na^+ 和 Cu^{2+} 型等，阴离子交换树脂可转成 OH^-、NO_3^-、Cl^- 和 SO_4^{2-} 型等。

④ 分离操作。

离子交换柱色谱法的分离操作一般有以下几个步骤：吸附、洗涤、淋洗和树脂再生。首先将待分离的物质配制成合适体系，以适当的流速上柱吸附，然后用洗涤剂洗涤未被吸附的物质。分离操作的关键是选择合适的淋洗剂，把吸附的不同欲分离的离子分别解吸下来。淋洗剂的选择主要是确定淋洗剂的种类、浓度和酸度。常用的淋洗剂为各种无机酸、碱、盐类化合物的水溶液及有机络合剂如羟基酸络合剂（枸橼酸、乳酸及 α-羟基异丁酸等）和氨羧络合剂（EDTA、DTPA 等）。此外，上柱吸附、洗涤和淋洗流速也是影响分离效果的重要因素。离子交换树脂在再生后可反复多次使用，每次分离后用淋洗剂继续淋洗一段时间，把吸附的物质给淋洗下来，然后用去离子水洗至中性待用。

⑤ 离子交换法的应用。

环境中 ^{90}Sr 的分析就可采用离子交换法来进行锶和钙的分离，此法利用钙和锶与 EDTA、H_3Cit 形成的络合物与强酸性离子交换树脂的亲和力不同而实现锶与钙的分离。调节溶液 pH 至 4.0～5.0，溶液通过阳离子交换柱时，大部分钙能通过，而锶和部分钙被树脂所吸附，再用不同浓度和 pH 的 EDTA-NH_4Ac 溶液先后淋洗出钙和锶。锶的淋洗液经过处理后，可进行 ^{90}Sr 测量。

(2) 吸附柱色谱法

吸附柱色谱法又可分为液-固和气-固两种，这里介绍液-固色谱法。

① 基本原理。

吸附柱色谱法是利用溶液（流动相）在通过装有吸附剂（固定相）的柱子时，各组分吸附能力不同，在吸附剂上滞留程度也不同，从而实现各组分的分离的。

② 基本操作。

吸附柱色谱法的基本操作主要有以下几个步骤。

a. 吸附剂的选择和预处理。可选用的吸附剂很多，其吸附性能和应用范围各不相同。常用于放射化学分离的吸附剂有硅胶、氧化铝、活性炭和分子筛等，可针对被分离物质的特性及分离要求来进行选择。应注意吸附剂本身的物理化学性质，以防吸附剂发生溶解或与吸附质及其介质等发生化学反应。例如，氧化铝就有酸性（pH 为 3.5～4.5）、中性（pH 为 6.9～7.1）和碱性（pH 为 10～10.5）三种，选用时要注意与吸附质及其料液的酸碱性相适应。又如，用于 ^{99}Mo-^{99m}Tc 发生器的吸附剂就是酸性氧化铝。吸附剂的表面性质（如比表面及活性等）与吸附剂的原料、制备工艺、粒度和含水量等因素有关。通常应选用粒度较小且均匀、比表面大、活性强的吸附剂，还要注意吸附剂表面的极性。一般带电离子和极性分子的分离宜选用极性吸附剂。吸附剂选定后，需要进行预处理，包括用水和酸浸泡、洗涤及活化处理等。例如，氧化铝的预处理是将市售的氧化铝经粉碎、过筛后，用水和酸浸泡、洗涤，在 500～600 ℃下烘烤 4 h，然后在真空干燥器中冷却，即得到活性氧化铝。

b. 装柱。装柱的方法有湿法和干法两种，具体操作与离子交换柱色谱法相同。

c. 分离操作。常用的分离方法为淋洗法，即先将含有欲分离物质的料液吸附在色谱玻璃柱上，形成初始谱带，然后用适宜的淋洗剂解吸，使各组分的谱带距离拉大，最后彼此分开。淋洗剂应选择与欲分离物质有较高亲和力而与其他杂质亲和力小的溶液。淋洗的速度不可太快，否则组分之间难以充分分离，淋洗体积应很大；淋洗的速度也不宜太慢，太慢会发生纵向扩散，同样不利于分离。

（3）萃取柱色谱法

萃取柱色谱法可分为正相萃取柱色谱法和反相萃取柱色谱法两种。正相萃取柱色谱法中水溶液被吸附在吸附剂上作为固定相，有机萃取剂为流动相。此法的缺点是对无机物的分离效果差、有机萃取剂用量大、操作繁杂等，因此，此法一般只适用于微量有机物的分离。反相萃取柱色谱法是使有机萃取剂吸附在支持体上作为固定相，水溶液为流动相，由于它把溶剂萃取法和色谱法结合起来了，如同多级逆流萃取器一样，水相中欲分离物质在色谱柱中可进行多次分配，因而具有很高的分离效率，适于从水溶液中分离复杂的微量无机物。而且，由于固定相可反复使用，这就大大节省了有机萃取剂的用量。现在，人们习惯上只把反相萃取色谱法称作萃取色谱法。该方法的缺点是：与萃取法和离子交换柱色谱法比较，其交换容量小，只适于微量物质的分离；固定相会流失，致使柱容量逐渐下降，影响柱的稳定性和分离效果。

① 基本原理。

萃取柱色谱法是利用不同物质在固定相（萃取剂）和流动相（试样、淋洗剂）之间萃取分配系数的不同来达到彼此分离的。例如，试样中含有 A 和 B 两种物质，分配系数 $D_A < D_B$，则当试样流经萃取色谱柱时，因为 A 不容易被萃取，它下移的速度就比 B 快，形成上部为 B、下部为 A 的谱带，然后用适当的淋洗剂进行淋洗，就能从流出液中分别收集到 A 和 B 两种物质。

② 支持体与固定相。

在萃取柱色谱法中，将有机萃取剂吸附在惰性固体物质的表面，然后装入柱中。这种起着支持萃取剂作用的惰性固体物质称为支持体，萃取剂称为固定相，吸附了萃取剂的支持体称为色谱粉。对支持体的要求是：多孔结构，孔径均匀，比表面积大，粒度适宜，能吸附足够量的固定相且结合牢固，还应具有较好的化学稳定性、热稳定性和机械强度等。目前常用的支持体有以下几类：① 含硅无机化合物，如硅胶、硅藻土、玻璃粉等。这类支持体是亲水性的，因此在吸附萃取剂之前必须进行硅烷化处理。② 含氟塑料，如聚四氟乙烯粉、聚三氟氯乙烯（Kel-F）粉等。③ 聚乙烯类高分子聚合物，如聚乙烯粉、苯乙烯-二乙烯苯共聚物等。

对于作为固定相的萃取剂，主要要求是：对支持体具有较强的浸润能力，水溶性小，黏度小，对被分离物质的分配系数大，选择性好等。原则上，凡是用作溶剂萃取的萃取剂均可作固定相，其中应用最普遍的是中性磷类萃取剂（如 TBP）、酸性磷类萃取剂（如 HDEHP）和胺类萃取剂（如 TOA）等。

目前，萃取柱色谱法中出现了一种把固定相和支持体聚合在一起的萃淋树脂。所谓萃淋树脂通常是指以苯乙烯-二乙烯苯为骨架，其中含有某种萃取剂的大孔树脂的总称。它兼有萃取剂和离子交换树脂的优点，克服了萃取柱色谱法中萃取剂含量小且易流失的缺点。已经应用的萃淋树脂有中性磷类萃淋树脂（如 CL-TBP）、酸性磷类萃淋树脂（如 CL-P204）、螯合类萃淋树脂（如 CL-PMBP）、胺类萃淋树脂（如 CL-7301）等。

③ 基本操作。

a. 色谱柱的制备。

（a）调制色谱粉：选定支持体和固定相后，需要调制色谱粉。通常先用选定的稀释剂与萃取剂配制成有机溶剂，在不断搅拌下加到支持体中，使之充分混匀，然后置于红外灯下烘干即可。

（b）装柱：装柱的方法有湿法和干法两种，具体操作与离子交换柱色谱法相同。

b. 分离操作。

萃取柱色谱法分离操作的主要步骤为料液上柱萃取、洗涤和淋洗，其具体操作与离子交换柱色谱法大致相同。需要指出的是，为了减少萃取柱色谱法中萃取剂的流失，延长色谱柱的使用寿命，洗涤和淋洗操作所用的水相要用相应的萃取剂进行预平衡处理。

c. 条件选择。

影响萃取柱色谱法分离效果的因素很多，基本上与离子交换柱色谱法类似。下面仅就一些主要条件的选择作补充说明。

（a）支持体与固定相。首先，应根据分离物质和分离要求来选择支持体和固定相。选择支持体时，不仅要注意支持体的类型、粒度，还必须注意同一类型产品的规格。固定相的选择与溶剂萃取法萃取剂的选择基本相同。要强调的是，用作固定相的萃取剂对支持体的浸润性能要好，能牢固地被支持体吸附，不易流失。通常选用的固定相都是一些沸点、相对分子质量、黏度较高的有机萃取剂，先用合适的有机溶剂稀释，才能用于调制色谱粉。

（b）流动相。在萃取柱色谱法中，凡流经固定相的溶液，包括料液、洗涤剂、淋洗剂，统称为流动相。这些溶液的条件，如酸的种类、酸度、掩蔽剂和盐析剂的浓度等，与溶剂萃取法中的条件选择相似。

④ 应用。

萃取柱色谱法由于分离效率高，操作简便、快速，已成为分离微量放射性物质和相似元素的一种有效手段。例如，对稀土元素的分离，可将料液通过经硅烷化处理的硅胶作支持体、TBP 作固定相的色谱柱，后用 15.1 mol/L HNO_3 作淋洗剂，即可把稀土元素逐个淋洗下来。

（4）凝胶渗透柱色谱法

凝胶渗透柱色谱法是利用交联、聚合而形成的表面惰性的多孔物质凝胶，经泡胀后具有一定孔径的三维网状结构，其网孔可使一定大小的分子渗透入内，较大的分子不能进入网孔，可不受阻滞地通过色谱柱，从而达到分离不同大小分子的目的。

凝胶渗透柱色谱法分离的关键是凝胶。常用的凝胶有葡聚糖凝胶（Sephadex）、聚丙烯酰胺凝胶（Bio-GelP）、琼脂糖（Sepharos 和 Bio-Glas）、二乙烯苯凝胶等。其中，葡聚糖凝胶是生物化学领域中应用最广的凝胶。它是先用细菌发酵将蔗糖合成相对分子质量为 $1 \times 10^7 \sim 3 \times 10^8$ 的葡聚糖，再用稀盐酸分解成平均相对分子质量为 $4 \times 10^4 \sim 20 \times 10^4$ 的葡聚糖，然后用环氧丙烷交联成型。选择适宜的条件，可控制交联度和网孔的大小。葡聚糖凝胶常用水溶胀，也可用乙二醇、二甲亚砜或甲酰胺溶胀，一般浸泡时间为 $6 \sim 24$ h，用倾泻法漂去细微颗粒即可装柱使用。

凝胶渗透柱色谱法的优点是：不依赖流动相和固定相的相互作用，因此操作简单，无需梯度淋洗装置；试样在色谱柱中的保留时间比其他色谱法短得多，因而淋洗峰相对较窄，有利于检测；无须依赖固定相，因此分离容量比其他色谱法大得多，且回收率高，副反应少，凝胶使用寿命长。其缺点是：淋洗峰的容量小，不能分离分子大小相近的物质。

凝胶渗透柱色谱法的基本操作与离子交换柱色谱法大致相同，不再赘述。

（5）高效液相色谱法

高效液相色谱法（HPLC）是以液体为流动相、固态或液态物质为固定相的色谱方法。由于设备采用了具有高压泵（$100 \sim 500$ kg/cm²）、高流速 [$10 \sim 25$ mL/(cm² · min)]、高效固定相和高灵敏度的检测器，从而具有分离速度快、效果好的特点。

高效液相色谱法一般采用不锈钢柱子，固体固定相的粒度小于 20 μm。由于操作压力高，因此对设备的要求也高。它需要特别的耐高压的色谱柱、泵、阀门和液槽等设备，以适应流速快、控制要求严的特点。

目前，许多生化物质的分离都用高效液相色谱，而且根据不同分离对象可更换适宜的色谱柱，灵活、方便，因而应用广泛。此外，HPLC 配备不同的检测器，还可用于分析。例如，在放射性药物的研制中，HPLC 连接放射性探测器，可用来进行标记物的放射性纯度测定。

4.2.4.3　纸色谱法

纸色谱法是用色谱纸或以萃取剂、液体离子交换剂吸附在色谱纸上作固定相，用有机溶剂或水溶液作流动相来分离不同物质的一种色谱分离方法。纸色谱法分离操作一般包括点样和展开两个步骤。纸色谱法分离示意图如图 4.3 所示。

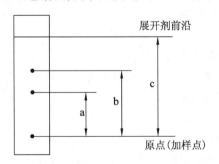

图 4.3　纸色谱法分离示意图

样品被点在原点，干后将色谱纸浸入展开剂中，原点离展开剂液面 1 cm 以上。在色谱纸的毛细作用下，展开剂带着样品中的不同组分以不同的速度向另一端移动。各组分在色谱纸上移动的情况可用比移值（R_f）来表示：

$$R_f = \frac{\text{某组分移动的距离}}{\text{展开剂前沿移动的距离}} \tag{4.19}$$

A、B 两组分的 R_f 分别为 a/c 和 b/c。R_f 相差越大，表示 A、B 两种组分越容易分离。

纸色谱法的测量可采用放射性扫描色谱仪进行测量，也可把色谱纸按一定间距剪下进行放射性测量。

4.2.4.4　薄层色谱法

薄层色谱法是将固定相均匀涂覆在一块玻璃板或塑料板上，形成薄层，然后将样品滴在薄层的一端（即原点），用适宜的展开剂作流动相，借助于毛细作用，使不同组分随流动相展开，以达到分离的目的。该方法结合了柱色谱法和纸色谱法的优点，但由于薄层制作的重现性较差，这限制了它的应用。

纸色谱法与薄层色谱法常常用于微量物质的分离和标记化合物的放射化学纯度的测定。这两种方法的具体分离操作步骤可参考有关专业书。

4.2.5　电化学分离法

电化学分离法是利用元素的电化学行为不同进行分离的各种方法的统称。在电化学分离中，只有被分离的两个元素之间的电极电位相差较大时，分离才可能完全。因此，作为分离方法其应用并不广泛，但制备放射源常常会用到电化学分离法。

但是，放射性物质的电化学分离操作与常量物质的不尽相同。由于一般放射性物质的浓度非常低，有时甚至不能够以一个单原子层铺满电极，因而电极本身的性质及其表面状态会对电化学过程产生明显的影响。在放射性活度很大时，辐射化学效应有可能影响着电化学过程。

常用的电化学分离法主要有电化学置换法、电解沉积法和纸上电泳法等。

4.2.5.1　电化学置换法

电化学置换法是利用欲分离物质的离子在电极上自发发生氧化还原反应来实现分离的一种电化学分离法。其基本原理是选择合适的金属作电极（阴极），使该金属电极的电位低于欲分离元素的还原电位而高于溶液中其他杂质元素的还原电位，则欲分离元素就能自发地与该金属电极发生电化学置换反应，在金属电极表面上析出。例如，在反应堆照射铋靶制备 ^{210}Po 时，可选用铜片作电极将 ^{210}Po 与靶材料 ^{209}Bi 分开。因为铋、铜和钋三者的标准电位分别为 $+0.23$ V、$+0.34$ V 和 $+0.765$ V，铜的标准电极电位值正好低于钋而高于铋。因此，^{210}Po 能自发地在铜片表面上析出，而 ^{209}Bi 仍留在溶液中，从而实现钋与铋的分离。

金属离子的还原电位（E）除与其标准还原电位 E^0 有关外，还与溶液中离子浓度有关。

$$E = E^0 + 0.059 \frac{\lg[M]}{n} \tag{4.20}$$

式中，$[M]$ 为金属离子的浓度，n 为金属离子析出时得到的电子数。

从式（4.20）中可以看出，对金属离子浓度的控制可改变金属离子的还原电位，从而保证欲分离元素能完全析出，并与其他杂质元素分离。例如，用银片作电极分离测定^{210}Po，银的标准还原电位为$+0.80$ V，比钋的标准还原电位（$+0.765$ V）高，似乎钋不可能在银片上自发沉积。但如果通过向溶液中加入CN^-络合剂或Cl^-，使得溶液中的Ag^+生成$[Ag(CN)_2]^-$和$AgCl\downarrow$，从而维持溶液中的$[Ag^+]$在低浓度，可保证^{210}Po在银片完全自发析出。

4.2.5.2　电解沉积法

　　电解沉积法是利用欲分离物质的离子在外界电压作用下，在电极上发生氧化还原反应即电解来实现分离的方法。其基本原理是：不同金属离子在溶液中开始电解时，所需外界最低电压（即临界沉积电势）不同，只要选择适宜的外加电压，使阴极的电极电位低于欲分离金属离子的临界沉积电势，而高于其他杂质离子的临界沉积电势，就可使欲分离金属离子选择性地在电极上析出，从而达到分离的目的。目前，电解沉积法主要用来制备放射性核素电镀源。

4.2.5.3　纸上电泳法

　　纸上电泳法是用纸作支持体的电泳法。其原理是在外加电场作用下，利用不同离子或带电质点在浸透了电解质的纸上迁移方向和速度的不同来达到分离的目的。纸上电泳装置如图4.4所示。它具有快速、简便、分离效果好等优点，适用于微量放射性核素离子的分离和鉴定。

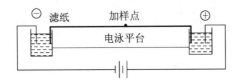

图 4.4　纸上电泳装置示意图

4.3　天然放射性元素化学

　　自然界存在的放射性核素中包括半衰期与地球的年龄（约为4.5×10^9年）接近或相比更长的核素，天然核反应不断发生的放射性核素，以及以^{238}U、^{235}U和^{232}Th为起始核素的三个天然放射系衰变产生的放射性核素。放射性核素与其稳定同位素具有相同的化学性质。本部分介绍天然放射系，以及铀、钍、镭、氡、氚、碳-14和钾-40化学。

4.3.1　天然放射系

　　自然界中^{238}U、^{235}U和^{232}Th半衰期分别为4.468×10^9年、7.038×10^8年和1.41×10^{10}年，与地球的年龄（约为4.5×10^9年）接近或相比更长，它们衰变的子体可与U和Th共存，并按母体核素及其衰变途径的不同形成三个放射系，分别为以^{238}U为起始核素的铀系（$4n+2$系）、以^{235}U为起始核素的锕系（$4n+3$系）和以^{232}Th为起始核素的钍系（$4n$系），如表4.2和图4.5、图4.6、图4.7所示。这三个放射系称为天然放射系。

表 4.2　放射系衰变规律

放射系名称	起始核素	终止核素	质量变化规律（4n+N）	衰变链中的射气
铀系	$^{238}_{92}U$	$^{206}_{82}Pb$	$4n+2$（n 为 51～59）	^{222}Rn
锕系	$^{235}_{92}U$	$^{207}_{82}Pb$	$4n+3$（n 为 51～58）	^{219}Rn
钍系	$^{232}_{90}Th$	$^{208}_{82}Pb$	$4n$（n 为 52～58）	^{220}Rn

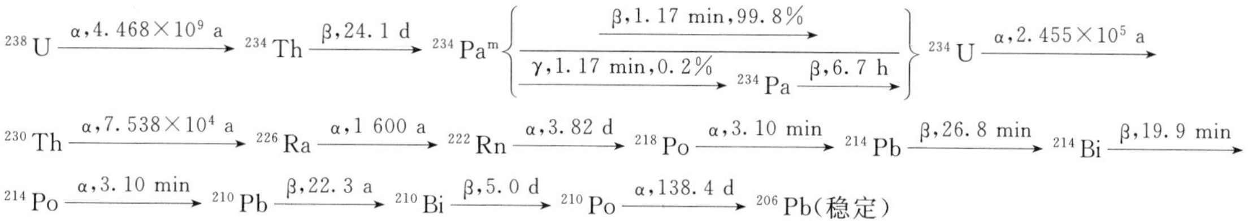

$^{238}U \xrightarrow{\alpha,4.468\times10^9\,a} {}^{234}Th \xrightarrow{\beta,24.1\,d} {}^{234}Pa^m \begin{cases} \xrightarrow{\beta,1.17\,min,99.8\%} \\ \xrightarrow[{}^{234}Pa]{\gamma,1.17\,min,0.2\%}\xrightarrow{\beta,6.7\,h} \end{cases} {}^{234}U \xrightarrow{\alpha,2.455\times10^5\,a}$

$^{230}Th \xrightarrow{\alpha,7.538\times10^4\,a} {}^{226}Ra \xrightarrow{\alpha,1\,600\,a} {}^{222}Rn \xrightarrow{\alpha,3.82\,d} {}^{218}Po \xrightarrow{\alpha,3.10\,min} {}^{214}Pb \xrightarrow{\beta,26.8\,min} {}^{214}Bi \xrightarrow{\beta,19.9\,min}$

$^{214}Po \xrightarrow{\alpha,3.10\,min} {}^{210}Pb \xrightarrow{\beta,22.3\,a} {}^{210}Bi \xrightarrow{\beta,5.0\,d} {}^{210}Po \xrightarrow{\alpha,138.4\,d} {}^{206}Pb(稳定)$

图 4.5　铀系衰变途径

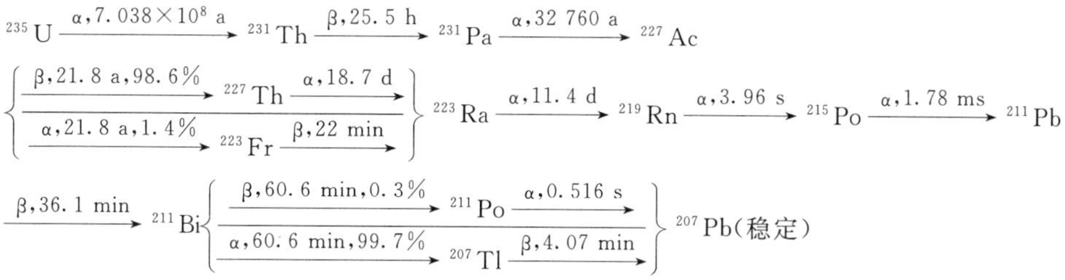

$^{235}U \xrightarrow{\alpha,7.038\times10^8\,a} {}^{231}Th \xrightarrow{\beta,25.5\,h} {}^{231}Pa \xrightarrow{\alpha,32\,760\,a} {}^{227}Ac$

$\begin{cases} \xrightarrow{\beta,21.8\,a,98.6\%}{}^{227}Th \xrightarrow{\alpha,18.7\,d} \\ \xrightarrow{\alpha,21.8\,a,1.4\%}{}^{223}Fr \xrightarrow{\beta,22\,min} \end{cases} {}^{223}Ra \xrightarrow{\alpha,11.4\,d} {}^{219}Rn \xrightarrow{\alpha,3.96\,s} {}^{215}Po \xrightarrow{\alpha,1.78\,ms} {}^{211}Pb$

$\xrightarrow{\beta,36.1\,min} {}^{211}Bi \begin{cases} \xrightarrow{\beta,60.6\,min,0.3\%}{}^{211}Po \xrightarrow{\alpha,0.516\,s} \\ \xrightarrow{\alpha,60.6\,min,99.7\%}{}^{207}Tl \xrightarrow{\beta,4.07\,min} \end{cases} {}^{207}Pb(稳定)$

图 4.6　锕系衰变途径

$^{232}Th \xrightarrow{\alpha,1.4\times10^{10}\,a} {}^{228}Ra \xrightarrow{\beta,5.57\,a} {}^{228}Ac \xrightarrow{\beta,6.13\,h} {}^{228}Th \xrightarrow{\alpha,1.913\,a} {}^{224}Ra \xrightarrow{\alpha,3.64\,d} {}^{220}Rn \xrightarrow{\alpha,55.6\,s}$

$^{216}Po \xrightarrow{\alpha,0.150\,s} {}^{212}Pb \xrightarrow{\beta,10.64\,h} {}^{212}Bi \begin{cases} \xrightarrow{\alpha,60.6\,min,35.9\%}{}^{208}Tl \xrightarrow{\beta,3.1\,min} \\ \xrightarrow{\beta,60.6\,min,64.1\%}{}^{212}Po \xrightarrow{\alpha,3.05\times10^{-7}\,s} \end{cases} {}^{208}Pb(稳定)$

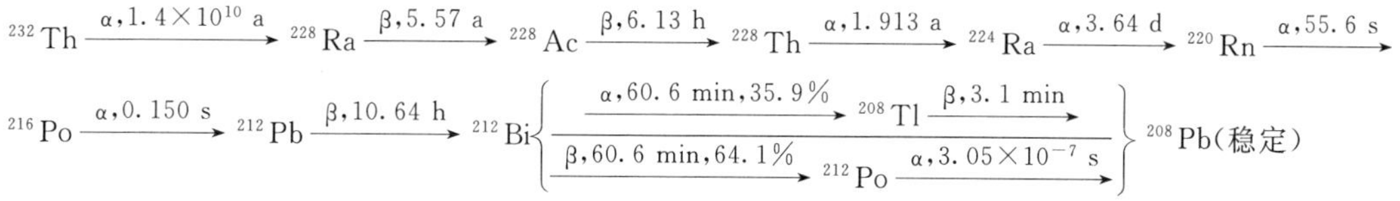

图 4.7　钍系衰变途径

　　三个天然放射系具有以下特点：① 起始核素的半衰期长，与地球年龄接近或相比更长；② 各放射系成员的质量数与起始核素的质量数相差为 4 的倍数；③ 放射系衰变链中都有氡射气，会产生放射性淀质；④ 衰变链最终的稳定核素都是 Pb 的稳定同位素。

4.3.2　铀化学

　　铀（uranium，U）是 92 号元素，共有 26 种放射性同位素，其中只有^{238}U、^{235}U和^{234}U 3 种核素是天然存在的，它们组成了天然铀，其丰度分别为 99.275%、0.720% 和 0.005%。提高天然铀中^{235}U含量的过程称为铀的浓缩，其产品为浓缩铀，留下的铀则称为贫铀。表 4.3 列出了天然铀同位素的一些核特性。

表 4.3　天然铀同位素的一些核特性

同位素	半衰期	衰变方式	粒子主要能量/MeV（%）
^{238}U	4.468×10^9 a	α	4.198（79），4.151（21）
^{235}U	7.038×10^8 a	α	4.397（57），4.366（17）
^{234}U	2.455×10^5 a	α	4.774（71.4），4.722（22.4）

（1）金属铀的性质

金属铀是一种质软且具有一定延展性的银白色致密金属，其密度为 19.04 g/cm³，熔点为 1 132 ℃。

金属铀的化学性质很活泼，能与大多数非金属元素起反应，并且具有很强的还原性。金属铀易溶于 HNO_3 生成 $UO_2(NO_3)_2$；也能溶于盐酸生成 UCl_4；与 H_2SO_4 反应缓慢，但当有 H_2O_2、HNO_3 等氧化剂存在时，能与稀 H_2SO_4 作用生成 UO_2SO_4。金属铀与碱性溶液不起作用，但能与含 H_2O_2 或 Na_2O_2 的碱性溶液作用，生成可溶性的过铀酸盐。

（2）铀的化合物

铀在不同情况下，可以形成从 +3～+6 价的各种铀的化合物。铀的主要氧化物有 UO_2、U_3O_8、UO_3 和 UO_4 等，其中最稳定的是 U_3O_8，可作为重量法测量铀的基准化合物。UF_6 是一种白色晶体，易升华，常压下其升华点为 56.5 ℃。此特性被用于气体扩散法和离心机法富集天然铀中的 ^{235}U。值得注意的是，UF_6 能与水或水蒸气强烈反应产生极毒且腐蚀性强的气体 UO_2F_2，可引起对玻璃、石英等器皿的腐蚀。铀的硝酸铀酰盐〔$UO_2(NO_3)_2$〕带有结晶水，组成不固定，但易溶于水。铀酰盐在碱性条件下，可生成难溶性重铀酰盐如 $(NH_4)_2U_2O_7$，可用于分离和浓集铀；而重铀酰盐在酸性条件下可重新转变为铀酰盐。

（3）铀的水溶性化学

铀在水溶液中能以 U^{3+}、U^{4+}、UO_2^+ 和 UO_2^{2+} 四种价态的离子存在，其中以 UO_2^{2+} 稳定性最高，U^{4+} 仅能在酸性溶液中稳定存在，而 U^{3+} 和 UO_2^+ 通常不稳定。UO_2^+ 在酸性溶液中能发生歧化反应，生成 U^{4+} 和 UO_2^{2+}：

$$2UO_2^+ + 4H^+ \longrightarrow U^{4+} + UO_2^{2+} + 2H_2O$$

各种铀离子的水解能力取决于其离子势，铀离子的水解能力按以下顺序递增：

$$UO_2^+ < U^{3+} < UO_2^{2+} < U^{4+}$$

其中 U^{4+} 最容易发生水解，当 pH=2 时就会发生水解；而 UO_2^{2+} 在 pH>3 时才开始发生水解。

U^{4+} 和 UO_2^{2+} 能与许多无机酸根如 F^-、NO_3^-、Cl^-、CO_3^{2-} 和 SO_4^{2-} 等形成无机络合物。U^{4+} 的络合能力比 UO_2^{2+} 强，但具有实用意义的却是 UO_2^{2+} 所形成的络合物，如 UO_2^{2+} 与 SO_4^{2-}、Cl^-、$C_2O_4^{2-}$ 和 CO_3^{2-} 等酸根形成的阴离子络合物。在铀水冶厂和环境样品的监测中，工作人员常利用强碱性阴离子交换树脂吸附铀的络阴离子如 $UO_2Cl_4^{2-}$、$UO_2(SO_4)_2^{2-}$ 和 $UO_2(CO_3)_3^{4-}$ 等，以达到分离、回收和浓集铀的目的。实验证明，$NaHCO_3$ 是防治早期铀中毒的有效药物。U^{4+} 和 UO_2^{2+} 还能与酒石酸、柠檬酸和氨羧络合剂等有机试剂形成相当稳定且易溶于水的络合物，其中氨羧络合剂如 EDTA 和 DTPA 等在临床上常作铀的促排药物。在放射卫生防护中，可采用 pH＝9 的 5% EDTA 溶液对铀污染的物体表面进行去污。U^{4+} 和 UO_2^{2+} 能与 β-二酮类、有机酸类、8-羟基喹啉和偶氮类等有机试剂形成各种有色络合物；与酯类（如乙酸乙酯）、醚类（如二乙醚）、酮类（如 TTA）和含磷有机物（如 TBP）等形成易溶于有机溶剂的络合物。这些络合物常用于铀的化学分离和测定。

（4）天然铀的分析测定

常用的天然铀的浓集分离方法有吸附共沉淀法、萃取法、离子交换法和萃取柱色谱法等，特别是萃淋树脂色谱法在微量铀的浓集分离中得到了迅速发展。目前常用的萃淋树脂有 CL-TBP 和 CL-N-263 等。

微量铀的测定主要有分光光度法、荧光法、电感耦合等离子体原子发射光谱法、电感耦合等离子体质谱法和放射性分析法等。

① 分光光度法：分光光度法是利用 U^{4+} 和 UO_2^{2+} 与某些显色剂能形成有色络合物，该络合物对一定波长的光有最大吸收，其吸光度与铀含量在一定浓度范围内成正比关系来进行铀的分析测定。

常用的显色剂主要有双偶氮变色酸类（如偶氮胂Ⅲ）和吡啶偶氮类（如 Br-PADAP）等。

偶氮胂Ⅲ（ASAⅢ），俗称铀试剂Ⅲ，它在低酸度（pH＝1～3）介质中能与 UO_2^{2+} 形成 1∶1 的绿色络合物，该络合物在波长 665 nm 处有最大吸收峰，摩尔吸光系数 κ 值为 $5.3×10^3$ m²/mol。在强酸（4～8 mol/L HCl）介质中，偶氮胂Ⅲ与 U^{4+} 能形成 2∶1 或 3∶1 的稳定络合物，该络合物在波长 665 nm 处有最大吸收峰，摩尔吸光系数 κ 值为 $1×10^4$ m²/mol。这需要在测定前用还原剂（如锌粒等）将 UO_2^{2+} 还原为 U^{4+}。

② 荧光法：荧光法是利用铀在外来光源的激发下发出特征的荧光来进行铀的分析测定。

a. 固体荧光法：该法是利用 UO_2^{2+} 与某些熔剂（如 NaF 等）在适宜温度下混熔后制成的珠球在紫外线（波长 365 nm）激发下发出黄绿色荧光，其荧光强度与熔珠中的铀含量在一定范围内（10^{-10}～10^{-5}g）成正比关系来进行铀的测定。但铀的荧光强度不仅与熔珠中的铀含量有关，还与熔剂的性质、熔融时间和温度以及冷却时间和速度等因素有关。

b. 激光荧光法：该法是在特定的化学体系中，利用 UO_2^{2+} 与铀荧光增强剂生成一种简单的络合物，在氮激光器发射的波长为 337 nm 的单色光激发下，能产生一种具有特征的黄绿色荧光，其荧光强度与样品中的铀含量在一定范围内成正比关系来进行铀的测定。

③ 电感耦合等离子体原子发射光谱法（inductively coupled plasma atomic emission spectrometry，ICP-AES）：该法是以电感耦合高频等离子体为激发光源，利用铀元素的原子或离子发射特征光谱来进行铀元素的定性与定量分析。该方法可同时对其他元素进行定性和定量分析。

④ 电感耦合等离子体质谱法（inductively coupled plasma mass spectrometry，ICP-

MS)：该法是以等离子体为离子源的一种质谱型元素分析方法，可用于多种元素的同时测定，也可用于同位素的分析测定。利用 ICP-MS，可开展 ^{235}U/^{238}U 的分析，实现核取证、核保障监督。

⑤ 放射性分析法：该法是利用铀及其衰变子体的放射性来进行铀分析的方法。铀的放射性分析法主要有 α 能谱法、γ 能谱法等。

α 能谱法是利用 α 谱仪对铀同位素的特征 α 能谱峰（如 ^{238}U 的 4.196 MeV，^{235}U 的 4.397 MeV 和 ^{234}U 的 4.777 MeV 峰）进行测定。常用的制源方法是电沉积法。

γ 能谱法是利用 ^{238}U、^{235}U 及其衰变子体的 γ 射线特征峰来进行铀的测定，可选用 ^{235}U 的 185.7 keV γ 射线来进行测量，但可被 ^{226}Ra 的 186.2 γ 射线干扰。对放射性平衡时间超过 6 个月的样品，可选择 ^{238}U 子体 ^{234}Th 的 93 keV 和 63 keV 或 ^{234m}Pa 的 100 keV γ 射线进行测量。

4.3.3　钍化学

钍（thorium，Th）是 90 号元素，共有 30 种放射性同位素，其中只有 6 种同位素（^{227}Th、^{228}Th、^{230}Th、^{231}Th、^{232}Th 和 ^{234}Th）是天然存在的。在这 6 种天然同位素中，^{232}Th 最重要，其丰度约为 100%。^{232}Th 半衰期为 1.41×10^{10} 年，α 衰变，粒子能量为 4.013 MeV（78.2%）和 3.947 MeV（21.7%）。

（1）金属钍的性质

金属钍是一种具有延展性的银白色金属，密度为 11.7 g/cm^3，熔点为 1 780 ℃。金属钍易溶于浓盐酸和王水，与稀 HNO_3、H_2SO_4 和 $HClO_4$ 等作用缓慢。金属钍不与碱溶液作用。

（2）钍的化合物

ThO_2 是钍唯一稳定的氧化物，组成固定，可作为重量法测定钍的基准化合物。$Th(NO_3)_4$ 是含有若干结晶水的盐，易溶于水。$Th(C_2O_4)_2 \cdot 6H_2O$ 在酸性条件下不溶于水，但在过量的草酸盐存在时，$Th(C_2O_4)_2 \cdot 6H_2O$ 能形成可溶性的络阴离子 $[Th(C_2O_4)_3]^{2-}$ 和 $[Th(C_2O_4)_4]^{4-}$。ThF_4、$Th(IO_3)_4$ 和 $Th_3(PO_4)_4$ 等难溶于水，可用于钍与 3 价稀土元素的分离和微量钍的浓集、纯化。

（3）钍的水溶液化学

钍在水溶液中一般以无色的 4 价离子 Th^{4+} 存在，当溶液 pH>3 时，它开始水解；当溶液 pH>3.5 时，则析出胶状的 $Th(OH)_4$ 沉淀。$Th(OH)_4$ 沉淀在酸中的溶解性与形成沉淀的条件和存放时间有关。

Th^{4+} 能与无机酸根离子（如 F^-、Cl^-、NO_3^-、SO_4^{2-} 和 CO_3^{2-} 等）形成易溶于水的无机络阳离子 $[$如 $ThCl_3^+$、ThF_2^{2+} 和 $Th(NO_3)_3^+$ 等$]$。在盐酸溶液中，Th^{4+} 难以形成络阴离子，此特性可用于阴离子交换法来分离铀和钍。Th^{4+} 与铀一样，能与许多有机试剂（如偶氮类、萘酚类和三苯基甲烷类等）形成有色络合物，与许多有机溶剂（如酯类 TBP、酮类 TTA、酸性磷类 HDEHP 和胺类 N-235 等）形成疏水性络合物，这在光度测定和萃取分离中具有重要的意义。此外，Th^{4+} 还能与酒石酸、柠檬酸和氨羧络合剂 $[$如 EDTA、DTPA、811$^\#$（三聚二甲基亚氨基二乙酸四氮异喹啉）等$]$ 等形成解离度低、溶解度高、扩散能力强的水溶性络合物，这些络合物常用于钍的去污和促排。

（4）天然钍的分析测定

环境中天然钍的含量很低，一般为 $10^{-6} \sim 10^{-12}$ 级甚至更低，因此在分析测定之前需要进行浓集、分离和纯化。常用的浓集方法为共沉淀法，而分离、纯化的方法有离子交换法，以 N-263 和 N-235 等作为萃取剂或固定相的溶剂萃取法或反相萃取色谱法，以及 CL-TRPO 和 CL-TBP 萃淋树脂色谱法等。其中，萃取和色谱法使用较广泛。目前应用最广的微量钍的分析测定方法是分光光度法。

对于钍含量在 ppb 级左右的样品，一般可用分光光度法来测定，其基本原理和方法与铀大致相同。目前常用的显色剂主要是钍试剂Ⅰ、Ⅱ，铀试剂Ⅲ和偶氮氯膦Ⅲ等。钍试剂对钍的分光光度测定具有较好的选择性，但阴离子杂质的干扰较大，灵敏度较低。铀试剂Ⅲ是常用又较理想的显色剂，在强酸（约 6 mol/L HCl）介质中形成的有色络合物在波长为 665 nm 处的 κ 值为 1×10^4 m^2/mol，灵敏度高，除铀（Ⅳ）、锆、锆、钛、铁（Ⅲ）和稀土元素有干扰外，其他阳离子和阴离子一般干扰不大，其影响可用掩蔽剂消除，常用草酸消除 Zr^{4+}、Ti^{4+} 和抗坏血酸来消除 Fe^{3+} 等离子对测定的干扰。

4.3.4　镭化学

镭（radium，Ra）是 88 号元素，有 33 种放射性同位素，其中只有 ^{223}Ra、^{224}Ra、^{226}Ra 和 ^{228}Ra 是天然存在的，它们的一些辐射特性列于表 4.4。^{223}Ra、^{224}Ra 和 ^{226}Ra 的衰变方式都是 α 衰变，它们的放射性活度总和称为总镭。^{228}Ra 是 β^- 衰变体，其子体 ^{228}Ac 也是 β^- 衰变体。^{228}Ac 半衰期为 6.13 h，能量为 2.18 MeV。母体 ^{228}Ra 和子体 ^{228}Ac 容易达到长期平衡。镭的同位素中最重要的是 ^{226}Ra，其次是 ^{228}Ra。^{226}Ra 是铀水冶厂重要的监测核素，而 ^{228}Ra 是钍水冶厂重要的监测核素。

表 4.4　天然镭同位素的主要核特性

同位素	半衰期	衰变方式	粒子主要能量/MeV（%）	所属放射系
^{223}Ra	11.43 d	α	5.716（52.6），5.607（25.7）	锕系
^{224}Ra	3.66 d	α	5.685（94.9）	钍系
^{226}Ra	1 600 a	α	4.784（94.45）	铀系
^{228}Ra	5.75 a	β	0.039 2（40），0.012 8（30）	钍系

（1）金属镭的性质

金属镭具有银白色光泽，其密度为 6.0 g/cm³，熔点为 960 ℃。镭在空气中不稳定，表面易形成一层黑色的氮化镭（Ra_3N_2）薄膜，也易被氧化成氧化镭（RaO）。镭与水能发生剧烈反应，使水分解出 H_2。

（2）镭的化合物

镭的主要可溶性盐有 $RaCl_2$、$Ra(NO_3)_2$ 等，主要难溶盐有 $RaSO_4$、$RaCO_3$、$RaCrO_4$ 和 RaC_2O_4 等，其中 $RaSO_4$、$RaCO_3$、$RaCrO_4$ 及相应的钡盐所形成的共结晶沉淀常用于镭的分离测定。

（3）镭的水溶液化学

镭在水溶液中以 Ra^{2+} 形式存在，其化学性质与同族元素钡特别相似，钡常被用作镭的载体。镭与 EDTA、DTPA、柠檬酸和 2，3 -二硫基丙烷磺酸钠等能生成络合物，此性质可用于人体中镭的促排。

（4）镭的分析测定

① 镭的分离方法。

γ 能谱法一般不需要分离，可直接对样品进行测量。而射气法和 α 计数法则须用化学分离法将镭从含大量杂质的样品（特别是镭的放射性子体）中分离、浓集，然后测量。目前，镭的化学分离和浓集主要采用共沉淀法，通常以 $BaSO_4$ - $PbSO_4$ 共沉淀法应用最广，它是浓集分离环境和生物样品中镭的常规方法。$BaSO_4$ - $PbSO_4$ 共沉淀法是采用钡和铅的可溶性盐作载体，硫酸作沉淀剂，在样品溶液中生成 $BaSO_4$ - $PbSO_4$ - $RaSO_4$ 共沉淀，使镭得到初步的浓集和分离。然后用 EDTA 的碱性溶液加热溶解沉淀物，再加入冰醋酸，$BaSO_4$ - $RaSO_4$ 因难溶于冰醋酸而重新沉淀，Pb^{2+} 则仍留在溶液中，使镭得到进一步纯化。此法镭的回收率高，但不能将样品中的钍、钋和铋等杂质去除。为此，可预先加入 EDTA 作掩蔽剂，在 pH＝3～5 的条件下进行沉淀，以减少钍、钋和铋等放射性的沾污。

② 镭的测定方法。

a. 射气法（emanation method）。封存一定时间的含镭样品溶液中新积累的短寿命子体氡积累一定时间后的活度与母体镭有如下关系：

$$A_{Ra} = \frac{A_{Rn}}{1 - e^{-\lambda t}} \tag{4.21}$$

式中，A_{Ra} 为被测样品溶液中 ^{226}Ra 的活度（Bq），A_{Rn} 为经 t 时间后积累的 ^{222}Rn 的活度（Bq），t 为 ^{222}Rn 的积累时间（s），λ 为 ^{222}Rn 的衰变常数，$1 - e^{-\lambda t}$ 为经 t 时间后氡的积累系数。通过对一定时间内积累的子体 ^{222}Rn 的测量，按式（4.21）计算样品中 ^{226}Ra 的含量。

测量 ^{222}Rn 的常用方法为硫化锌 α 闪烁计数法。它将积累的氡定量地转入已知 α 放射性本底并抽成真空的闪烁室内，放置 3 h，使氡与其短寿命子体达到放射性平衡，然后测量氡及其子体放射出的 α 粒子计数，放射性计数与氡的活度成正比。

射气法除了可以测定样品中 ^{226}Ra 的含量外，还可以利用 ^{224}Ra 的子体 ^{220}Rn 的半衰期（55.6 s）远比 ^{222}Rn 的半衰期（3.82 d）短的衰变特性，先测出 ^{220}Rn 和 ^{222}Rn 的总量，待 ^{220}Rn 衰变完后再测 ^{222}Rn 的含量，从而可以分别计算出样品中 ^{224}Ra 和 ^{226}Ra 的含量。

b. α 计数法。此法是把分离掉放射性子体、其他放射性杂质及常量杂质的镭化合物如 $BaSO_4$ - $RaSO_4$ 沉淀物制成薄源，置于低本底 α 探测装置上测其 α 活度，测得的结果是几种镭同位素的 α 放射性总量（也称总镭）。

c. β 计数法。^{228}Ra 的监测通常是通过测量其子体 ^{228}Ac 来进行的。^{228}Ra 是 β 放射性核素，但其 β 射线的能量（0.039 MeV）很低，因此要准确测得其 β 活度比较困难。而 ^{228}Ra 的子体 ^{228}Ac 却具有理想的衰变特性，其 β 射线的能量（2.18 MeV）高，半衰期

（6.13 h）也较短，故可以测量^{228}Ra –^{228}Ac 平衡源或从中分离出的^{228}Ac 的 β 放射性活度，然后计算出样品中^{228}Ra 的含量。

④ γ 能谱法。它是利用 γ 能谱仪测量镭及其子体的特征 γ 射线来进行镭测定的物理方法。例如，^{226}Ra 的测量就可选择其子体^{214}Pb 的 0.352 0 MeV 和^{214}Bi 的 0.609 3 MeV、1.120 3 MeV 的 γ 全能峰来进行测定。

4.3.5　氡化学

氡（radon，Rn）是 86 号元素，共有 34 种放射性同位素。在氡的放射性同位素中，最重要的是三个天然放射系成员^{219}Rn、^{220}Rn 和^{222}Rn，其主要辐射特性列于表 4.5。

表 4.5　天然氡同位素的主要辐射特性

同位素	半衰期	衰变方式	粒子主要能量/MeV（%）	所属放射系
^{219}Rn	3.96 s	α	6.819 (79.4)	锕系
^{220}Rn	55.6 s	α	6.288 (99.89)	钍系
^{222}Rn	3.82 d	α	5.489 (99.9)	铀系

（1）氡的性质

氡是元素周期表中的零族元素，在一般条件下，它的化学性质很不活泼。氡是无色无味的气体，在标准状况下，密度为 9.73 g/L；当温度降到 -61.8 ℃时变成液体，温度降至 -71 ℃时则变成固体。

氡微溶于水和血液，易溶于苯、甲苯、二硫化碳等有机溶剂。氡易被活性炭、硅胶等吸附剂吸附，其吸附能力随温度增加而急剧下降。如常温下活性炭能吸附约 100% 的氡，加热到 350 ℃，吸附的氡又全被解吸下来。此特性常用来除去气体中的氡及浓集环境当中的微量氡。

氡的短寿命子体与氡不同，它们不是气体，而是重金属固体。刚生成的氡子体以自由单原子或带正电荷的离子形式存在，具有较强的扩散能力，并能与空气中的气溶胶或尘埃结合在一起形成结合态氡子体。氡子体在 α 衰变时的反冲作用能将结合态氡子体转变为非结合态氡子体。氡的短寿命子体贡献的辐射剂量是人类天然辐射的主要来源。

（2）氡的测定

① 双滤膜 α 放射性测量法。此法采用带有过氯乙烯超细纤维滤膜的圆柱形双滤膜采样管（图 4.8），当环境大气以恒速通过该采样管时，入口滤膜能将空气中原有的氡子体滤掉，而让氡气在管内穿行。氡在行程中衰变生成的子体除极少数沉积在管壁上以外，绝大多数均被出口滤膜捕集。由于采样管体积一定，采样的速度保持恒定，气流在管内的飞行时间就是一个定值。气流在管内行程中氡子体的生成和积累就与气流中的氡浓度成正比，测量出口滤膜上的 α 放射性活度就可以计算出大气中的氡浓度 C_{Rn}。

$$C_{Rn} = KN \tag{4.22}$$

式中，N 为出口滤膜上的 α 净计数率（次/min）；K 为系数，可用标准镭源进行标定得出。

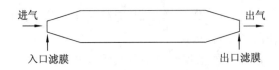

图 4.8　双滤膜采样装置示意图

② 硫化锌闪烁计数法。将空气吸入已知 α 放射性本底并抽成真空的闪烁室内，放置 3 h，使氡与其短寿命子体达到放射性平衡，然后测量氡及其子体的 α 放射性计数，计算出空气中氡的浓度。

③ 活性炭盒法。将烘干处理过的一定量的活性炭放入活性炭盒，用滤膜封住活性炭盒的敞开面，置于测量现场，放置 3～7 d，让空气中氡被动扩散入活性炭盒中，用 γ 谱仪测量采样结束 3 h 后活性炭盒的氡子体特征 γ 射线峰的强度，计算出氡的浓度。此方法可测量采样期间平均氡浓度。

4.3.6　氚化学

氚（tritium，T）是元素周期表中 1 号元素氢的同位素，氚是纯 β 放射体，半衰期为 12.33 年，β 射线的平均能量为 5.72 keV，最大能量仅为 18.59 keV，在水中的最大射程为 6 μm，平均射程为 0.68 μm。

（1）氚的来源及危害

氚来源于天然和人工两种途径。宇宙射线中大于 4.4 MeV 的中子轰击大气中氮而发生 ^{14}N（n,T）^{12}C 核反应，氚在地球大气表面的平均年生成率约为 7.2×10^{16} Bq。人工氚主要来源于大气层核爆炸，核动力堆和乏燃料后处理厂也向环境排出一部分氚。目前，热核武器试验产生的氚量远远超过了天然氚量。少量氚可通过回旋加速器制备，如通过 ^{2}H（d,p）^{3}H 核反应产生氚。大量的氚则主要通过反应堆辐照 ^{6}Li 来制备，其核反应为 ^{6}Li（n,α）^{3}H。

氚属于低毒性组放射性核素。自然界中的氚，最终将以氚水（HTO 和 T_2O）－氚水蒸气（99%以上）形式存在。人体吸收 HTO 的能力比氚气（HT）大 4 个数量级。氚水的危害比氚气和有机氚要大。

（2）氚的性质

氚与氢的相对原子量差别较大，因而同位素效应十分明显。氚水的蒸气压稍低于同一温度下的普通水，其沸点则稍高于普通水，并按 H_2O（100.00 ℃）、HTO（100.76 ℃）和 T_2O（101.51 ℃）的顺序递增，此性质可用于精馏法分离、浓集氚。

通常，与氚直接相连的键（如 C—T 键、H—T 键和 O—T 键）要比氢的相应键稳定，此性质可用于电解法浓集氚水。氚的 β 射线对氚的许多化学反应起着催化作用。氚可与氢气、水和其他含氢化合物中的氢发生同位素交换反应，金属催化剂（如 Pt、Pd）对氚与氢的同位素交换反应有催化作用。

氚水易被硅胶、活性氧化铝和分子筛等吸附剂吸附，其吸附最大容量随温度的升高而下降，其中温度对分子筛吸附氚水的影响较小。此性质用于空气中氚化水蒸气的吸附。

（3）氚的测定

氚的 β 粒子能量很低，测定氚的有效方法一般为采用液体闪烁计数法测量氚水。此外，利用氚的 β 粒子射程短、电离作用较大的特点，还可采用放射自显影法来确定氚在生物体中的位置和数量。

4.3.7 放射性碳化学

碳是元素周期表中的 6 号元素，属第二周期 IV A 族。碳共有 15 种同位素，除 ^{12}C 和 ^{13}C 为稳定同位素外，其余均为放射性同位素，其中最重要的放射性核素是 ^{14}C，其次是 ^{11}C。

天然碳有 ^{12}C、^{13}C 和 ^{14}C 3 种核素。^{14}C 是一种能量较低的纯 β^- 放射性核素，半衰期为 5 730 年，比活度为 1.65×10^5 Bq/μg，β 射线的平均能量为 45 keV，最大能量为 0.155 MeV。^{11}C 是 β^+ 衰变（99.8%）放射性核素，衰变时放出能量为 0.960 8 MeV 的 β^+ 粒子，半衰期为 20.38 min。

（1）放射性碳的来源及危害

^{14}C 的来源有天然和人工两种。天然 ^{14}C 主要来源于宇宙射线中的中子轰击大气中的氮发生的 ^{14}N (n,p)^{14}C 核反应，大气中 ^{14}C 原子的平均生成率约为 2.2/（$cm^2 \cdot s$），生成的 ^{14}C 立即与氧结合成 $^{14}CO_2$ 而存在于大气层中，并参与自然界的碳循环。^{14}C 的人工来源主要是大气层核爆炸，其次是核燃料循环（核动力堆和乏燃料后处理厂），其中核聚变反应产生的 ^{14}C 量是核裂变反应的 13 倍。目前，核爆炸产生的 ^{14}C 已达 3.55×10^{17} Bq，它是大气中天然 ^{14}C 本底水平的 2.5 倍。少量的 ^{14}C 可采用中子轰击氮或通过 ^{13}C (n,γ)^{14}C 和 ^{13}C (d,p)^{14}C 等核反应来制备。

^{11}C 是通过人工核反应制备的。利用回旋加速器的低能（7 MeV）氘核束（d）流轰击 B_2O_3，通过 ^{10}B (d,n)^{11}C 和 ^{11}B (d,2n)^{11}C 核反应可制得 ^{11}C 标记的 CO 和 CO_2；也可利用 33 MeV 质子轰击 NaCN，通过 ^{12}C (p,pn)^{11}C 和 ^{14}N (p,α)^{11}C 核反应来制备 ^{11}C。

^{14}C 属中毒性放射性核素。由于碳是组成生物机体的重要元素，约占人体组成的 18%，因此 ^{14}C 可通过自然界的碳循环，主要是经食入途径进入人体，在人体总放射性水平中仅次于 ^{40}K，占第 2 位。它所造成的年有效剂量当量要比 ^{3}H 大得多。

（2）碳的化学性质

碳是性质相当稳定的非金属元素，主要价态为 +4 价。任何形式的单质碳或含碳可燃物质在空气中燃烧均可生成 CO_2。CO_2 可被碱液吸收生成碳酸根离子，而碳酸钙难溶于水。CO_2 可溶解在醇、苯和苯胺类有机溶剂中，如 CO_2 在每毫升甲苯中的溶解度可达 25 mL，此性质可用于 ^{14}C 的液体闪烁计数测量。

（3）^{14}C 的分析测定

环境样品中 ^{14}C 的含量测定一般是先把 ^{14}C 氧化为 $^{14}CO_2$，然后通过碱性吸收转换成碳酸钙、合成苯或直接用闪烁液吸收，用液体闪烁计数法测量 ^{14}C 的含量。

4.3.8 钾-40 化学

钾是元素周期表中的 19 号元素，位于第四周期 I A 族，属碱金属元素。钾共有 24

种同位素，天然钾有 ^{39}K、^{40}K 和 ^{41}K 3 种同位素，其中 ^{39}K 和 ^{41}K 为稳定同位素，^{40}K 是放射性同位素，其天然丰度为 0.011 7%。

^{40}K 的半衰期为 1.28×10^9 年，衰变方式为 β^- 衰变（89.3%）和 EC 衰变（10.7%），β 粒子的最大能量为 1.312 MeV，平均能量为 0.509 MeV，γ 射线能量为 1.461 MeV。^{40}K 低毒，是人体中放射性水平最高的核素。

（1）钾的化学性质

钾的化学性质极度活泼，在自然界没有单质形态存在，钾元素以盐的形式广泛地分布于陆地和海洋。钾暴露在空气中，表面迅速被氧化。钾与水剧烈反应，生成氢氧化钾和氢气。钾的氧化态为 +1 价。钾盐一般易溶于水，但高氯酸钾、酒石酸氢钾、六氯铂酸钾、亚硝酸钴钠钾、四苯硼酸钾等溶解度均较小，可用于钾的沉淀分离。

（2）^{40}K 的分析测定

环境样品中 ^{40}K 的含量测定一般是采用原子吸收法测量总钾，然后根据 ^{40}K 的天然丰度和半衰期计算其活度；另外也可通过共沉淀法分离制源 β 计数法来进行测量。

环境样品总 β 测定常用 KCl 作为标准源，优级纯的 KCl 中 ^{40}K 的比活度为 14.4 Bq/g。

4.4　超铀元素化学

原子序数大于 92 的所有元素统称超铀元素（transuranium element）。它们主要是靠反应堆和加速器人工制得的，但核试验和核爆炸也产生了大量超铀元素。目前，已发现和制得的超铀元素共有 26 种，即元素周期表中 93 至 118 号元素。本部分主要介绍锕系通论及钚和镅的化学。

4.4.1　锕系通论

元素周期表第七周期中，从 89 号元素锕到 103 号元素铹一共 15 个元素统称为锕系元素（actinide），分别是锕（Ac）、钍（Th）、镤（Pa）、铀（U）、镎（Np）、钚（Pu）、镅（Am）、锔（Cm）、锫（Bk）、锎（Cf）、锿（Es）、镄（Fm）、钔（Md）、锘（No）、铹（Lr）。

（1）锕系元素的电子构型

锕系元素气态中性原子的基态电子构型见表 4.6。其中锕系元素钍的气态原子没有 5f 电子；而元素镤、铀、镎，除有 5f 电子以外，还有一个 6d 电子；锔由于 5f 层已半充满，还有一个 6d 电子。

表 4.6　气态锕系元素中性原子的基态电子构型

原子序数	元素符号	电子构型
89	Ac	$6d7s^2$
90	Th	$6d^2 7s^2$
91	Pa	$5f^2 6d7s^2$

续表

原子序数	元素符号	电子构型
92	U	$5f^3 6d7s^2 \cdot$
93	Np	$5f^4 6d7s^2$
94	Pu	$5f^6 7s^2$
95	Am	$5f^7 7s^2$
96	Cm	$5f^7 6d7s^2$
97	Bk	$5f^8 6d7s^2$ 或 $5f^9 7s^2$
98	Cf	$5f^0 7s^2$
99	Es	$5f^{11} 7s^2$
100	Fm	$5f^{12} 7s^2$
101	Md	$5f^{13} 7s^2$
102	No	$5f^{14} 7s^2$
103	Lr	$5f^{14} 6d7s^2$

注：电子构型指氡壳心（$1s^2 2s^2 2p^6 3s^2 3p^6 3d^{10} 4s^2 4p^6 4d^{10} 4f^{14} 5s^2 5p^6 5d^{10} 6s^2 6p^6$）外的层。

（2）锕系元素的价态和离子半径

① 价态。

表 4.7 汇集了现今已知锕系元素的价态。锕系元素的价态较多是由于锕系元素的5f电子与外层电子的能级相差较小。在不含络合剂的水溶液（例如高氯酸溶液）中，前几个锕系元素的高价稳定性随原子序数的增加而增加；而超铀元素的高价稳定性却随原子序数的增加而下降；对于超锫元素而言，最稳定的价态基本都是 3 价。

表 4.7　锕系元素的价态

锕系元素	Ac	Th	Pa	U	Np	Pu	Am	Cm	Bk	Cf	Es	Fm	Md	No	Lr
原子序数	89	90	91	92	93	94	95	96	97	98	99	100	101	102	103
价态	(2) $\underline{3}$	3 $\underline{4}$	(3) 4 $\underline{5}$	(2) 3 4 $\underline{5}$ 6	3 4 $\underline{5}$ 6 7 (8)	(2) 3 $\underline{4}$ 5 6 7	2 $\underline{3}$ 4 5 6 7	(2) $\underline{3}$ 4	2 $\underline{3}$ 4	2 $\underline{3}$ 4	2 $\underline{3}$ 4	2 $\underline{3}$	1 2 $\underline{3}$	$\underline{2}$ 3	$\underline{3}$

注：下面划线的值为水溶液中最稳定的价态。带括号的值为没有确认的价态及仅在熔融时存在的价态。

② 离子半径。

锕系元素的离子半径随原子序数增加而减小，这种现象称为锕系收缩。但是这种收缩是不均匀的，前面几个锕系元素收缩的幅度较大，后面锕系元素收缩的趋势越来越小。此结果就使锕系元素间化学行为上的差别随原子序数增加而逐渐变小，以致分离超钚元素变得越来越困难。

（3）锕系元素的水溶液化学

① 氧化还原反应。

锕系元素有多种价态，M^{3+}/M^{4+} 和 MO_2^+/MO_2^{2+} 的氧化还原反应比 M^{4+}/MO_2^+ 和 M^{4+}/MO_2^{2+} 要容易得多，因为前者只需转移一个电子，后者则要形成或断裂 M—O 键。此外，反应过程中有 H^+ 参与，电极电势还要受酸度的影响。

$$MO_2^+ + 4H^+ + e \Longrightarrow M^{4+} + 2H_2O$$
$$MO_2^{2+} + 4H^+ + 2e \Longrightarrow M^{4+} + 2H_2O$$

因此，降低酸度有利于 M^{4+} 的氧化。

锕系元素中 U、Np、Pu 和 Am 的 4 和 5 价离子在溶液中会发生自身氧化还原，即歧化反应。

$$3M^{4+} + 2H_2O \Longrightarrow 2M^{3+} + MO_2^{2+} + 4H^+$$
$$2MO_2^+ + 4H^+ \Longrightarrow M^{4+} + MO_2^{2+} + 2H_2O$$

而且 M(Ⅳ) 歧化反应的趋势从 U 到 Am 随原子序数的增加而加大。另外，由于锕系元素一些核素的辐射化学效应，溶液中高氧化态的强烈自还原或低氧化态的自氧化，如 ^{241}Am(Ⅵ) 在 15 mol/L CsF 溶液中的自还原为每小时 5%，最终产物为 Am(Ⅲ)。

② 络合反应。

溶液中锕系元素的络合能力一般按下列次序递减：

$$M(Ⅳ) > M(Ⅲ) \geq M(Ⅵ) > M(Ⅴ)$$

换言之，4 价锕系元素形成的络合物最稳定，而 5 价锕系元素（Pa 除外）以酰基离子 MO_2^+ 形式存在时，形成的络合物稳定性最弱。

由于 M(Ⅳ) 形成络合物的能力大于 M(Ⅵ) 和 M(Ⅲ)，在氧化还原过程中，加入适当的络合剂，将有利于 M(Ⅵ) 还原成 M(Ⅳ) 或 M(Ⅲ) 氧化成 M(Ⅳ)。

锕系元素的阳离子能与许多阴离子如 CO_3^{2-}、$C_2O_4^{2-}$、NO_3^-、Cl^-、OH^-、H_2Y^{2-} 等形成络离子。其中，与 NO_3^- 和 Cl^- 形成络阴离子如 $M(NO_3)_6^{2-}$、MCl_6^{2-} 的性质常用于锕系元素的萃取分离和阴离子交换分离。锕系元素离子还可与多种有机试剂如 TBP、TOPO、TTA、HDEHP、EDTA 等生成络合物，这被广泛应用于锕系元素的萃取分离、纯化、去污和促排中。

③ 水解反应。

锕系元素离子的电荷较高，它们在水溶液中大都可发生水解反应。一般说来，锕系元素 3 价、4 价离子的水解能力随原子序数增加而增强：

$$Pu(Ⅲ) > Np(Ⅲ) > U(Ⅲ)$$
$$Pu(Ⅳ) > Np(Ⅳ) > U(Ⅳ) > Th(Ⅳ)$$

对同一种锕系元素而言，各种价态离子的水解能力随离子势的增加而增强，其次序为：

$$M(Ⅳ) > M(Ⅵ) > M(Ⅲ) > M(Ⅴ)$$

M^{n+} 离子水解反应的第一步通常可表示为：

$$M^{n+} + H_2O \Longrightarrow MOH^{(n-1)+} + H^+$$

显然，提高溶液的酸度，可以减弱甚至完全抑制水解反应。

在低度酸溶液中，高价锕系离子的水解产物因水解程度不同可形成多种水解离子，如 MOH^{3+}、$M(OH)_2^{2+}$、$M(OH)_3^+$、$M(OH)_4$ 沉淀等，比较复杂。锕系元素大部分阳离子在水解过程中除产生单核型的水解产物外，有时还有聚合型水解产物。

4.4.2　钚化学

4.4.2.1　概述

（1）钚的发现

1940 年末，西博格等用 16 MeV 的氘核轰击 ^{238}U 获得了 ^{238}Pu，这是最早发现的钚（plutonium）的同位素。

$$^{238}U\ (d,\ 2n)\ ^{238}Np\ \xrightarrow[2.117\ d]{\beta^-}\ ^{238}Pu\ \xrightarrow[87.74\ a]{\alpha}\ \cdots$$

（2）钚的同位素

钚是 94 号元素，目前已发现 20 种钚的同位素，其质量数从 228 到 247，其中最重要的是 ^{239}Pu，其次是 ^{238}Pu。^{239}Pu 几乎都由天然铀作装料的热中子反应堆生产，快中子增殖堆预期可成为 ^{239}Pu 的主要来源。表 4.8 列出了 ^{238}Pu 和 ^{239}Pu 主要核特性。

表 4.8　^{238}Pu 和 ^{239}Pu 主要核特性

核素	半衰期	衰变方式	粒子能量/MeV（%）	主要合成反应
^{238}Pu	87.74 a	α	5.499(71.1)，5.457(25.7)	$^{237}Np(n,\gamma)$
^{239}Pu	2.11×10^4 a	α	5.155(73.3)，5.143(15.1)	$^{238}U(n,\gamma)$

（3）钚的主要用途及危害

^{239}Pu 的裂变截面较高，可作为核燃料。^{238}Pu 是制备放射性核素电池的良好材料。

^{238}Pu 和 ^{239}Pu 均属极毒性放射性核素。钚裂变放出中子或 α 衰变放出的 α 粒子引起杂质元素（如 F、O 等）发生（α,n）反应而释放中子，可对眼睛有一定的危害。此外，钚衰变时易发生群体反冲现象，产生放射性气溶胶。因此在操作可称量钚时，应在手套箱中进行。平时，钚应密封保存。

4.4.2.2　钚及其化合物

金属钚在空气中易被氧化，其氧化速度与空气的相对湿度有关。粉末状的钚在空气中能自燃而生成 PuO_2。

金属钚易溶于稀盐酸生成蓝色的 Pu^{3+} 溶液。钚与稀硫酸能缓慢地进行反应，生成 Pu^{4+} 溶液，但钚却完全不与浓硫酸起作用。钚几乎能与所有非金属元素结合，形成钚的化合物。

钚易与氧结合，形成多种氧化物（如 Pu_2O_3、PuO_2 等），其中最稳定的是 PuO_2。

通常钚的过氧化物、氢氧化物、草酸盐和硝酸盐等在空气中加热至 $800\sim1\,000\;^{\circ}\text{C}$ 时都能生成纯的化学计量的 PuO_2。PuO_2 熔点高，耐辐照，是一种重要的核燃料化合物。

钚的氟化物主要有 PuF_3、PuF_4 和 PuF_6 3 种。PuF_3 和 PuF_4 的化学性质不活泼，难溶于水和酸，但能溶于含有硼酸、Al^{3+} 或 Fe^{3+} 离子的溶液中。PuF_6 与 UF_6 一样，是一种易挥发的氟化物，并且是一种非常强的氧化剂。

钚能与一些无机酸根作用生成各种价态的易溶性和难溶性的钚盐，其中以 4 价钚盐为最重要，其次是 6 价钚盐。钚的易溶性盐类主要有 4 价钚的 $\text{Pu(NO}_3)_4$、$\text{Pu(SO}_4)_2$ 和 PuCl_4 及 6 价钚的 $\text{PuO}_2(\text{NO}_3)_2$ 和 PuO_2Cl_2 等。钚的难溶性盐类主要有 4 价钚的 $\text{Pu(C}_2\text{O}_4)_2$、$\text{Pu(IO}_3)_4$ 和 $\text{Pu(HPO}_4)_2$ 以及 6 价钚的 $(\text{NH}_4)_4[\text{PuO}_2(\text{CO}_3)_3]$ 和 $\text{Na}_2\text{Pu}_2\text{O}_7$ 等，它们是沉淀法分离、浓集钚的重要化合物。$\text{Pu(SO}_4)_2\cdot4\text{H}_2\text{O}$ 具有稳定性好、组成固定和纯度高的特点，常用作钚分析的基准物。

4.4.2.3　钚的水溶液化学

（1）钚的价态

钚在水溶液中能以 $+3\sim+7$ 五种价态存在：水合 Pu^{3+}、水合 Pu^{4+}、水合 PuO_2^+、水合 PuO_2^{2+} 和水合 PuO_5^{3-}。其中最稳定的价态是 $+4$ 价。

水溶液中钚的价态还受自身 α 辐射的影响，这使得水溶液中钚的价态比较复杂，而钚的歧化反应更增加了水溶液中钚的价态的复杂性。

（2）钚的水解与聚合

① 钚的水解。不同价态钚离子的水解能力随离子势的降低而减弱，次序如下：

$$\text{Pu}^{4+}>\text{PuO}_2^{2+}>\text{Pu}^{3+}>\text{PuO}_2^+$$

在强碱溶液中，Pu^{3+} 会生成蓝色的 Pu(OH)_3，但很快就被空气中的氧气所氧化，形成 Pu(OH)_4 或 $\text{PuO}_2\cdot\text{xH}_2\text{O}$。

Pu^{4+} 在 $\text{pH}>1$ 的水溶液中就水解，水解产物为 Pu(OH)_4、$\text{PuO}_2\cdot\text{xH}_2\text{O}$ 或多核聚合物。

PuO_2^+ 在 $\text{pH}<5$ 时基本不水解，$\text{pH}\approx6.8$ 时，开始析出 $\text{PuO}_2(\text{OH})$ 沉淀。

② 钚的聚合。在弱酸性溶液中，Pu^{4+} 与 Th^{4+} 和 U^{4+} 相似，能形成胶状聚合物。首先 Pu^{4+} 水解生成 Pu(OH)_4，然后氢氧根转变为"氧"桥（—O—）而形成 Pu^{4+} 的聚合物，Pu^{4+} 聚合物一旦形成就不容易被破坏，从而给钚的分离带来麻烦。

（3）钚的络合反应

各种价态的钚离子在含有无机酸根或有机酸根的水溶液中能形成不同配位体的络合物，其中以 Pu^{4+} 形成的络合物最稳定，也最重要。

Pu^{4+} 与 NO_3^-、Cl^-、CO_3^{2-}、$\text{C}_2\text{O}_4^{2-}$、$\text{SO}_4^{2-}$ 等无机酸根能形成络合物，且在一定浓度下能形成络阴离子，如 $\text{Pu(NO}_3)_6^{2-}$、PuCl_6^{2-}、$\text{Pu(CO}_3)_4^{4-}$、$\text{Pu(C}_2\text{O}_4)_4^{4-}$、$\text{Pu(SO}_4)_3^{2-}$ 等，这在钚的分离和难溶性钚盐的溶解中有广泛的应用。

Pu^{4+} 能与酮类（如 TTA）、酯类（如 TBP）、羧酸类（如柠檬酸）、胺类（如 TOA）和氨羧络合剂（如 EDTA、DTPA）等有机试剂形成有机络合物，这些络合物常用于钚的萃取分离和去污促排等方面。

（4）钚的氧化还原反应

在水溶液中，各种价态钚离子的氧化还原行为不仅与其氧化还原电位有关，而且还与溶液的酸度、介质、温度和氧化还原剂的性质等因素有关。为了获得不同价态的钚离子，常用的相应氧化还原剂有氨基磺酸亚铁、羟胺、肼、亚硝酸钠、溴酸钠、4 价铈盐等。

各种价态的钚离子对的氧化还原电位比较接近。在一定酸度下，钚的 +3～+6 四种价态离子存在如下平衡：

$$Pu^{4+} + PuO_2^+ \rightleftharpoons Pu^{3+} + PuO_2^{2+}$$

因此，钚的 +3～+6 四种价态离子能同时存在，并形成热力学稳定体系。这在所有元素中是特有的。

对于 Pu^{4+} 而言，在低酸度溶液中，可发生如下歧化反应：

$$3Pu^{4+} + 2H_2O \rightleftharpoons 2Pu^{3+} + PuO_2^{2+} + 4H^+$$

高酸度可防止 Pu^{4+} 的歧化。由于 Pu^{4+} 络合能力最强，若有络合剂存在，也可抑制 Pu^{4+} 的歧化。

4.4.2.4　钚的分析测定

钚的常用定量分析方法有重量法、氧化还原法、分光光度法、辐射测量法等。环境和生物样品中钚的含量很低，因而其测量方法主要是采用简便、灵敏的辐射测量技术。为了消除待测样品中杂质的 α 放射性对钚 α 放射性测量的干扰，必须在测量以前用萃取法、离子交换色谱法等方法将样品中的钚进行浓集和纯化。具体测量方法主要有 α 计数法、α 能谱法和液体闪烁计数法等。

4.4.3　镅化学

4.4.3.1　概述

西博格、R. A·詹姆斯等于 1944 年底在处理经过长期中子照射的钚样品时发现了镅（americium），其生成核反应如下：

$$^{239}Pu(n,\gamma)^{240}Pu(n,\gamma)^{241}Pu \xrightarrow{\beta^-,14.4\ a} {}^{241}Am \xrightarrow{\alpha,433\ a}$$

镅为 95 号元素，现已发现有 19 种镅的同位素，质量数为 231 到 249，其中最重要的是 ^{241}Am。^{241}Am 是 α 放射体，其半衰期为 433 年，放射出 4.586 MeV（85.2%）α 粒子。

^{241}Am 可制备 $^{241}Am - Be$ 中子源，或利用其能量为 0.059 5 MeV 的弱 γ 射线制备薄板测厚仪、湿度计和骨密度测定仪等的低能 γ 源，或利用其发射的 α 粒子制备烟雾报警器等。

4.4.3.2　镅的化合物

镅的氧化物有 AmO、Am_2O_3 和 AmO_2 3 种。其中，AmO_2 最重要，它易溶于盐酸、硝酸和硫酸等强酸中。AmO_2 在 1 000 ℃ 时仍具有稳定的组成，可以准确称重，用于重量法测定镅。

镅盐的 3 价镅盐最为重要。$Am(Ⅲ)$ 能与多种阴离子生成难溶性盐类，其中主要有

AmF_3、$Am_2(C_2O_4)_3 \cdot 10H_2O$、$Am_2(SO_4)_3 \cdot xH_2O$ 及硫酸镅钾复盐 $K_8Am_2(SO_4)_7$ 等。利用这些难溶性镅盐可以分离、纯化镅。例如，在分离微量镅时，常用镧作载体，以氟化物或氢氧化物形式进行共沉淀来浓集和纯化镅。此外，利用草酸盐沉淀分离、浓集镅，然后将沉淀物在空气中加热到 300 ℃ 以上，可转化为 AmO_2，此性质常用于镅的重量法测定。

4.4.3.3 镅的水溶液化学

镅在水溶液中能以 +2～+7 六种价态存在，其中以 Am(Ⅲ) 最稳定。当不存在络合剂时，水溶液中 3、5 和 6 价镅离子均以水合离子的形式存在。而 Am(Ⅳ) 只有在浓的氟化物和磷酸盐溶液中才能稳定存在。

Am^{3+} 是非常稳定的，须用强氧化剂如 $(NH_4)_2S_2O_9$、Ce(Ⅳ) 才能将 Am(Ⅲ) 氧化到高价。Am(Ⅳ) 和 Am(Ⅴ) 在溶液中很不稳定，会发生歧化反应：

$$2Am^{4+} + 2H_2O \Longrightarrow Am^{3+} + AmO_2^+ + 4H^+$$
$$2AmO_2^+ + 4H^+ \Longrightarrow Am^{4+} + AmO_2^{2+} + 2H_2O$$

而 AmO_2^{2+} 又可被自身 α 辐射还原。因此，水溶液中的 Am(Ⅳ) 和 Am(Ⅴ) 最终都转变为 Am^{3+}。

Am(Ⅲ) 能与 Cl^-、NO_3^- 和 SCN^- 等阴离子发生络合作用生成络阴离子 AmX_4^-。

Am(Ⅲ) 也能与一些有机试剂发生络合作用，如可与 TTA、PMBP 分别生成 $Am(TTA)_3$、$Am(PMBP)_3$ 螯合物。这一性质常用于微量镅的萃取分离。Am(Ⅲ) 还能与 TIOA、季铵盐、HDEHP 以及 TBP 等生成疏水性络合物，此性质常用于镅与镧系元素的分离。

此外，Am(Ⅲ) 还能与 DTPA、EDTA 生成稳定的有机络合物，这一性质已用于对早期镅中毒患者的促排治疗和表面去污。

4.4.3.4 镅的分析测定

分离微量镅的主要方法有共沉淀法、离子交换色谱法、萃取法（如 HDEHP、TTA、TOPO 萃取法等）和萃取柱色谱法（如 HDEHP-Kel-F 萃取柱色谱法等），这些方法已用于食品和尿中 ^{241}Am 的分离和浓集。

一般对镅含量较大的样品，可采用重量法、量热法或氧化还原法（如电位库仑法）来测定；对含微量镅的样品，则可采用放射性测量法或分光光度法来测定。在分析测定环境和生物样品中的微量镅时，常用的方法是放射性测量法，如 α 计数法、α 能谱法、γ 计数法、γ 能谱法和液体闪烁计数法等，其中应用最广的是 α 计数法和液体闪烁计数法。

环境样品总 α 测定常用标定过比活度的 ^{241}Am 标准物质粉末作为标准源。

4.5 裂变元素化学

4.5.1 裂变产物

重原子核分裂成两个质量大体相等或多个质量较小的原子的过程称为核裂变

（nuclear fission）。核裂变可以在没有外来粒子轰击下自发裂变（spontaneous fission），也可以在入射粒子轰击下发生裂变，即诱发裂变（induced fission）。入射粒子为热中子、快中子、带电粒子和光子所引起的裂变反应分别称为热（中子诱发）裂变、快（中子诱发）裂变、带电粒子诱发裂变和光致裂变。其中，中子引发的核裂变最为重要。

原子核裂变时最初形成的原子，因中子和质子数比值高，为丰中子核，在裂变后约在 10^{-15} s 内会直接发射 1～3 个中子。发射中子后的碎片，称为初级产物（primary product），其能量仍然很高，但不足以发射中子，在 10^{-11} s 内发射 γ 光子，发射光子后的碎片仍为丰中子核，它们相继进行 β⁻ 衰变直至变为稳定的核素，形成一个个称为衰变链（decay chain）的系列。

发射中子后的所有裂变碎片，其中包括 β⁻ 衰变前的初级产物和衰变子体，统称为裂变产物（fission product）或裂片元素（fission fragment element）。也就是说，裂变产物的某一核素，可能是裂变的初级（或独立）产物（independent product），也可能是衰变的间接产物。

重核裂变生成的裂变产物组成很复杂，可包括核电荷数（即质子数）从 30（锌）至 71（镥）的 42 种元素，质量数在 66 至 172 的 500 多种核素。原子核裂变中产生某一给定种类裂变产物的份额，称为裂变产额，通常以每 100 个重核核裂变所产生的某种裂变产物原子核数来表示。因为重核裂变基本上都为二分裂，所以所有裂变产物的裂变产额之和为 200%。裂变产额通常分为独立产额（independent yield）、累积产额（build-up yield）和链产额（chain yield）3 类。独立产额是指核裂变时直接生成某一核素的份额。累积产额是指在规定时间内，裂变中直接或间接产生的某种特定核素的份额。链产额是指某一衰变链上所有链成员独立产额之和。

各种裂变产物的产额和半衰期相差悬殊。产额高者可达 6% 以上，低者仅有 10^{-7}%，甚至更低。半衰期短者仅零点几秒，甚至更短；长者可达几百万年，甚至是稳定核素。

裂变产物一旦释放到环境中，会污染环境，特别是大气层中的核爆炸所产生的大量放射性裂变产物，其影响范围广，时间长；此外，核反应堆事故也会造成裂变产物释放到环境中来。这些裂变产物通过大气、土壤和水源进入动植物体内，也直接或间接进入人体，给人类健康带来危害，其中尤以 ^{89}Sr、^{90}Sr、^{131}I 和 ^{137}Cs 等长、中长寿命核素危害最大。

4.5.2　铯化学

4.5.2.1　概述

铯（cesium）是 55 号元素，位于元素周期表第六周期的第一主族，属碱金属元素。

铯共有 40 种同位素。^{133}Cs 是铯唯一的天然稳定同位素。铀核裂变时，最主要的裂变产物是 ^{137}Cs，为 β 放射体，半衰期为 30.17 年，比活度为 3.2×10^5 Bq/μg，其 β 射线能量为 0.512 MeV（94.0%）和 1.176 MeV（6.0%）。^{137}Cs 94.0% 的衰变子体是处于激发态的 ^{137m}Ba，其半衰期为 2.551 min，放出能量为 0.662 MeV 的 γ 射线，衰变成稳定的 ^{137}Ba。^{137}Cs 和 ^{137m}Ba 容易达到长期平衡，所以，^{137}Cs 既可作 β 辐射源，又可作 γ 辐射源。

^{134}Cs 为 β、γ 放射体，来源于核裂变和活化反应，半衰期为 2.062 年，其主要 β 射线的最大能量为 0.658 MeV（70.1%），主要 γ 射线的能量为 0.605 MeV（97.6%）和 0.796 MeV（85.4%）。^{131}Cs 也是活化产物，衰变方式是电子俘获，放出 29.6 keV 的氙特征 X 射线。^{131}CsCl 注射液可用于心脏扫描、诊断心肌梗死等疾病。

^{137}Cs 和 ^{134}Cs 均属中毒性放射性核素，^{131}Cs 属低毒性放射性核素。^{137}Cs 是核污染的一种重要放射性核素，在卫生学上具有重要的意义。^{137}Cs 进入人体后，在体内均匀分布。俗称普鲁士蓝的亚铁氰化铁 $Fe_4[Fe(CN)_6]_3$ 可用于人体内的放射性铯的阻吸收和促排。

4.5.2.2　铯的化学性质

铯的化学性质与钾极为相似，但更加活泼，极易失去一个价电子，故其化合价只有 +1 价。

铯的大多数化合物（如氢氧化物、卤化物、硝酸盐、硫酸盐、碳酸盐和磷酸盐等）都易溶于水。铯也能形成一些难溶性盐类：

$$2CsCl + H_2PtCl_6 \longrightarrow Cs_2PtCl_6（黄色）\downarrow + 2HCl$$

$$3CsCl + Na_3Bi_2I_9 \longrightarrow Cs_3Bi_2I_9（红色）\downarrow + 3NaCl$$

$$CsCl + NaB(C_6H_5)_4 \longrightarrow CsB(C_6H_5)_4（白色）\downarrow + NaCl$$

此外，还有 $Cs_3[PO_4(MoO_3)_{12}]$、$Cs_2Na[Co(NO_2)_6]$、$CsClO_4$ 和 Cs_2SnCl_6 等难溶性盐类，它们在铯的分离和分析中均有应用。

铯易被无机离子交换剂如磷钼酸铵（AMP）、亚铁氰化钴钾（KCFC）和磷酸锆（ZrP）等吸附。这一性质已被用于放射性铯的分离及从含放射性铯的污水中去除铯。

4.5.2.3　铯-137 的分析测定

环境和生物样品中 ^{137}Cs 的含量一般都很低，因此在测定时需要采集大量的样品，首先将样品中所含的大量 K、Na、Ca、Mg 等干扰元素，特别是与铯同族的天然放射性核素 ^{40}K 和 ^{87}Rb 分离掉，然后才能进行放射性测量。

铯盐在高温下易挥发，在用干式灰化法处理生物样品时，温度不宜超过 450 ℃。

（1）浓集和分离

铯的浓集分离方法有离子交换法、共沉淀法和溶剂萃取法等。离子交换法尤以无机离子交换剂使用最为广泛。常用的无机离子交换剂有 AMP 和 KCFC 等，也可以将亚铁氰化物吸附在阴离子交换树脂上，制备成亚铁氰化物交换树脂使用。

AMP 是一种杂多酸盐，在酸性介质中选择性地吸附 1 价金属离子，其吸附次序为 $Cs^+ > Rb^+ > K^+ > Na^+ > NH_4^+$，分配系数 Cs^+ 为 6 000，Rb^+ 和 K^+ 分别为 230 和 3.4。

KCFC 对铯也有很高的选择性，在 0.1 mol/L HCl 的水溶液中，其分配系数为 1.8×10^4，对 ^{40}K 和 ^{87}Rb 的去污系数为 10^4。

共沉淀法是基于铯可形成前面所介绍的一些难溶性盐类来达到分离的目的，这些铯的沉淀物可用于制源、称重和测量，其中尤以氯铂酸铯沉淀效果最佳。

萃取法可用 4-仲丁基-2（α-甲苄基）酚（简称 BAMBP）作萃取剂来分离 ^{137}Cs。

目前国内 ^{137}Cs 分析普遍采用的是磷钼酸铵-碘铋酸铯法。本法是在酸性溶液中用 AMP 吸附铯，将吸附了铯的 AMP 用 NaOH 溶液溶解，然后在 H_3Cit-HAc 溶液中以 $Cs_3Bi_2I_9$ 沉淀制源称重和测量，即求得铯的化学回收率和 ^{137}Cs 的活度。

（2）测量方法

^{137}Cs 的测量有两种方法：β 射线测量法和 γ 能谱法。

β 射线测量法是把经过分离纯化后的 ^{137}Cs 样品制源，在 β 探测器上测其放射性。由于 ^{137}Cs 的 β 粒子能量较低，应注意样品自吸收校正。

γ 能谱法是利用 ^{137}Cs 的子体 ^{137m}Ba 的 γ 射线可在 γ 谱仪上直接进行测量。此法简便，但是灵敏度低，所以对于低含量的样品还不能代替放化分离、浓集后的 β 计数法进行测量。当样品中同时存在 ^{134}Cs 时，则必须用 γ 谱仪来测量，才可将两者区分开来。

4.5.3　锶化学

4.5.3.1　概述

锶（strontium）是 38 号元素，位于元素周期表第五周期的第二主族，属碱土金属元素。

锶在自然界中的含量较少，主要存在于海水中，约 8 mg/L。其矿物有硫酸盐和碳酸盐。锶在某些生物样品中也有一定含量。

锶共有 33 种同位素。质量数为 84、86、87 和 88 的 4 种锶同位素是稳定核素，其余均为放射性核素，其中 ^{89}Sr 和 ^{90}Sr 是两个重要的裂变产物。

^{90}Sr 是纯 β 放射体，半衰期为 29.1 年，能量为 0.546 MeV，比活度为 5.09 MBq/μg。^{90}Sr 可制成核素电池。^{90}Sr-^{90}Y 在医学上可用作放射性敷贴剂治疗皮肤病，也可作为核素发生器。

^{89}Sr 也是 β 放射体，半衰期为 50.5 d，能量为 1.49 MeV，可用于骨疼痛缓解治疗。

^{85}Sr 为活化产物，衰变方式为电子俘获，可作纯 γ 辐射源和示踪剂。在 ^{90}Sr 分析测定中，常用 ^{85}Sr 作为锶的产额指示剂。

^{90}Sr 和 ^{89}Sr 分别属于高毒和中毒性放射性核素，在核裂变反应中产额均较高，是典型的亲骨性核素。服用大量钙盐可减少放射性锶在骨内的沉积。

4.5.3.2　锶的化学性质

锶与铍、镁、钙、钡和镭同属碱土金属。锶的性质与钙很相似，但更活泼。其化合价只有 +2 价，它的化合物除个别情况外都是离子化合物。

（1）锶的氧化物和氢氧化物

锶的硝酸盐、碳酸盐或氢氧化物在高温下均可转变为 SrO，SrO 与水化合时生成 $Sr(OH)_2$，其饱和溶液可得 $Sr(OH)_2 \cdot 8H_2O$ 晶体。$Sr(OH)_2$ 的碱性比 $Ca(OH)_2$ 强，且溶解度比 $Ca(OH)_2$ 大得多，并随温度而变化。在 0 ℃ 时，$Sr(OH)_2$ 在 100 g 水中的溶解度仅为 0.35 g，而 100 ℃ 时即增至 24 g，这一点与 $Ca(OH)_2$ 不同。

（2）锶的盐类

锶有易溶性和难溶性两种盐类。碳酸锶在水中的溶解度很小，其组成固定，可作为锶分析的基准物。硝酸锶与其他金属的硝酸盐一样均易溶于水，但在发烟硝酸中，它与钙和钡的硝酸盐溶解度却大不相同，如表 4.9 所示。据此可进行锶、钡与钙及其他金属元素的分离。在 HAc 介质中，铬酸锶和铬酸钡的溶解度明显不同，在 16 ℃ 下，100 g 水中铬酸锶的溶解度为 0.12 g，而铬酸钡的溶解度为 3.4×10^{-4} g，利用此性质可进行锶和钡的分离。

表 4.9　锶、钙和钡的硝酸盐在发烟 HNO$_3$ 中的溶解度

硝酸盐	硝酸浓度/(mol/L)		
	15	17	19
硝酸钙	7.38	2.46	0.492
硝酸锶	9.66×10^{-2}	1.45×10^{-3}	4.35×10^{-4}
硝酸钡	2.29×10^{-3}	1.91×10^{-4}	7.62×10^{-5}

（3）锶的络合物

锶能与某些有机试剂如 EDTA、DTPA、H$_3$Cit 等生成络合物，此性质可用于放射性锶的分析测定和去污。锶的络合能力比钙差。

4.5.3.3　锶-90 的分析测定

环境和生物样品中 ^{89}Sr 和 ^{90}Sr 的含量一般都很低，因此在分析测定前需要对它们进行浓集和分离。由于它们的化学性质相同，其分离纯化步骤完全相同。放射性锶与放射性钙（^{45}Ca）和钡（^{140}Ba）的分离是整个过程的关键。^{90}Sr 的分析基本上都是通过测定与其处于放射性平衡的子体 ^{90}Y 来换算的。目前 ^{90}Sr 的测定已经有许多成熟的方法，其中常用的有硝酸盐或碳酸盐共沉淀法、离子交换法、HDEHP 萃取法和 HDEHP 萃取色谱法等。

（1）浓集分离

① 硝酸盐共沉淀法。此法通常也称发烟硝酸法。它先利用锶、钡与钙的硝酸盐在发烟 HNO$_3$ 中溶解度的不同来实现锶、钡与钙的分离，再利用锶与钡的铬酸盐在 HAc 溶液中溶解度的不同除去钡。至于留在锶中的稀土元素和锆等裂片放射性核素，可先用 Fe(OH)$_3$ 来进行清扫，再以碳酸盐形式沉淀锶并进行总放射性锶（^{89}Sr + ^{90}Sr）的 β 计数测定。将沉淀放置 14 d 后分离出 ^{90}Y 并测定其活性，从而推算出样品中 ^{90}Sr 的含量。锶与钇的分离可根据两者氢氧化物的溶解度的不同来进行，最后钇以 Y$_2$(C$_2$O$_4$)$_3$·9H$_2$O 形式制源。将总锶的放射性减去 ^{90}Sr 的放射性即为 ^{89}Sr 的放射性。此法测定值的准确性和精密度高，常被用作标准方法，但是操作烦琐，而且发烟 HNO$_3$ 腐蚀性强，不适于大量样品的分析。

② 阳离子交换法。此法利用钙和锶与 EDTA、H$_3$Cit 形成的络合物与强酸性阳离子交换树脂的亲和力的不同而实现锶与钙的分离。水样中加入适量的 EDTA 和 H$_3$Cit，调节溶液 pH 至 4.0～5.0，溶液通过阳离子交换柱时，大部分钙能通过，而锶和部分钙为树脂所吸附，再用不同浓度和 pH 的 EDTA-NH$_4$Ac 溶液先后淋洗钙和锶。向含锶的流出液中加入铜盐，将锶从络合物中置换出来，以碳酸盐形式沉淀锶，并进行总放射性锶的 β 计数测定。然后再进行 ^{90}Sr 测量，方法与上相同。此法适合于含钙量高的样品，尤其适于同时处理大批量大体积水样，而对小批量样品操作和分析时显得烦琐费时。

③ HDEHP 萃取色谱法。此法是选择性地分离出 ^{90}Sr 和 ^{90}Y 来进行 ^{90}Sr 的测量，有两种方法。

　　a. 快速法：先将样品溶液 pH 调为 1.0，通过 CL-HDEHP 色谱柱，钇被吸附，与锶和铯等离子分离；再以 1.5 mol/L HNO_3 溶液洗涤色谱柱，以清除被吸附的铈、钷等轻稀土离子；最后以 6 mol/L HNO_3 淋洗钇，实现 ^{90}Y 的快速分离，然后测定 ^{90}Y。

　　b. 放置法：将 pH 为 1.0 的样品溶液通过 CL-HDEHP 色谱柱，将流出液放置 14 d 后，再在新的色谱柱上吸附、洗涤、淋洗，分离和测定 ^{90}Y。

　　样品中存在 ^{91}Y、^{144}Ce 和 ^{147}Pm 等稀土核素时，会干扰快速法的测定。此时宜采用放置法。

　　（2）测定方法

　　放射性锶的测量通常用 β 计数法。β 计数法测量有两种情况：一是将分离纯化的放射性锶制源直接在低本底 β 计数器上测量，这样得到的结果是 $^{89}Sr + ^{90}Sr$ 总和；二是通过测量与 ^{90}Sr 处于放射性平衡的 ^{90}Y 的 β 放射性来换算出样品中 ^{90}Sr 的含量。后一方法通常被采用，因为 ^{90}Y 的 β 能量高达 2.28 MeV，探测效率高，且其半衰期为 64.2 h，易与 ^{90}Sr 达到放射性平衡，并能防止 ^{89}Sr 的测量干扰。

4.5.4　锝化学

4.5.4.1　概述

　　锝（technetium，Tc）是 43 号元素，位于元素周期表第五周期的第七副族。锝是放射性元素，已知同位素有 34 种，半衰期从数秒至上百万年不等，其中以 ^{99}Tc 和 ^{99m}Tc 最重要。^{99}Tc 为 $β^-$ 放射体，半衰期为 2.13×10^5 年，能量为 0.294 MeV，裂变产额约 6.13%。^{99m}Tc 主要放射出 γ 射线，能量为 0.140 5 MeV（87.6%），半衰期为 6.02 h，它的一些化合物及络合物可用于人体几乎所有器官的显像扫描。^{99m}Tc 在医学应用中常来自 $^{99}Mo - ^{99m}Tc$ 放射性核素发生器。

4.5.4.2　锝的化学性质

　　锝的化学性质非常复杂，能以 $-1 \sim +7$ 价的各种价态存在，其中以 +7 价最稳定。锝的氧化物 Tc_2O_8 在 300 ℃时即升华。溶液中的 TcO_4^- 比较稳定，它可被还原剂（如 Sn^{2+}）还原为低价态的锝，常被用来标记化合物、多肽和蛋白质等，用于核医学显像。高锝酸的钠盐和铵盐易溶于水，但是其钾、铷、铯和银等盐的溶解度则很小。高锝酸银 $AgTcO_4$、高锝酸四苯基砷 $[(C_7H_5)_4As]TcO_4$ 等可在锝的重量法测定中作为基准物质。锝没有可作载体的稳定同位素，不过有许多良好的非同位素载体如 Re、Cu 等。

4.5.4.3　锝的化学性质

　　锝的测定

　　微量 ^{99}Tc 的测定有辐射测量法和中子活化法。^{99m}Tc 的测量一般用 γ 计数器进行。^{99}Tc 是 β 放射性核素，但其能量低，因此辐射测量必须制成均匀的薄源，然后可采用电沉积法，或采用液体闪烁法测量，可大大提高探测效率。

4.5.5　碘化学

4.5.5.1　概述

　　碘（iodine，I）是 53 号元素，位于元素周期表第五周期的第七主族。碘有 37 种同位素，其中 ^{127}I 是唯一的稳定同位素。在放射性同位素中，^{123}I、^{125}I、^{131}I 比较重要。它们的主要辐射特性列于表 4.10。

表 4.10 　^{123}I、^{125}I 和 ^{131}I 的主要粒子能量分支比

同位素	半衰期	衰变方式	主要粒子能量/MeV（%）
^{123}I	13.2 h	EC	X 0.027(46.0)，γ 0.159(83.4)
^{125}I	60.1 d	EC	X 0.027(73.2)，γ 0.035(6.5)
^{131}I	8.04 d	β^-	β 0.606(89.3)，γ 0.364(81.2)

在裂变反应中，^{131}I 有较大的产额（2.82%），可作为反应堆事故或核爆后环境监测的信号核素。由于 ^{131}I 是 β^-、γ 放射体，其在医学上常常用于制备放射性核素诊断和治疗药物。

4.5.5.2 单质碘的性质

单质碘是紫黑色的片状晶体，微热即升华，在水中的溶解度极低，但当水中存在 KI 时，可形成 I_3^- 和 I_5^-，碘的溶解度会大大增加，其溶液呈棕色。碘易溶于 CCl_4、$CHCl_3$、CS_2、苯和酒精等有机溶剂中，也易定量吸附在活性炭、硅胶等吸附剂上。

4.5.5.3 碘的化合物

碘的钠盐和钾盐是可溶性的，而 AgI、HgI、PdI 等是难溶性的。AgI 不仅难溶于水，且难溶于稀酸和氨水，这一性质可用于放射性碘的分析和测定中。

4.5.5.4 碘的水溶液化学

碘的化学性质较活泼，其化合价有 -1、0、$+1$、$+3$、$+5$ 和 $+7$ 价。单质碘是卤族元素中最弱的氧化剂，与还原剂如 $NaHSO_3$、$NH_2OH \cdot HCl$ 等作用或在碱性条件下与 H_2O_2 作用，可被还原为 I^- 离子。单质碘在碱性溶液（pH>9）中会发生歧化反应：

$$I_2 + HSO_3^- + H_2O \longrightarrow 2I^- + SO_4^{2-} + 3H^+$$

$$2I_2 + 2NH_2OH \cdot HCl \longrightarrow 4HI + N_2O \uparrow + 2HCl + H_2O$$

$$I_2 + H_2O_2 + 2OH^- \longrightarrow 2I^- + 2H_2O + O_2 \uparrow$$

$$3I_2 + 6OH^- \longrightarrow IO_3^- + 5I^- + 3H_2O$$

I^- 在强酸介质中，容易被空气或 $NaNO_2$ 氧化：

$$4I^- + O_2 + 4H^+ \longrightarrow 2I_2 + 2H_2O$$

$$2I^- + 2NO_2^- + 4H^+ \longrightarrow I_2 + 2H_2O + 2NO \uparrow$$

在酸性溶液中，I^- 与 IO_3^- 会发生反应生成 I_2：

$$IO_3^- + 5I^- + 6H^+ \longrightarrow 3I_2 + 3H_2O$$

低价态的碘都可被强氧化剂如次氯酸钠氧化至 $+7$，再被还原剂如 $NH_2OH \cdot HCl$ 等还原到 I^-。此过程可保证放射性碘和碘载体同位素交换完全。

4.5.5.5 碘的分析测定

（1）浓集分离

空气中放射碘的采样可使用以活性炭、浸渗了 Br 和 TEDT 的活性炭及浸渗了银的沸石为填料的滤膜，它们对碘的取样效率几乎为 100%。

一般样品中，放射性碘的浓度低，且有其他核素干扰，须经放化分离后方可测量。样品预处理时必须防止碘的挥发损失。放射性碘常用的浓集和分离方法有共沉淀法、溶剂萃取法和离子交换法等。

（2）测定方法

① ^{131}I。由于^{131}I能放出较强的 β、γ 射线，因此环境中高浓度的^{131}I（如核事故释放）可直接用 γ 谱仪测定。一般低浓度样品须经放化分离，然后进行 β 测量。

② ^{125}I。^{125}I 只能释放出低能 X 和 γ 射线，宜用 NaI(Tl) X 射线谱仪测定 X 射线，或用 γ 闪烁计数器来测定其含量。

4.6　活化元素化学

4.6.1　活化产物

活化产物是物质在中子等粒子作用下，发生核反应而产生的放射性核素。

大气层和地下核爆炸，产生的大量中子会与空气、土壤、水和弹壳等材料发生核反应生成各种活化产物，如^{57}Co、^{58}Co、^{60}Co、^{55}Fe、^{59}Fe、^{65}Zn、^{54}Mn、^{51}Cr、^{32}P、^{35}S、^{14}C、^{3}H、^{35}Cl、^{24}Na、^{45}Ca、^{27}Mg 等。核电厂和核动力舰船的反应堆运行时也会放出大量中子，一回路冷却剂中的腐蚀产物被中子活化也会产生活化产物，如^{60}Co、^{55}Fe、^{59}Fe、^{65}Zn、^{54}Mn、^{51}Cr、^{24}Na、^{18}F 等。通过中子活化反应可生产工业、农业、医学等领域使用的放射性核素，如^{60}Co、^{192}Ir、^{131}I、^{125}I、^{99}Mo、^{3}H、^{14}C 等。它们可能通过各种途径流出而污染环境。因此对活化产物的分析监测是环境保护的一项重要内容。其中^{60}Co 和^{192}Ir 放射源常用于辐射加工、工业探伤和医用放射治疗。

4.6.2　钴化学

4.6.2.1　概述

钴（cobalt，Co）是 27 号元素，有 28 种同位素，稳定同位素只有^{59}Co。钴与铁、镍同属元素周期表第四周期的第八族，是过渡元素。

钴的活化产物有^{57}Co、^{58}Co、^{60}Co 等，其中以^{60}Co 最重要。^{60}Co 主要通过^{59}Co(n, γ)^{60}Co 产生。^{60}Co 是 β^{-}、γ 放射体，半衰期为 5.27 年，β^{-} 粒子能量为 0.318 MeV，γ 能量为 1.332 MeV 和 1.173 MeV，属高毒性放射性核素。

^{60}Co 是应用较早的放射性核素之一，主要作为外照射源用于辐射育种、食品保鲜、医疗器械灭菌、肿瘤治疗及工业设备的 γ 探伤等。

4.6.2.2　钴的化学性质

钴的主要价态为 +2、+3 两种。在其简单化合物中钴总是 +2 价的，+3 价极不稳定，在水溶液中易被还原成 +2 价。

钴盐在空气中和 85 ℃以下加热时都能得到 Co_3O_4，加热至 900 ℃即成 CoO。

向钴盐溶液中加入 NaOH 可得蓝色 $Co(OH)_2$ 沉淀，它在空气中缓慢氧化变成棕色的 $Co_2O_3 \cdot H_2O$ 沉淀。若加入的碱量不够，则得碱式盐。

钴（Ⅱ）的氯化物、硝酸盐、硫酸盐等皆溶于水。Co^{2+} 或其正的络离子是粉红色的，负的络阴离子是蓝色的。邻氨基苯甲酸钴 $Co(C_7H_6O_2N)_2$ 可作为钴的分析基准物质。

Co^{3+} 的简单化合物虽然远没有 Co^{2+} 的稳定，但是它们的络合物却相反。在 Co^{3+} 的络合物中最重要的一种是 $[Co(NO_2)_6]^{3-}$，它可与碱金属形成难溶性盐类如 $K_3[Co(NO_2)_6]$、$K_2Ag[Co(NO_2)_6]$ 和 $Cs_2Na[Co(NO_2)_6]$ 等。

4.6.2.3　钴-60 的分析测定

^{60}Co 的分离和浓集方法很多。大体积水样的预浓集方法有氢氧化物、硫化物或二氧化锰共沉淀法和离子交换法等。其中使用最广泛、最有效的是阴离子交换和溶剂萃取法。

例如，海水、水体底质或生物样品经预处理后，制成 8～9 mol/L HCl 体系，通过强碱性阴离子交换树脂柱吸附使之与大部分杂质分离，再经甲基异丁基酮选择性萃取进一步纯化，最后在氨性电解液中以电沉积制源，测定其 β^- 放射性。

^{60}Co 也可用液体闪烁计数法测定。若样品中同时存在 ^{58}Co，则应用 γ 谱仪测量 ^{60}Co 的特征能峰（1.173 MeV 和 1.332 MeV）。

4.6.3　铱化学

4.6.3.1　概述

铱（iridium，Ir）是 77 号元素，有 36 种同位素，稳定同位素有 ^{191}Ir 和 ^{193}Ir，丰度分别为 37.3％ 和 62.7％。铱与钌（Ru）、铑（Rh）、钯（Pd）、锇（Os）、铂（Pt）共同组成铂系元素。

应用的铱的活化产物主要为 ^{192}Ir。^{192}Ir 主要通过 ^{191}Ir（n,γ）^{192}Ir 产生。^{192}Ir 是 β^-、γ 放射体，半衰期为 74.0 d，衰变方式为 β 衰变（95.4％）和 EC 衰变（4.6％），β^- 粒子能量为 0.536 MeV（41.4％）和 0.672 MeV（48.3％），主要 γ 能量为 0.316 MeV（82.8％），属中毒性放射性核素。

^{192}Ir 主要作为外照射源用于工业设备的 γ 探伤、后装治疗等。

4.6.3.2　铱的化学性质

铱的化学性质很稳定，不溶于酸，只有海绵状的铱才会缓慢地溶于热王水中。

铱化合物的氧化态介于 -2 和 +6 价之间，最常见的有 +3 和 +4 价。铱的氧化物有二氧化铱（棕色）和三氧化二铱（黑蓝色）；Ir_2O_3 在硝酸中会氧化成 IrO_2。铱不能形成一卤化物和二卤化物，而是会与每一种卤素形成对应的三卤化物 IrX_3；氧化态为 +4 价或以上的卤化物只有氟化物（四氟化铱、五氟化铱和六氟化铱）。

铱的重要化合物有六氯铱酸（H_2IrCl_6）和六氯铱酸铵 $[(NH4)_3IrCl_6]$。光谱纯的六氯铱酸铵可作为常量铱分析的基准物质。

铱可与三苯甲烷染料类显色剂（如乙基紫、孔雀绿、罗丹明 B 等）、苯硫酮类显色剂［如硫代米蚩酮（TMK）等］和吡啶偶氮类显色剂（如 3,5-二溴吡啶偶氮-5-甲基苯酚、DBPMP 等）形成有色络合物，可用于常量铱的光度分析。

4.6.3.3 铱-192 的分析测定

常量铱可采用常规分光光度法、催化光度法、化学发光光度法等方法进行测量，也可采用电感耦合等离子体原子发射光谱法测量 212.681 nm 谱线的强度进行测定。环境中 ^{192}Ir 测量常采用 γ 谱仪测量 ^{192}Ir 的特征能峰（0.316 MeV）。

思考题

1. 放射性核素的特点是什么？

2. 何谓放射性长期平衡和暂时平衡？

3. 何谓载体及反载体、放射性纯度、放射化学纯度、放射性比活度、放射性浓度、分离系数、化学回收率、净化系数？

4. 提高共沉淀产物纯度的措施有哪些？

5. 如何提高萃取率？

6. 试述离子亲和力大小的规律。

7. 简述环境和生物样品中铀、钍、镭-226、镭-228、氡-220、氚、碳-14、铯-137、锶-90、碘-131、钴-60 的常用分析方法。

8. 何谓裂变产物、活化产物？

9. 分离 100 mL 样品溶液中的微量 ^{131}I（已知其中含有 ^{127}I 的量为 10 mg/L），加入 11.0 mg $^{127}I^-$ 作载体，经放化分离后，最终以 ^{108}AgI 沉淀形式制源测量，沉淀重量为 20.0 mg，$β^-$ 放射性净计数率为 81.0 次/min，仪器探测效率为 15.0%，测量时距样品采集时的时间为 8.04 d。求采样时样品中 ^{131}I 的放射性浓度为多少？

参考文献

[1] 强亦忠. 简明放射化学教程 [M]. 3 版. 北京：原子能出版社，1999.

[2] 中华人民共和国卫生部，国家环境保护总局，中国核工业总公司. 电离辐射防护与辐射源安全基本标准：GB 18871—2002 [S]. 北京：中国标准出版社，2003.

[3] 赵志祥，黄小龙，吴振东，等. 核素图 [M]. 北京：原子能出版社，2007.

（张友九）

第 5 章 放射生物学基础

电离辐射作用于机体后，其能量传递给机体的分子、细胞、组织和器官，由此所造成的其形态和功能的变化，称为电离辐射生物学效应（ionizing radiation biological effects），即放射生物学效应（radiobiological effect）。ICRP—60 在讨论生物效应时，用 4 个等级来区分电离辐射对人体的影响程度，分别是：变化、损伤、损害和危害。变化（change）：照射后出现形态和功能的改变，可能对机体有害也可能无害。损伤（damage）：某种程度的有害变化，但对受照个体未必都是有害的。损害（harm）：临床上可观察到的有害效应，如有害的组织反应等。危害（detriment）：因受某种射线照射，受照个体及其后代最终所经受的总伤害。

5.1 放射生物学效应概述

放射生物学效应包括不同种类电离辐射和辐射能量被吸收后的物理、化学、生物过程。

为了明确划分电离辐射所致有机体内不同变化的作用性质和因果关系，研究者提出了原初作用和继发作用。电离辐射作用于机体，在从照射开始到细胞学上能观察到的可见损伤的这段时间内，细胞中进行的辐射损伤的原初和强化过程称为原初作用过程。这个原初作用过程包括物理、物理化学和化学 3 个阶段。在此过程中辐射能量的吸收和传递，分子的激发和电离、自由基的产生、化学键的断裂等分子水平的变化都是在机体内进行的。能量的吸收和传递使细胞中排列有序的生物大分子处于激发和电离状态，特殊的生物学结构使电子传递和自由基连锁反应得以进行，这导致了一系列继发反应。由于亚细胞结构的破坏引起了细胞内水解酶的释放，信号传导网络的改变或破坏，代谢的方向性和协调性的紊乱，促使初始的生物化学损伤进一步发展，引起细胞、组织器官和系统的变化，最终引起机体内一系列功能变化。

5.1.1 电离辐射作用方式

电离辐射作用于机体，能量的吸收和传递使细胞中排列有序的生物大分子处于激发和电离状态，机体生物活性分子的电离和激发是放射生物学效应的基础。组成生物体或细胞的主要分子为生物大分子（如核酸、蛋白质和酶等）及生物大分子环境中的大量水分子（约占生物组织重量的 $60\%\sim70\%$）。电离辐射会导致处在其电离粒子径迹上的原子和分子都有可能发生电离，包括生物大分子和水分子。电离辐射对生物大分子的作用有直接作用和间接作用两种。

（1）直接作用

电离辐射的能量直接沉积在生物大分子上，引起生物大分子的电离和激发，进而导致核酸、蛋白质和酶等分子结构的改变和生物活性的丧失，这种由射线直接作用于生物大分子造成损伤效应的作用方式称为直接作用（direct effect）。在直接作用过程中，其辐射能量沉积和生物效应是发生在同一个生物大分子上的。例如，射线直接作用于 DNA 分子上，可发生单链断裂或双链断裂、解聚和黏度下降等。某些酶也可以受电离辐射作用而降低或丧失活性。此外，电离辐射也可以直接破坏膜系的分子结构，如线粒体膜、溶酶体膜、内质网、核膜和质膜，从而干扰细胞器的正常功能。

（2）间接作用

电离辐射的能量沉积于水分子上，引起水分子的电离与激发，产生一系列原初辐射分解产物，如 $\cdot OH$、$H\cdot$、H_2 和 H_2O_2 等。这些具有活性的水的辐射分解产物再作用于生物大分子，引起后者物理和化学的变化，继而引发一系列生物学效应，这种作用方式称为间接作用（indirect effect）。电离辐射的间接作用中，辐射能量沉积和生物效应是发生于不同分子上的，辐射能量沉积于水分子上，生物效应发生在生物大分子上。人体组织的大多数细胞含水量很高（造血组织含水量超过 90%），因此电离辐射作用于人体组织后，辐射能量先沉积于水分子上，产生大量的活性基团。所以，电离辐射对生物体的作用，以间接作用引起的损伤为主（图 5.1）。

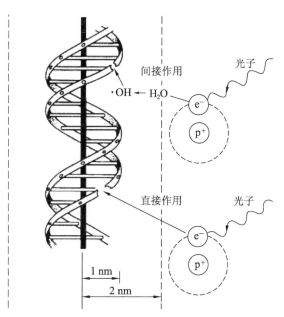

图 5.1　电离辐射对 DNA 的作用

5.1.2　放射生物学效应分类

机体受辐射作用时，根据照射剂量、照射方式及效应表现的情况，在实际工作中研究人员常将生物学效应分类表述。

5.1.2.1　按照射方式分

（1）外照射与内照射（external and internal irradiation）

辐射源由体外照射人体称为外照射。γ射线、中子、X射线等穿透力强的射线，外照射的生物学效应强。放射性物质通过各种途径进入机体，以其辐射能产生生物学效应的称为内照射。内照射的作用主要发生在放射性物质通过路径和沉积部位的组织器官，但其效应可波及全身。内照射的效应以射程短、电离强的α、β射线作用为主。兼有内、外照射则称为混合照射。

（2）局部照射和全身照射（local and total body irradiation）

当外照射的射线照射身体某一部位时，引起局部组织反应的照射称局部照射。当照射剂量和剂量率相同时，身体各部位的辐射敏感性依次为：腹部＞盆腔＞头颈＞胸部＞四肢。

全身均匀地或非均匀地受到照射而产生全身效应称全身照射。若照射剂量较小则为小剂量效应，若照射剂量较大（＞1 Gy）则发展为急性放射病。大面积的胸腹部局部照射也可引发全身效应，甚至急性放射病。根据照射剂量大小和敏感组织的不同反应程度，辐射所致全身损伤分为骨髓型（bone marrow type）、胃肠型（gastro-intestinal type）和脑型（central nervous system type）3种类型。

5.1.2.2　按照射剂量率分

（1）急性效应（acute radiation effect）

机体受到高剂量率照射，即短时间内照射达到较大剂量引起的效应为急性效应，主要表现为：受照当时或照后几天内出现，持续数天；照射剂量一般在0.25 Gy以下，临床症状不明显；少数0.5 Gy以上受照者出现头晕、乏力、失眠、食欲减退、口渴和易出汗等症状；剂量再大时可能出现恶心、呕吐。由于照后精神等因素的干预，在分析判断早期临床症状时必须结合照射剂量和实验室检查综合判定。

（2）慢性效应（chronic radiation effect）

低剂量率长期照射，随着照射剂量增加，效应逐渐积累，经历较长时间表现出来的效应为慢性效应。由于受低剂量率长期照射，机体对射线作用可出现一定的代偿性反应，并对射线造成的损伤有修复能力。只有剂量较高的慢性照射，累积剂量达到一定程度，机体失去代偿，修复能力失效时，才出现慢性损伤。临床症状多出现在接触射线几个月甚至几年后，表现为疲乏无力、头晕、睡眠障碍、记忆力减退、食欲减退和性功能障碍等。

5.1.2.3　按效应出现时间分

（1）早期效应（early effect）

早期效应也称近期效应，是指在受照后几个星期内发生的辐射效应，如急性放射病、急性皮肤损伤等。

（2）迟发效应（late effect）

迟发效应也称远后效应，是指在受照后数月甚至数年后发生的效应（一般6个月以上），如慢性放射病、致癌效应、放射性白内障、辐射遗传效应等。临床放射治疗的资料显示，迟发损伤发生率通常在放射治疗10年后开始有所上升。

5.1.2.4 **按效应表现的个体分**

（1）躯体效应（somatic effect）

躯体效应为受照射个体体细胞损伤而致本身所发生的各种效应，又可区分为全身效应（total body effect）和局部效应（local effect）。

（2）遗传效应（genetic effect）

遗传效应是指受照射个体生殖细胞突变，而在后代表现出的效应。

5.1.2.5 **按效应的发生和照射剂量的关系分**

（1）确定性效应（deterministic effect）

确定性效应旧称非随机性效应，指效应的严重程度与照射剂量的大小有关。效应的严重程度取决于细胞群中受损细胞的数量或百分率。此种效应存在剂量阈值，超过此阈值，效应即出现。如照射后的白细胞减少、白内障、皮肤红斑和脱毛等均属于确定性效应。这些效应在成因上是由放射线能量沉积事件决定的，当照射的剂量达到一定水平后，细胞死亡会超过细胞增殖补充或代偿能力，此时确定性效应必然会出现，故又称为必然性效应。

（2）随机性效应（stochastic effect）

随机性效应指效应的发生率与照射剂量的大小有关，这种效应在个别细胞损伤（主要是突变）时即可出现，不存在剂量阈值。遗传效应和辐射致癌等属于随机效应。

5.1.2.6 **电离辐射的旁效应**

电离辐射的旁效应（bystander effect）是指受照细胞周围的未受照细胞也产生类似的辐射效应，如基因突变、细胞凋亡等，这导致总体辐射效应高于常规理论预期的辐射损伤效应。

5.1.3 放射生物学效应的影响因素

影响放射生物学效应的因素包括辐射因素、机体因素，以及介于二者之间的介质因素等。

5.1.3.1 **与辐射有关的因素**

（1）辐射种类

不同种类的辐射产生的生物学效应不同，从电离辐射和物理特性来看，电离密度和射线的穿透能力两者正好成反比关系，并且是影响生物效应的重要因素。α粒子的电离密度大，但穿透能力弱，外照射时对机体的损伤作用很小。但发射α粒子的放射性核素进入机体内，则对机体的损伤作用很大。β粒子的电离密度较α粒子小，但穿透能力较α粒子强，外照射可引起皮肤损伤，内照射也可引起明显的生物效应。高能X射线和γ射线穿透能力强，其电离密度较α、β粒子小（表5.1），外照射可引起严重损伤。快中子和各种高能重粒子也都具有很强的穿透力，在组织内其射程末端具有极高的电离密度，这种集中于深部局限范围内密集的电离辐射杀伤作用，已用于肿瘤的放射治疗。另外，γ射线和中子流又是核爆炸时引起机体早期损伤的重要因素。

上述3种射线在空气中的射程及电离密度如表5.1所示。

表 5.1　3 种射线在空气中的射程及电离密度

射线种类（能量为 2 MeV）	在空气中的射程/m	每毫米行程上的离子对
α 粒子	0.01	6 000
β 粒子	1	60
γ 射线	100	0.6

（2）剂量

辐射剂量与生物效应之间存在着一定的相依关系。照射剂量大小是决定放射生物学效应强弱的首要因素，剂量越大，效应越强。但有些生物学效应当剂量增大到一定程度后，效应不再增强。对于在生物学方面有害的因子，通常可将所给的剂量与所产生的效应的相关关系用曲线的形式表达出来，这就构成了所谓的剂量-效应曲线。若以机体的死亡率或存活率为指标衡量生物效应，可得出图 5.2 的函数关系。

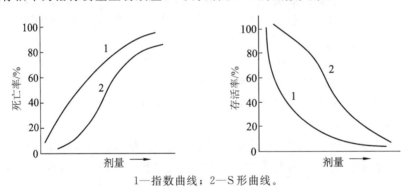

1—指数曲线；2—S 形曲线。

图 5.2　电离辐射引起的典型死亡曲线及存活曲线

图 5.2 中有两条曲线，指数曲线反映病毒、细菌、某些低等原生生物和植物的辐射效应规律。S 形曲线符合多细胞机体，特别是高等动物的辐射效应规律。由 S 形曲线可见，当死亡率在 50% 附近时，曲线有急剧的变化，即在此处剂量较小的变化，就引起较明显的死亡率改变。因此，放射生物学中常用引起被照射机体死亡 50% 的剂量作为衡量机体放射敏感性的参数，称为半致死剂量（median lethal dose，LD_{50}）。LD_{50} 数值越小，机体的放射敏感性越高。表 5.2 是在 30 d 内引起 50% 机体死亡的辐射剂量。

表 5.2　不同种动物的 $LD_{50/30}$

动物种类	$LD_{50/30}$ 中心轴吸收剂量/Gy
羊（山羊）	2.40（2.30）
猪	2.50
狗	2.65
兔	7.50
大、小鼠	6.40～7.14
豚鼠	2.55
猴	3.98

（3）剂量率

剂量率即单位时间内吸收的剂量，常以 Gy/d、Gy/h、Gy/min 或 Gy/s 表示。在一定剂量范围内，同等剂量照射时，剂量率高者效应强，剂量率低者效应弱，其机制是在照射时间延长的过程中，发生亚致死性损伤的修复和细胞增殖。但是当剂量率达到一定范围时，生物效应与剂量率之间失去比例关系。剂量率效应的影响也随所观察的具体效应指标不同而异，如急性放射病的发生需要一定的剂量阈值，每日 5～50 mGy 的剂量率，即使累积很大的总剂量也不会引起急性放射病，而只能造成慢性放射损伤。剂量率达到每分钟 0.05～0.1 Gy 或更高，则可引起急性放射病，且严重程度随剂量率加大而加重。在小剂量慢性作用的条件下，剂量率对生物效应的发生也有明显的影响，当累积剂量相等时，较高剂量率引起白血病的发病率也相对增高。

（4）分次照射

同等剂量照射时，一次照射（single dose）比分次照射（fractionated dose）效应强，分次愈多，各次之间的间隔愈长，生物效应愈小。分次照射使辐射生物效应减轻，主要是与放射损伤的修复有关。

（5）照射部位

射线照射机体不同部位所引起的生物学效应存在明显的差异。当照射条件相同时，腹部受照所引起的生物学效应最为严重，其余部位受照所引起的生物学效应由强到弱，依次为盆腔、头颈部、胸部及四肢。这主要是由于不同部位的不同组织与器官对射线的敏感程度不同。例如，用 20 Gy 的照射量作用于大鼠腹部，全部动物在 3～5 d 内死亡；作用于盆腔，只有部分动物死亡；作用于头颈、胸部，则不发生急性死亡。

（6）照射面积

当照射的其他条件相同时，受照射的面积愈大，生物效应愈明显。照射时即使部分屏蔽辐射敏感性很高的组织（如骨髓等），也可使总的损伤效应显著减轻，放射治疗正是应用这一规律，将全身照射时可以致死的剂量，局限于较小的面积（肿瘤部位），降低照射对正常组织的损伤，而对局部的肿瘤细胞达到最大限度的杀伤效果。

（7）照射方式

照射方式可分为外照射、内照射和混合照射。外照射可以是单向照射或多向照射，后者的效应大于前者，多向照射增强生物效应的原因是组织接受的照射剂量均匀。内照射的生物效应受放射性核素的理化性质、摄入途径、体内分布、代谢特点、半衰期、生物半排期等因素的影响。照射的几何条件对生物效应亦有影响，人体事故性照射由于几何条件不同造成身体各部位的不均匀照射，而不同组织器官的辐射敏感性又有较大差别，故不均匀照射的后果常因各部位的吸收剂量不同而异。

5.1.3.2　与机体有关的因素

放射生物学的研究早就发现，当辐射的各种因素相同时，生物机体或组织对辐射的反应可有较大的差别，因此提出了放射敏感性的概念。放射敏感性（radiosensitivity）指当一切照射条件完全一致时，机体的组织、器官对辐射作用的反应强弱或速度快慢不同：若反应强、速度快，其敏感性就高；反之则低。目前对放射敏感性不同的原因尚无令人十分满意的解释，只知它与机体受辐射作用后所发生的破坏过程，以及机体的代偿适应反应和修复过程之间的相互作用有密切关系。目前研究发现种系、个体发育、组织细胞和生物分子水平四个因素对放射敏感性具有一定影响。

（1）种系的放射敏感性

不同种系的生物体对电离辐射的敏感性差异很大。一般来说，生物进化程度愈高，组织结构愈复杂，辐射敏感性愈高。微生物的致死剂量要比哺乳动物高千百倍。在脊椎动物中，哺乳动物的放射敏感性比鸟类、鱼类、两栖类和爬虫类高。哺乳类中各种动物的放射敏感性也有一定的差别。同一类动物中，不同品系之间放射敏感性有时也有明显差别，如人、狗、豚鼠的放射敏感性高于兔和大、小鼠的放射敏感性。

（2）个体发育的放射敏感性

哺乳动物的放射敏感性因个体发育所处的不同阶段而有差别，总的趋势是放射敏感性随着个人发育过程而逐渐降低。妊娠的最初阶段最敏感，在植入前期受照射最易引起胚胎死亡。胚胎器官形成期受照射胚胎死亡率降低，但先天性畸形的发生率很高。此后胎儿组织的辐射抵抗力增高，但中枢神经系统的功能变化较多见，如受日本原子弹爆炸照射孕妇所生子女调查发现，小头畸形和智力发育迟缓的发生率增高。出生后的个体发育过程中，幼儿比成年人的放射敏感性高，老年机体由于各种功能衰退，其耐受辐射的能力明显低于成年时期。

放射敏感性一般随个体发育过程而逐渐降低，幼儿的放射敏感性高于成年人，老年人对射线相对不敏感。

（3）不同组织器官的放射敏感性

在同一个体内的不同组织中，细胞的放射敏感性有明显的差别。有的学者在研究大鼠睾丸的辐射效应时，发现分裂的细胞（生精细胞）受辐射的影响比不分裂细胞（间质细胞）大，从而得出一种组织细胞的放射敏感性与其细胞的分裂活动成正比，而与其分化程度成反比的结论。一般来说，组织器官的分裂活动越旺盛，辐射敏感性越高，分化程度越低，辐射敏感性越高；反之亦然。据此，研究者将人体各种器官、组织细胞的放射敏感性划分为不同的类别。

① 高度敏感器官、组织：淋巴组织、胸腺、骨髓、胃肠上皮、性腺、胚胎组织等。

② 中度敏感器官、组织：感觉器官、内皮细胞、皮肤上皮、唾液腺及肾、肝、肺的上皮细胞等。

③ 轻度敏感器官、组织：中枢神经系统、内分泌腺、心脏等。

④ 不敏感器官、组织：肌肉组织、软骨、骨组织和结缔组织等。

上述放射敏感性的类别并不是绝对的，会由于组织所处的功能状态不同或判断标准指标不同而有所变动。如一般情况下，分裂很少的肝细胞比不断分裂的肠上皮细胞的放射敏感性低，若同时照射 10 Gy，前者仍保持形态的完整性，后者却出现明显的破坏。但若施行部分肝切除刺激肝细胞分裂，则引起两者同样效应的照射剂量十分相近。上述规律虽适合于大多数情况，但也有例外，如卵母细胞和淋巴细胞并不迅速分裂，但对辐射高度敏感。另外，上述放射性敏感程度均以形态学损伤为指标，但若以功能反应为指标可得出不同的结论，如成年机体中枢神经系统需较大剂量照射才能引起形态学的变化，但极小剂量照射就可引起神经系统功能的改变。

（4）亚细胞和分子水平的放射敏感性

同一细胞的不同结构的放射敏感性有很大差异。DNA 是对射线敏感的生物大分子，因此细胞核的放射敏感性显著高于细胞质。^{3}H -标记实验发现，细胞内大分子的放射敏感性依次为：DNA＞RNA（mRNA＞rRNA＞tRNA）＞蛋白质。RNA 和蛋白质在整个细胞周期内持续合成，而 DNA 只在细胞周期的一部分时间（S 期）内合成，且与其他分子相比，DNA 分子数量有限，致使 DNA 分子损伤在细胞辐射效应中占有突出的地位。

除此之外，还有一些其他的机体因素会影响电离辐射生物效应，如性别、生理状态和健康状况等。一般来说，育龄雌性生物体的辐射耐受性稍大于雄性，这与体内性激素含量差异有关。机体处于过热、过冷、过劳和饥饿等状态时，对辐射的耐受性降低。身体虚弱和慢性病患者，或合并外伤时对辐射的耐受性亦降低。

5.1.3.3　与介质有关的因素

（1）温度

机体受照射时，其内外环境温度的变化，可直接影响放射生物学效应，称为温度效应（temperature effects）。例如，在进行放射治疗之前，先提高肿瘤组织局部温度，疗效得以明显提高。若在零度条件下照射新生小鼠，即使用致死量（8 Gy）X 射线照射，存活率仍可达 70%。温度改变影响效应程度的原因有几种可能：① 温度造成动物体内氧状况的改变；② 温度引起动物体内新陈代谢水平的改变；③ 在低温或冰冻状况下，溶液中自由基扩散受阻。

（2）氧浓度

受照组织、细胞或溶液系统的辐射效应随周围介质中氧浓度的增加而增加，这种现象称为氧增强效应（oxygen enhancing effects）。实验发现，大（小）白鼠在人工缺氧或予以吸入低氧空气时进行照射，死亡率显著降低。目前，为提高肿瘤组织对辐射的敏感性，在肿瘤局部注射血管扩张剂或让患者吸入 3～4 个大气压的氧气，以消除肿瘤组织中的"缺氧中心"，就是利用辐射"氧效应"这一特性来提高放射治疗效果。

（3）化学物质

在溶液体系中，由于其他物质的存在而使一定剂量的辐射对溶质的损伤效应降低称为防护效应（protection effects）。例如，某些激素和化学制剂对机体起保护作用，可降低机体的辐射敏感性，这对研究提高机体对辐射耐受性的"抗放药物"有着重要的现实意义。细胞的培养体系或机体体液中在照射前若含有辐射防护剂（radioprotectant），如含 SH 基的化合物，可减轻自由基反应，促进损伤生物分子修复，减弱生物效应；反之，若含有辐射增敏剂（radiosensitizer），如亲电子和拟氧化合物，能增强自由基化学反应，阻止损伤分子和细胞修复，提高辐射效应。目前，防护剂和增敏剂在临床放射治疗中都有应用，前者为保护正常组织，后者为提高放疗效果。

5.2 　电离辐射的分子生物学效应

5.2.1 　DNA 的损伤与修复

大量事实支持 DNA 是射线作用靶分子的论点。在一定照射剂量范围内，射线造成细胞 DNA 损伤的同时，也伴随着 DNA 损伤的修复。

5.2.1.1 　DNA 分子结构的破坏

常见的 DNA 损伤有碱基脱落、碱基破坏、嘧啶二聚体形成、单链和双链断裂、DNA 链内交联和链间交联、DNA 蛋白质交联等（图 5.3、图 5.4）。

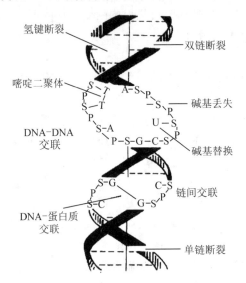

图 5.3 　电离辐射对 DNA 分子的损伤

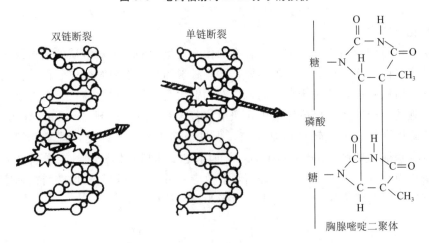

图 5.4 　DNA 的链断裂和嘧啶二聚体形成

（1）碱基的破坏或脱落（damage or deletion）

一般来说，射线诱导的碱基破坏多于碱基脱落，四种碱基辐射敏感性的顺序为：T＞C＞A＞G。嘧啶碱基在羟自由基的攻击下易发生加成、抽氢等反应，导致碱基环的破裂，生成一系列辐射分解产物。

（2）嘧啶二聚体（dimerization）的形成

DNA 链上相邻嘧啶碱基共价交联形成环丁烷或二聚体。但实验表明，γ 射线诱导 DNA 链内碱基二聚体生成的能力比紫外线低得多。

（3）链断裂（chain break）

这是电离辐射所致 DNA 损伤的主要形式。磷酸二酯键的断裂或脱氧核糖的破坏等直接原因，或碱基破坏、脱落等间接原因，都能引起 DNA 链断裂。DNA 双螺旋中有一条链断裂者为单链断裂（single strand break，SSB），两条链于同一处或紧密相邻处同时断裂者为双链断裂（double strand break，DSB）。双链断裂所需的能量比单链断裂约高 10～20 倍。双链断裂对细胞的危害比单链断裂大得多，被认为是细胞死亡的重要原因。

（4）DNA 交联（cross-linking）

由于电离辐射，碱基与碱基之间，碱基与蛋白质之间可形成共价键。因此，同一 DNA 链相邻碱基之间可发生链内交联（intrastrand cross-linking）；相邻两条 DNA 链之间的碱基也会发生链间交联（interstrand cross-linking）；DNA 与染色质组蛋白之间易发生 DNA-蛋白质交联。

（5）DNA 二级和三级结构的变化

DNA 分子受损后发生变性和降解，出现增色效应，旋光色散和圆二色图谱发生改变，DNA 溶液的黏度改变。

5.2.1.2　对 DNA 代谢的影响

电离辐射对 DNA 代谢的影响主要表现在以下两个方面。

（1）DNA 分解增强

已经证明，染色质 DNA 的降解发生在核小体间的连接区。在一些对辐射敏感的细胞中，照射 1～2 h 后即可见"可溶性染色质"随照射剂量增加而增加。"可溶性染色质"由单个核小体及其寡聚体所组成，它的出现意味着细胞死亡已经开始。在一定剂量范围内，降解的程度决定于照射剂量。照射后尿中 DNA 代谢产物——脱氧胞嘧啶核苷、脱氧尿核苷和 β-氨基异丁酸等排出量明显增多，这可作为监测辐射损伤的指标。DNA 分解增强的原因可能是辐射破坏了溶酶体和细胞核的膜结构，使内源性的核酸酶释放出来，直接与 DNA 接触，增加了 DNA 的降解。

（2）DNA 合成抑制

DNA 受 0.01 Gy 照射即可观察到 DNA 合成抑制现象。小鼠经0.25 Gy γ 射线全身照射 3 h 后，脾脏 DNA ^{3}H-TdR 掺入量即明显下降；在 1.25 Gy 以内，下降程度与照射剂量成正比。DNA 合成抑制发生的机制可能与各个环节发生障碍有关，如作为 DNA 合成原料的四种脱氧核苷酸形成的障碍，合成所需能量的障碍，一些酶的活性损失，合成模板损伤，对复制过程的影响，等等。

5.2.1.3　DNA 损伤的修复

在众多的生物大分子中，迄今已证实对损伤具有修复能力的唯有 DNA，足见其在保持物种稳定和遗传延续性上的重要性。DNA 辐射损伤的修复，多数是由多种蛋白质介导的系列催化反应，有 DNA 单链断裂的修复、双链断裂的修复、碱基损伤的修复、DNA 修复合成等，其损伤修复机制有回复修复、切除修复、复制后修复、SOS 修复等。但基因组内不同部位，DNA 的修复是不同的，一般是选择性优先修复具有转录活性的基因，且修复过程优先发生在转录链上。

研究认为，人类细胞中有几种主要的 DNA 损伤修复途径，分别是同源重组修复（homologous recombination repair，HRR）、非同源末端连接（non-homologous end joining，NHEJ）、核苷酸切除修复（nucleotide excision repair，NER）、碱基切除修复（base excision repair，BER）、错配修复（mismatch repair，MMR）和范可尼贫血修复途径。其中，单链断裂损伤修复主要是碱基切除修复和核苷酸切除修复，双链断裂损伤修复主要是同源重组修复和非同源末端连接。

细胞内存在完整的 DDR 系统应对随时发生的 DNA 损伤事件，以维持基因组稳定。DSB 修复机制是 DDR 系统的重要组成部分，主要途径有两条：一种是 NHEJ 途径，一种是 HRR 途径。NHEJ 可发生在任意细胞周期时相，为一种有错修复，其核心分子包括 DNA-PKcs/KU70/KU80 蛋白复合体、LIG4、XRCC4 等蛋白。而 HRR 必须以同源 DNA 链为模板重新合成受损碱基序列，仅发生于 S 和 G_2 期，为一种无错修复。HRR 过程大致分为三个阶段。

① 联会前对 DNA 损伤位点的加工处理。DSB 形成后，MRN 蛋白复合体（由 MRE11、RAD50 和 NBS1 三种蛋白构成）、CtBP 结合蛋白（CtIP）和外切酶（EX01）对损伤位点 5' 末端进行切割加工形成单链 DNA（ssDNA），复制蛋白 A（replication protein A，RPA）结合到 ssDNA 末端形成稳定的单链末端结构。随后，RAD51（DNA-damage repair protein 51）取代 RPA 形成 RAD51-ssDNA 核蛋白质丝。

② 联会期 RAD51 介导链入侵。链入侵是该过程的核心事件，RAD51 蛋白促进核蛋白质丝对细胞内同源 DNA 序列进行搜索，通过介导链入侵促进异源双链 DNA 形成（D 环结构）。

③ 联会后进行修复性合成。RAD51 蛋白与 DNA 分子解离，细胞以入侵的 3' 末端为引物进行修复性合成。DSB 损伤修复异常可导致细胞内累积的稳定性基因突变增加，引起基因组不稳定。

目前已发现与电离辐射损伤相关的人类修复基因，如 XRCC（X-ray repair cross complementing）基因、ERCC（excision repair cross complementing）基因、错配修复基因等，其对 DNA 的修复有重要意义。ATM（ataxia telangiectasia mutated）是一种在感应和传递 DNA 双链断裂损伤信号、启动损伤 DNA 修复中起着重要作用的功能蛋白。DNA 双链断裂时，ATM 蛋白自身被磷酸化，同时激活并调节一系列修复相关蛋白，包括 H2AX、RAD50、NBS1、Mre11、CHk1、CHk2、c-AB1 和 BRCA1 等，导致这些重要功能蛋白相继聚集在 DNA 双链断裂部位，促进 DNA 损伤的修复。

5.2.2　染色体的畸变

细胞在分裂过程中染色体的数量和结构发生变化，称为染色体畸变（chromosome aberration）。畸变可以自然发生，称为自发畸变（spontaneous aberration）。许多物理、化学因素和病毒感染可使畸变率增高。电离辐射是畸变诱发因素，其机制是电离粒子穿透染色体或其附近结构时，使染色体分子电离发生变化而断裂。

5.2.2.1　染色体数量变化

受照后，染色体发生黏着，在细胞分裂时可能产生不分离现象，致使两个分裂子细胞中的染色体分配不平均，生成非整倍体的细胞，如亚二倍体或超二倍体、多倍体及假多倍体。

5.2.2.2　染色体结构变化

染色体结构变化可根据靶细胞或受试因子所处的细胞周期阶段，以及染色体击断后的重接方式分为两类，即染色单体型畸变和染色体型畸变。染色体结构的最初变化是断裂，断裂以后有三种结局：① 断端照原样重新愈合，这在细胞学上无法辨认；② 两断端保持原先的断裂面，形成缺失和游离断片；③ 和其他断端发生交换重接而导致各种类型的畸变。

染色单体型畸变：处于 S 期或 G_2 期的细胞受到电离辐射作用，这时染色体经过复制成为两个染色单体，因此断裂可以发生在一条单体上，也可以发生在两条单体上，常见的染色单体畸变有染色单体间隙、染色单体断裂、染色单体缺失等多种类型。

染色体型畸变：处于 G_1 期或 G_0 期的细胞受到电离辐射作用，因为这时染色体尚未复制，其中单根染色质丝被击断，经 S 期复制后，在中期分裂细胞见到的是两条单体在同一部位显示变化，因此导致的是染色体型畸变。人血液淋巴细胞都处于 G_1 期，因此它受照射后产生的畸变应是染色体型畸变。

按畸变在体内的转归，染色体结构变化可以分为不稳定型畸变和稳定型畸变两类。带有双着丝粒、多着丝粒、环、无着丝粒断片等畸变的染色体，在细胞有丝分裂过程中都很容易丢失。所以这类畸变称为不稳定性畸变（non-stability aberration）。带有缺失、对称性互换、臂间倒位、易位等畸变的染色体，仍具有正常染色体一样的着丝粒，因此能照常进行有丝分裂。这类畸变称为稳定性畸变（stable aberration）（图 5.5、图 5.6）。

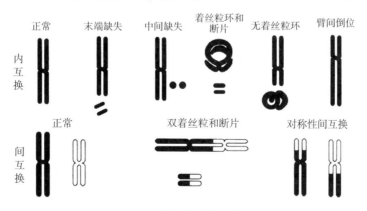

图 5.5　染色体畸变示意图

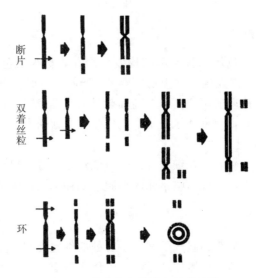

图 5.6　某些染色体畸变形成过程

5.2.2.3　染色体畸变率在辐射剂量估算中的应用

染色体对电离辐射具有高度的敏感性，即使受照剂量在 0.05 Gy，受照射后早期在外周血淋巴细胞和骨髓细胞中即可见染色体畸变率增高。染色体的改变可作为照射剂量估算和事故照射近期及远期效应的观察指标。

用于生物剂量估算的畸变主要有双着丝粒体（dicentric，dic）、双着丝粒环（ring，r）和无着丝粒断片（ace），其中以 dic 或 dic＋r 较为准确。dic 指有两个着丝粒的染色体，常伴有一对无着丝粒断片。r 的含义是一对具有着丝粒的环形染色单体，常伴随一对断片。ace 包括 f 和 m 两种染色体的畸变：f 称为染色体末端缺失，是一对相互平行的染色单体；m 为一对环形的无着丝粒染色单体。f 和 m 又称为中间缺失。

通过建立的射线诱发染色体畸变的剂量-效应关系，在发生电离辐射事故时，可抽取受照者血液（或骨髓细胞）分离淋巴细胞体外培养，做染色体畸变分析，通过染色体畸变的剂量-效应关系估算受照剂量。但该方法只能用于比较均匀的急性照射，对不均匀和局部照射只能给出相当于均匀照射的剂量，也不能用于内照射、分次照射和慢性小剂量照射的剂量估算。染色体畸变分析被公认为是较可靠的生物剂量估算方法，但在实际应用中由于分析畸变费时、费力，对检验人员识别畸变的能力要求较高，无法满足大群体受照人员剂量估算的需求。

目前微核试验也被广泛应用作为染色体畸变的辅助检测手段，由于微核主要来源于染色体的断片和整条染色体，微核试验与染色体畸变分析的敏感性、特异性、准确性几乎相当，也是一个较好的估算生物剂量的方法。近年来一些学者对早熟凝集染色体（premature chromosome condensation，PCC）与电离辐射剂量之间的关系进行了研究，但尚须在方法上进行改进，使 PCC 有可能成为较好的生物剂量计。

染色体是由 DNA 双螺旋分子和组蛋白构成的染色质纤维经多重盘绕而成的。染色体单臂断裂的分子基础就是 DNA 双链断裂。而染色体断裂后的重接或互换过程与 DNA 双链断裂的重接及重组修复过程密切相关。

5.2.3　辐射诱导染色体畸变的剂量-效应关系

ICRP 1990 年建议书中提到，随机性效应是指正常细胞中由电离辐射事件产生的变化而引起的那些效应。一般认为随机性效应有两大类：第一类发生在体细胞内，并可能在受照者体内诱发癌症；第二类发生在生殖细胞内，并可引起那些受照者后代的遗传疾病。ICRP 2007 年建议书将辐射照射的有害健康效应（组织反应）分为两大类，即发生在受照个体的癌症和发生在他们后代的遗传疾患，并拟以此来分别取代 1990 年建议书中提出的确定性效应和随机性效应。

5.2.3.1　确定性效应

机体多数器官和组织的功能并不因损失少量或大量细胞而受到影响，这是因为机体有强大的代偿功能。在电离辐射作用后，若某一组织中损失的细胞足够多，而且这些细胞又相当重要，将会造成可能观察到的损伤，主要表现为组织或器官功能不同程度地丧失。当照射剂量很小时，这种损害将不会发生；当剂量高于某一水平（阈值）时，这种损害百分之百会发生，且损伤的严重程度随照射剂量的增加而加重。电离辐射的这种生物学效应称为确定性效应。确定性效应的剂量阈值是 0.1～0.2 Gy，每个器官和组织及每个人引起效应的阈值存在一定的差异，超过阈值时电离辐射效应的发生率和严重程度随剂量的增大而增加。确定性效应的发生基础是器官或组织的细胞死亡，确定性效应包括除了癌症、遗传和突变以外的所有躯体效应和胚胎效应及不育症等。

ICRP 的 103 号报告建议书中提出了组织反应（tissue reaction）的概念。组织反应是从组织损伤反应的动态过程等综合因素来考虑，在组织吸收剂量不超过 0.1 Gy 的范围内，组织不会表现出这样的效应，它既适用于单次急性照射，又适用于长期小剂量照射（如每年反复照射）。大剂量的照射，可以引发有害的组织反应，组织反应一词有取代确定性效应的趋势。

（1）出生前照射效应及疾病

胚胎发育过程中受到电离辐射作用，称为胎儿照射或宫内照射。胎内受照精子和卵子结合后经过植入前期，在器官形成期和胎儿期任何一段时间受射线照射，辐射效应的严重程度和特点，除了取决于受照剂量、剂量率、照射方式、射线种类和能量外，与胚胎发育的阶段密切相关。妊娠初期（3 周内），当胚胎细胞数很少且功能尚未分化时，这些细胞若受到损伤会导致不能着床或不易察觉的胚胎死亡；而 3 周后受照则会使正在发育中的器官发生各种畸形，一般认为妊娠 6 周内的辐射敏感性比 6 周后高，其中 8～15 周尤甚。胎内照射效应可分为致死性效应、畸形和发育障碍三类。

（2）出生后确定性效应

出生后确定性效应包括放射性白内障、血液系统疾病、放射性不育症、全身性放射损伤、皮肤放射损伤等，以及对寿命的影响。

① 放射性白内障：放射性白内障指由 X 射线、γ 射线、中子及高能 β 射线等辐射照射所致的晶状体混浊。发病原因一般是眼部有明确的一次或短时间（数日）内受到大剂量外照射，或者长期反复超过剂量限值的外照射史，累积剂量在 2.0 Gy 以上。临床过程为晶体从小的混浊点到全部混浊，再到逐渐影响到视力，最后发展成视力完全丧失。

②　血液系统疾病：造血组织对辐射损伤是比较敏感的，处于分化阶段的细胞尤为敏感。多能造血干细胞是造血系统最原始的成分，并决定着辐射作用后机体造血恢复情况。辐射损伤可引起高色素性贫血、白细胞与血小板数减少和再生障碍性贫血等疾病。

③　放射性不育症：放射性不育症指性腺因受到电离辐射作用而引起生育障碍。根据受照剂量大小，该病症可表现为暂时性不育症和永久性不育症。表 5.3 是人睾丸受照剂量与精子数量、恢复时间的关系。

表 5.3　人睾丸受照剂量与精子数量、恢复时间的关系

受照剂量/Gy	精子数量变化（受照 46 d 后出现）	精子开始恢复时间/月	痊愈时间
0.15	轻度减少	6	—
1.0	减少	7	9～18 个月
2.0～3.0	减少或缺乏	11	30 个月以上
4.0～5.0	缺乏	24	5 年以上
6.0～9.0	永久性缺乏	—	不能恢复

④　全身性放射损伤：胎儿出生后受电离辐射照射，照射达到一定剂量后可引起急性放射病、慢性放射性损伤等。电离辐射除可以引起上述全身损伤外，还可因局部受到外照射和放射性核素进入体内选择性地蓄积在某些器官或组织，以及进入或排出途径，引起局部放射损伤。急性放射病是机体在短时间内受到大剂量（大于 1.0 Gy）电离辐射引起的全身性疾病。

⑤　皮肤放射损伤：皮肤放射损伤指身体局部受到一次或短时间内（数日）多次受到大剂量（X、γ 和 β 射线）外照射引起的急性放射性皮炎及放射性溃疡。皮肤受照后的主要临床表现因射线种类、照射剂量、剂量率、射线能量、受照部位、受照面积和身体情况等而异。皮肤受照射后最早出现的变化是红斑，可在暂时消退后反复出现；在红斑之后可以出现脱毛、干性脱屑、湿性脱屑和表皮坏死；大剂量照射后出现皮肤脱屑的时间（照射后 2～3 周）与从基底细胞分化到角化层所需的时间大体一致。皮肤照射的远期后果为表皮、汗腺、皮脂腺及毛囊萎缩，以及真皮纤维化、血管扩张、皮肤溃疡和皮肤癌等。

⑥　其他器官的损伤效应：不论是大剂量急性全身意外照射还是大剂量局部放疗照射，都可以引起体内其他重要功能系统，如消化、呼吸、循环、泌尿、神经系统中器官的损伤，出现相应的功能障碍，这些器官的损伤进展缓慢，机制复杂，既有照射引起的实质细胞、支持细胞和成纤维细胞损伤及减少的结果，也与照射时该器官出现的血管损伤及营养障碍有关，放射治疗时有可能使单一器官或少数器官受到超过阈值的大剂量照射。2002 年《ICRP 指导手册》（执业医师指南）给出了产生确定性效应的近似吸收剂量阈值（表 5.4）。

表 5.4　产生确定性效应的近似吸收剂量阈值

器官/组织	效应	吸收剂量阈值/Gy	
		短期照射（单次剂量）	长期照射（年剂量，迁延多年）
睾丸	暂时不育	0.15	0.4
	永久不育	3.5～6.0	2.0
卵巢	不育	2.5～6.0	＞0.2
眼晶体	可检出的混浊	0.5～2.0	＞0.2
	视力障碍（白内障）	5.0	＞0.2
骨髓	造血功能抑制	0.5	＞0.2
皮肤	红斑（干性脱屑）	2.0	—
	湿性脱屑	18.0	—
	表皮和深部皮肤坏死	25.0	—
	皮肤萎缩伴并发症及毛细血管扩张	10.0～12.0	1.0
全身	急性放射病（轻度）	1.0	—

图 5.7 给出了吸收剂量与确定性效应之间的关系：剂量低于阈值时诊断不出效应；随着剂量的增加，损伤程度会明显加重，在某种情况下是急剧加重，但当达到一定剂量时发生频率便不再增加。图 5.8 显示的是 DNA 在受到放射损伤以后，可能诱发的两类效应。

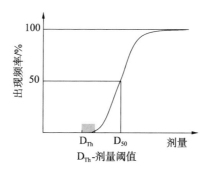

图 5.7　辐射引起确定性效应（杀死细胞）的一般剂量-效应关系

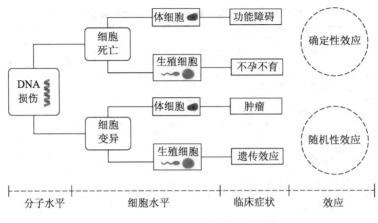

图 5.8　DNA 损伤诱发的两类效应

5.2.3.2　随机性效应

当电离辐射能量作用于生物体时，一些细胞受到电离辐射的损伤发生了变异但没有发生死亡，随着时间的延长，变异的细胞有可能形成一个变异的子细胞克隆。当机体的防御机制不健全时，经过不同的潜伏期，由一个变异的但仍存活的体细胞生产的这个细胞克隆可能导致恶性病变，即发生癌症。这种效应发生概率随照射剂量的增大而增加，而严重程度与照射剂量无关，这种不存在剂量阈值的效应称为随机性效应。如果变异发生在生殖细胞（精子或卵子）中，其基因突变的信息会传给后代，产生遗传效应。决定生物体遗传性状的基本单位是基因，而基因是染色体 DNA 上具有一定功能的一段核苷酸序列，这个序列作为密码指导 mRNA 和蛋白质的合成。电离辐射是一种诱变剂，辐射遗传效应通过电离辐射对生殖细胞遗传物质 DNA 的损害而导致突变，并向受照者的后代传递，使受照者的后代发生遗传性异常或遗传性疾病，它是表现于受照者后代的随机性效应。

（1）电离辐射诱发肿瘤

机体接受电离辐射后发生的与所受照射具有一定程度病因学联系的恶性肿瘤，是照射后重要的远后效应之一，它包括各种实体瘤、白血病、骨肉瘤等，属于随机性效应。电离辐射致癌性是得到确认的致命性健康危害因素，致癌效应是制定放射防护标准的重要放射生物学依据之一，因此，电离辐射致癌效应的评价是辐射危害评价的核心内容。

放射性损伤可引起细胞遗传物质变化。DNA 分子受损伤后，如果得到及时且有效的修复，则细胞仍能继续生存并保持正常分裂增殖能力；若修复缺陷或错误修复，则可能导致细胞死亡或发生基因突变。体细胞突变会导致细胞异常增殖，细胞恶性转化，表现为辐射致癌效应。辐射致癌效应已由体外诱发细胞恶性转化、大量动物实验研究和人群的流行病学调查所证实。

辐射诱发的肿瘤，具有以下几个特点：① 与放射性损伤的部位具有一致性，即肿瘤易发部位多是放射损伤的主要部位；② 与化学致瘤相比，具有多发性和广谱性，即同一机体可有几个器官或组织同时发生同类型或不同类型的肿瘤；③ 病理类型多是上皮组织的各种癌、间叶组织的肉瘤和造血组织的白血病；④ 兼有始动和促进作用，是完全致癌因子；⑤ 在一定照射剂量范围内，肿瘤的发生率随剂量的增大而增加，但似乎有最适致癌剂量和最低致癌剂量。总的说来，辐射诱发的癌症与一般人群发生的同种癌症的临床、病理学特征相同，无特异性，很难用一般医学检查手段予以判别。为解决辐射致癌病因的判断与赔偿裁决，我国《职业性放射性肿瘤判断规范》（GBZ 97—2017）提供计算病因概率（probability of causation，PC）的方法和参数，PC≥50％者可判断为放射性肿瘤，以便于解决一些实际问题。

大量医学实验研究和人群流行病学调查证实，辐射诱发的不同肿瘤类型因受照剂量、射线性质、照射条件和照射对象特点不同而不同，可有不同类型的剂量-效应曲线，它反映了辐射作用于机体不同组织器官的复杂过程。典型的曲线是随剂量增加，先为上升型曲线，达到顶峰后下降的图形，即在较低剂量阶段，肿瘤的诱发占优势，随着剂量的增加，杀死细胞的概率比肿瘤转化的概率大得多，所以大剂量时癌变细胞的灭活占优势，顶峰时的剂量是二者持平的剂量。

影响电离辐射诱发人类各种恶性肿瘤的因素，除了来自辐射源方面的因素外，还有关于受照机体方面的影响因素。

① 器官敏感性：人体不同组织对辐射致癌的效应明显不同（表 5.5），敏感性最高的组织是甲状腺和骨髓，以白血病发生率最高（特别是髓性白血病），而前列腺、睾丸和子宫颈的癌症几乎不被诱发。从组织、器官特点可见，辐射致癌敏感性与组织更新速度不一致。例如，高敏感性的甲状腺，却是细胞更新低的组织；而低敏感性的小肠，细胞增殖却很快。辐射敏感性与肿瘤自发率无密切关系，如甲状腺癌和皮肤癌自发率低，却很易于由辐射所诱发。辐射致癌发病率与癌死亡率不平行，二者不能相互代替，如甲状腺癌发病率高而死亡率低。由于随访观察期不同，各种肿瘤的危险系数也会不同，如白血病潜伏期短，相对危险系数高，但随着观察时间延长，白血病危险系数下降，实体瘤的死亡率上升。

表 5.5　不同组织和器官对辐射致癌的敏感性

癌的部位和类型	癌的自发程度	辐射致癌的相对敏感性	备注
较高的辐射致癌率			
乳腺	非常高	高	青春期敏感性增加
甲状腺	低	非常高，特别是女性	低死亡率
肺（支气管）	很高	中等	吸烟的定量影响不确知
白血病	中等	很高	多是骨髓性白血病
消化道	高	中到低	多在结肠发生
较低的辐射致癌率			
咽	低	中	—
肝和胆道	低	中	—
胰腺	中	中	—

续表

癌的部位和类型	癌的自发程度	辐射致癌的相对敏感性	备注
淋巴瘤	中	中	淋巴肉瘤和多发性骨髓瘤可致何杰金氏病
肾和膀胱	中	低	—
大脑和神经系统	低	低	—
唾液腺	很低	低	—
骨	很低	低	—
皮肤	高	低	低死亡率，需高剂量才致癌
辐射致癌不确知的部位和组织			
喉	中	低	—
鼻窦	很低	低	—
副甲状腺	很低	低	—
卵巢	中	低	—
结缔组织	很低	低	—
未观察到辐射致癌的部位和组织			
前列腺	很高	—	—
子宫和子宫颈	很高	—	—
睾丸	低	—	—
系膜和间皮	很低	—	—

② 年龄因素：年龄是影响自发癌的重要因素，在易发年龄段受照可增加辐射致癌危险。一般表现为年龄越小，敏感性越高。

③ 性别因素：辐射诱发人类乳腺癌只在女性中增多，甲状腺癌的患病率女性是男性的 3 倍。有人认为，白血病的患病率男性略高于女性。其他类肿瘤在性别上差别不大。

④ 其他因素：辐射致癌还受遗传因素和环境因素的影响，如吸烟可使铀矿工肺癌的发生率增高。有研究显示，雾霾也存在类似影响。

（2）电离辐射遗传效应

电离辐射遗传效应是指电离辐射对受照者后代产生的随机性效应，它是通过损伤亲代生殖细胞（精子和卵子）的遗传物质（DNA）形成的，是遗传物质在子代中表现出来的结果，通常具有终生性。决定生物体遗传性状的基本单位是基因，基因是染色体 DNA 链上具有一定功能的一段核苷酸序列，这个序列作为密码指导 mRNA 和蛋白质的合成。

根据目前人类辐射遗传学调查的结果，图 5.9 给出了辐射引起随机性效应的一般剂量-效应关系。由 X 或 γ 射线引起的癌症频率会随剂量的增加而增加，效应频率达到最大值后，剂量-效应曲线趋于平稳，剂量再高，曲线又下降。在曲线的最低点，当剂量在 $100\sim200$ mGy 时，不易测到任何潜在的效应，这是由统计学不确定度造成的，因为存在大量自发癌症和混杂因素的影响，但在低剂量区（<200 mGy），随机性效应的概率会随剂量的增加成比例增加。对于非照射居民偶然接触到放射线照射，由于这种随机性效应也存在着自发频率（图 5.9 基线），辐射引起的致癌效应与未受照个体有相同的形态学、生物化学和临床

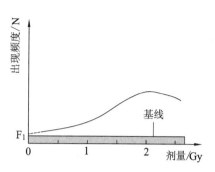

图 5.9　辐射引起的随机性效应

等特征，所以很难把它们与电离辐射引起的效应定量地区分开来。

图 5.9 中阴影表示非受照人群的对照发病率；虚线部分表示向低剂量的外推，此处没有相应效应的可靠证据。

5.3　电离辐射的细胞效应

5.3.1　细胞的放射敏感性

机体各类细胞对辐射的敏感性不一致。即使是同一种细胞，在细胞周期的不同阶段受到照射，辐射敏感性也不一样。所谓辐射敏感性（radiation sensitivity），指生物体或生物分子等对电离辐射诱导的物理或化学改变的易感性（susceptibility）。在相同照射条件，不同生物体或生物分子可表现出生物学效应变化程度的显著差异。在相同照射剂量水平，由于组织细胞的辐射敏感性不同，同一机体中的各器官的反应程度不一致。

柏贡尼（Bergonie）和特利班杜（Tribondeau）提出细胞的辐射敏感性同细胞的分化程度成反比，与细胞的增殖能力成正比。从总体上说，不断生长、增殖、自我更新的细胞群对辐射敏感，稳定状态的分裂后细胞对辐射有高度抗力。而多能性结缔组织，包括血管内皮细胞、血窦壁细胞、成纤维细胞和各种间胚叶细胞对辐射也较敏感。这个定律基本上是正确的，但也有例外，如淋巴细胞和卵原细胞都是高度分化的细胞，但却有高度的辐射敏感性，见表 5.6。

表 5.6　细胞群体的类型、增殖特点及辐射敏感性

细胞群体类型	增殖特点	细胞种类	辐射敏感性
稳定状态 （分裂后的细胞）	不能分裂	神经元，横纹肌，心肌；分化成熟的粒细胞、红细胞；睾丸精细胞、精子；皮肤角化上皮细胞，皮脂腺细胞	不敏感
生长状态 （可逆性分裂后的细胞）	刺激条件下能分裂	唾液腺、肝、肾、胰腺、肾上腺、甲状腺、副甲状腺、垂体、卵巢黄体中的细胞；睾丸曲细精管足细胞，网状细胞，小淋巴细胞间隔细胞，气管黏膜基底细胞滑肌细胞	相对不敏感

续表

细胞群体类型	增殖特点	细胞种类	辐射敏感性
更新系统 （分裂中的细胞）	干细胞 持续性分裂	多能造血干细胞，原粒-中幼粒细胞，原红-中幼红细胞，原单及早单核细胞，巨核及早巨核细胞，原淋巴及早淋巴细胞，大淋巴及中淋巴细胞；胃肠黏膜上皮细胞；睾丸曲细精管 A 型、中间型 B 型精原细胞，精母细胞，发育过程中的泡细胞，早期胚胎细胞；肿瘤细胞	最敏感

根据成年动物细胞群体有无 DNA 合成和核分裂相，以及所占比例的多少，细胞群体可分为三大类：稳定状态、生长状态和更新状态。一般来讲，不断更新的细胞群体（分裂中的细胞）对辐射最敏感，生长状态的细胞群（可逆性分裂后的细胞）对辐射较不敏感，稳定状态的细胞群体（分裂后的细胞）对辐射不敏感。对机体危害最大的是更新系统细胞的辐射损伤，其次是生长状态细胞的辐射损伤。受一定剂量照射后，急性辐射效应的产生一般与更新系统细胞有关，慢性和远期效应的产生与生长状态的细胞群体和更新系统的细胞群体有关。在特大剂量照射下，分裂、更新和稳定状态的细胞群体都可发生急性坏死。

此外，近年来的研究表明，亚细胞和分子水平的辐射敏感性，细胞核＞胞浆，DNA＞mRNA＞rRNA＞tRAN＞蛋白质。

5.3.2　细胞的放射损伤与修复

细胞受到电离辐射后，其原初损伤可能相似，但对于不同种类的细胞，射线诱导的死亡类型是不同的。辐射诱导的细胞死亡类型大致可分为以下几种。

5.3.2.1　间期死亡（intermitotic death）（非有丝分裂死亡）

细胞受照射后不经分裂，在几小时内就开始死亡，称间期死亡，又称即刻死亡。体内发生间期死亡的细胞分为两类：一类是不分裂或分裂能力有限的细胞，如淋巴细胞和胸腺细胞，受几百戈瑞照射后即发生死亡；另一类是不分裂和可逆性分裂的细胞，如成熟神经细胞、肌细胞和肝、肾细胞等，需要几十至几百戈瑞照射才发生死亡。细胞间期死亡发生率随照射剂量增加而增加，但达到一定峰值后，再增加照射剂量，死亡率也不再增加。

间期死亡的主要原因是细胞核结构的破坏。其机制的研究主要集中在胸腺细胞和淋巴细胞上，结果概括如下：① 细胞核结构的破坏。照后迅速出现 DNA 双链断裂、DNA -蛋白质交联、核酸和蛋白质水解酶活化、可溶性染色质生成、组蛋白外逸等，最终导致核固缩。② 细胞膜损伤。膜损伤引起 K^+、Na^+、Ca^{2+} 等平衡的失调，蛋白质和核酸前体外逸，溶酶体膜的破坏引起大量水解酶的释放，DNA -膜复合物的破坏使 DNA 复制停止。③ 能量供应障碍。淋巴细胞的能量供应系统存在着明显的弱点，线粒体少，氧化磷酸化和核磷酸化系统极易被射线抑制。这几方面原因综合导致细胞间期死亡。

5.3.2.2　增殖死亡（reproductive death）（有丝分裂死亡）

增殖死亡指受照细胞经过一个或几个有丝分裂周期后丧失继续增殖的能力而死亡。增殖死亡多发生在具有增殖能力的细胞中，如骨髓造血细胞在受到数戈瑞剂量照射后数小时便可发生增殖死亡。

增殖死亡的分子机制主要为 DNA 分子损伤后错误修复和染色体畸变等导致有丝分裂的障碍。错误修复包括非互补碱基或非互补链的插入，以及双链断裂的错误重接等。其后果是 DNA 合成量不足，异常或有缺失的 DNA 形成和有丝分裂时 DNA 在两个分裂细胞中不均匀分布等。这些导致细胞增殖能力异常，最终引起细胞在有丝分裂一次或几次后死亡。

5.3.2.3　辐射诱导的细胞凋亡（apoptosis）

这类细胞死亡符合间期死亡条件，但又与传统意义上的间期死亡不同。辐射对这种死亡方式的贡献只是作为一种诱因，即只是起到开启这种死亡方式程序的作用。启动凋亡程序的作用部位可以在细胞膜上，也可以在胞浆内，既可以是直接作用，也可以是间接作用。细胞凋亡受一系列基因调控，已知促进细胞凋亡的基因有 *ced-3*、*ced-4*、*ICE*、*BAX*、*FAS/APO-1*、*P*53、*gadd*45、*Sgp-2* 等，阻止细胞凋亡的基因有 *ced-9*、*Bcl-2*、*Bcl-xl* 等。

电离辐射可促进细胞凋亡，但有实验表明全身照射剂量在 0.5～6.0 Gy 范围内细胞凋亡率呈剂量依赖性上升，但当剂量降至 0.5 Gy 以下时，胸腺细胞凋亡可能降至对照水平以下，出现 "J" 形剂量-效应曲线，其机制未阐明。

5.3.2.4　细胞损伤的修复

电离辐射引起的哺乳动物细胞损伤可以分为三类，即致死性损伤、亚致死性损伤和潜在致死性损伤。

（1）致死性损伤（lethal damage，LD）

致死性损伤指细胞内所有关键靶点（细胞内的关键部位）都发生了电离事件，损伤是不可逆且不可修复的，导致不可挽回的细胞死亡。

（2）亚致死性损伤修复（sublethal damage repair，SLDR）

细胞内只有一部分关键靶点受到电离辐射的损伤，只要给以足够时间，细胞有可能对这些损伤进行修复而存活，这种修复称为亚致死性损伤修复。由于存在亚致死性损伤修复，同一照射剂量条件下，分次照射细胞存活率比单次照射时明显提高。

（3）潜在致死性损伤修复（potentially lethal damage repair，PLDR）

潜在致死性损伤是指照射后细胞暂时未死亡，但如不进行干预，细胞将会发生死亡。若改变受照射细胞所处状态，如置于不利于细胞分裂的环境中，则受损伤细胞可得到修复而免于死亡，称潜在致死性损伤修复。肿瘤细胞照射后能在乏氧和营养不足的条件下增殖，如果适当改变照射后肿瘤细胞所处的环境，如使用一些 PLDR 抑制剂，则可增强放射治疗的效果。

（4）缓慢修复

已确定有多种类型的缓慢修复（slow repair），这些修复与上述两类修复相似，但修复时间延长。

不同物种之间，同一物种不同组织细胞之间，同一组织细胞不同生长状态和细胞不同周期之间都存在辐射敏感性的差别。如前所述，这些差异多与物种的进化程度、组织细胞的分化程度及遗传背景等因素有关。随着对一些遗传性疾病，如毛细血管扩张性共济失调症（ataxia-telangiectasia，A-T）和 Nijmegen 染色体断裂综合征（Nijmegen breakage syndrome，NBS）等的研究，研究人员发现患者细胞辐射敏感性增高现象，使人们在分子水平研究细胞辐射敏感性机制有了较好的模型。到目前为止，关于细胞辐射敏感性机制的研究多集中在遗传疾病、DNA 损伤修复和细胞周期调节与细胞辐射敏感性的关系三方面。

5.4　电离辐射对组织系统的作用

5.4.1　电离辐射对造血系统的作用

造血系统包括骨髓、脾脏、胸腺、淋巴组织、血细胞和造血微环境。造血系统细胞更新活跃，不仅承担着机体防御、气体交换和止血等重要生理功能，而且还具有修复其他组织损伤的潜能。造血组织是对电离辐射最敏感的组织之一，在一定剂量范围内，机体受到电离辐射照射后，其造血组织的变化速度和程度与受照剂量呈正相关，其细胞数的变化趋势可以反映照射后机体损伤的严重程度。因此，造血系统的变化常常作为急性放射病临床诊断、疗效观察及预后判断的重要参数，尤其是外周血淋巴细胞染色体畸变率的变化与机体受照剂量成正比，已成为估算机体受照剂量大小的可靠、敏感的理想指标。

5.4.1.1　造血系统组成

造血系统由造血器官（组织）、实质细胞及其赖以生存的微小环境组成（图 5.10），它在机体的统一调控下，确保终末细胞的质量和数量的恒定。

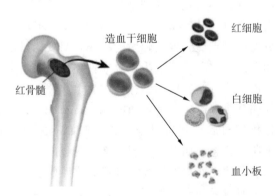

图 5.10　造血系统示意图

（1）造血器官

① 骨髓。骨髓是人体最重要的造血器官之一，是产生红细胞系、粒细胞系、单核-巨噬细胞系、巨细胞系和少数淋巴系细胞的部位。骨髓居于骨皮质所围成的髓腔中，

成人骨髓可分为活跃造血的红骨髓，以及暂停造血、主要由脂肪细胞构成的黄骨髓两种。红骨髓含有造血组织，黄骨髓则为脂肪组织。红骨髓由两部分构成，即造血实质部分和造血基质部分。造血基质是由细胞性基质（包括网状细胞、血管外膜细胞、窦内皮细胞、巨噬细胞、成纤维样细胞及脂肪细胞，有时也见成骨细胞和破骨细胞等）、非细胞性基质（如网状纤维、胶原纤维、弹性纤维及神经纤维等）及微血管结构等组成的。这些成分所组成的网状结缔组织支架及血窦、微血管共同支持各系的造血实质细胞的增殖与分化。造血实质细胞是随发育成熟而不断进入血窦至循环血中并发挥功能作用的过渡性细胞；而造血基质的基本功能是支持、营养和抚育造血实质细胞，保证造血实质细胞经过不断增殖、分化而成熟为功能血细胞。

② 胸腺、脾脏和淋巴结。胸腺、脾脏和淋巴结又称为免疫器官，它们均由淋巴细胞、上皮细胞与支持细胞组成，外边由明显被膜包绕。根据所含有的不同分化阶段的淋巴细胞，这些器官分为中枢淋巴器官（一次淋巴器官）和外周淋巴器官（二次淋巴器官）。中枢淋巴器官主要是胸腺，经血液来自骨髓的淋巴干细胞在胸腺中增殖，分化为成熟 T 细胞，此细胞已具备对自身抗原识别并耐受的机能。B 细胞主要来自骨髓、外周淋巴器官（如脾脏、淋巴结）和体内淋巴组织、器官（如肠黏膜、气管和泌尿生殖器）。

（2）造血实质细胞

造血实质细胞包括多种类型不同发育阶段的血细胞，主要有红细胞系、粒细胞系、巨核细胞系和淋巴细胞系等。它们不断进行代谢更新，成熟的终末细胞不断地衰亡，新生细胞及时补充，并保证体细胞内血细胞质量和数量始终维持相对恒定。

① 造血干细胞（hemopoietic stem cell，HSC）。造血干细胞是体内所有血细胞的"种子"，它具有很强的自我复制（增殖）和多向分化双重功能。HSC 能自我更新，维持其自身数量不变的功能，又能分化成各系列造血祖细胞，后者再不断分化成熟。正常情况下，大部分 HSC 处于 G_0 期，仅有不到 10％处于细胞增殖周期，并分化为红细胞、粒细胞、巨核细胞、单核细胞和淋巴细胞系统，最后成熟为外周血液中的有形成分。在造血组织中，HSC 的数量大约占全骨髓细胞的 0.01％。研究干细胞性质经典的脾结节测试方法是用绝对致死剂量射线照射小鼠以破坏其造血功能，然后由静脉输入一定数量正常同系小鼠的骨髓细胞，8～10 d 后受体小鼠脾表面即生成肉眼可见的、由造血细胞生成的脾结节，称为脾集落形成单位（colony forming unit-spleen，CFU-S）。用辐射诱发染色体畸变或用性染色体作为细胞遗传标志证明，每一个脾结节都是由 1 个 CFU-S 在体内经过一段时间增殖与分化的结果。脾结节由红系、粒系和巨核系细胞混合组成。每个脾结节中大约含有 10～20 个 CFU-S。

② 造血祖细胞（hemopoietic progenitor cell）。造血干细胞在分化为形态上可辨认的幼稚血细胞之前，还经历了一个中间发育阶段。在这一阶段中的细胞已经丧失造血干细胞所特有的自我复制和多向分化的能力，它们只能沿着有限的几个方向甚至一个方向分化。这一阶段细胞在调控因子的影响下，可进行有限的细胞增殖活动，并在增殖过程中进一步发育成熟。这一阶段的细胞称为造血祖细胞。伴随细胞的分化，细胞表面标志也发生改变。根据分化方向的不同，造血祖细胞可分为几种类型，其中研究较多的有红系造血祖细胞、粒系造血祖细胞、巨核系造血祖细胞和淋巴系造血祖细胞等。

（3）造血微环境

造血微环境（hemopoietic inductive microenvironment，HIM）是指造血组织和器官内能够支持造血干细胞定居、增殖和分化的微小区域。细胞性基质和细胞外基质是造血微环境的结构基础。造血过程需要造血干细胞和造血微环境相互作用来完成，不同造血组织造血微环境性质不同，所支持造血细胞种类也不同。

① 细胞性基质。细胞性基质是指造血组织中非造血实质细胞的细胞成分，主要包括网状细胞、成纤维细胞、巨噬细胞、内皮细胞及纤维细胞等。体外培养证实，造血组织内除造血干细胞外，还含有基质干细胞。

② 细胞外基质。细胞外基质是由基质细胞合成和分泌的，由基质细胞分泌的多种胶原构成细胞外基质的骨架，主要包括胶原、糖蛋白和蛋白多糖类等。

③ 细胞因子。细胞因子是造血微环境的重要组成部分，目前已证明具有调控造血功能的细胞因子有很多，根据它们的生物学活性分为白细胞介素、集落刺激因子、趋化因子及转化生长因子等。

a. 集落刺激因子（colony stimulating factor，CSF）。在体外培养条件下，凡是能够刺激某种细胞集落生长的因子就称为集落刺激因子。例如，刺激粒系造血祖细胞和红系造血祖细胞的刺激因子称为粒细胞集落刺激因子（G-CSF）和红细胞集落刺激因子或红细胞生成素（erythropoietin，EPO）。目前干细胞集落刺激因子正陆续被发现。

b. 趋化因子（chemotactic factor，CF）。趋化因子是具有趋化特殊类型细胞，并参与免疫及变态反应的细胞因子超家族。其靶细胞是中性粒细胞、T 淋巴细胞、成纤维细胞、肿瘤浸润淋巴细胞、B 淋巴细胞、树突状细胞、造血干细胞及造血祖细胞等。

c. 干细胞生长因子（stem cell growth factor，SCGF）。造血细胞的增殖和分化受造血细胞生长因子的调控。干细胞生长因子与其他生长因子协调刺激造血细胞的增殖。

d. 基质细胞衍生因子（stromal cell derived factor，SDF）。基质细胞衍生因子对 HSC 的黏附和迁移，尤其是对 HSC 的归巢有重要作用；对造血细胞的增殖有刺激作用，对巨核细胞的增殖也有明显支撑作用。

e. 血管内皮细胞刺激因子（vascular endothelial cell stimulating factor）。血管内皮细胞刺激因子能刺激内皮细胞增殖，促进血管形成。由于造血祖细胞和血管内皮细胞拥有共同的祖细胞，因此部分血管内皮细胞刺激因子对早期 HSC 具有调控作用。

5.4.1.2　电离辐射对造血系统的影响

造血系统是活跃的细胞更新系统，对电离辐射非常敏感，辐射效应与细胞的增殖能力、分化程度、代谢状态、细胞外微环境乃至不同的细胞周期有关。辐射显著抑制造血免疫功能，造成中性粒细胞和淋巴细胞数量减少、质量降低，使机体极易并发感染；血小板数量下降，导致出血，还有血管的变化等。

（1）造血组织的辐射损伤

不同组织器官的辐射敏感性不同，射线对它们的损伤可能有很大的差别。造血组织的骨髓、胸腺、脾脏和淋巴组织均属高度敏感器官。电离辐射作用于造血组织，使得它们的损伤表现、发生时间和演变过程各有不同。

① 急性辐射损伤。

一次或短时间（数天）内由大剂量外照射引起的损伤，即为急性辐射损伤。当剂量在 1～10 Gy 时，机体出现以造血系统损伤为主的骨髓型急性放射病，血细胞生成受抑制，全细胞减少，关键性造血系统损伤。病程发展具有明显的阶段性，可分为初期、假愈期、极期和恢复期。根据受照剂量大小和伤情轻重，急性放射病可分为轻度、中度、重度和极重度。

a. 骨髓的辐射损伤。

骨髓对射线高度敏感，射线作用后骨髓可发生明显的病变。骨髓辐射损伤的病理变化可经历早期破坏、清除、空虚及恢复诸阶段。

射线照射后 0.5 min 骨髓便可出现荧光微坏死灶，这表明造血细胞核蛋白已有明显损伤；有丝分裂细胞减少、消失，细胞退行性变化不断加重，变性细胞数量不断增多，主要变化为核固缩、核碎裂、核形不整、核分叶过多、核溶解及细胞溶解等。照后骨髓细胞的退行性变化一般最早出现在红系幼稚细胞，很快粒系和巨核系幼稚细胞也发生类似变化。同时可见血窦充盈，小血管扩张，少数蛋白性血栓形成和少量渗出、出血、水肿。早期破坏阶段大约持续数天，相对应于急性放射病临床的初期和假愈期。

造血细胞坏死、凋亡发生甚早，死亡细胞清除速度也很快。辐射数天后，骨髓腔内死亡崩解的造血细胞明显减少，骨髓病理变化进入严重空虚阶段。髓腔内造血细胞极度减少，脂肪细胞充填各处，还可见少许浆细胞和网状细胞。血窦结构模糊，窦壁崩毁，大片出血。此时，髓腔内神经末梢可萎缩、脱髓鞘等。此阶段相当于急性放射病的极期。

能渡过骨髓严重空虚阶段者即可进入再生恢复阶段，随着骨髓血管长入和静脉窦形成，造血灶开始出现，新生造血灶多位于骨小梁附件、骨内膜下和小血管周围。红系造血灶最早出现，粒系与巨核系造血灶随后出现，也可见混合造血灶。骨髓微循环结构重建不断完善，骨髓腔内造血灶日渐增多，各系统各阶段造血细胞比例、数量、形态及功能渐次恢复。整个过程可持续数月甚至超过 1 年。同时，造血灶可有残留的辐射损伤，如各系统造血细胞比例失常、出现巨核血小板、淋巴细胞恢复滞后等。本阶段相当于急性放射病恢复期及其之后时间。

b. 胸腺的辐射损伤。

胸腺受大剂量射线照射后，胸腺重量降低，T 淋巴细胞的病理变化以凋亡为主。胸腺皮质与髓质中胸腺细胞的辐射敏感性不同。皮质的胸腺细胞辐射敏感性高于髓质的胸腺细胞，其原因可能与其分化和成熟有关。大剂量照射后，胸腺细胞分裂受抑制，有固缩、崩解等变化，胸腺细胞减少，代之以脂肪细胞和纤维细胞，恢复较缓慢。

c. 脾脏的辐射损伤。

致死剂量照射后 1～2 h 即可观察到脾脏体积明显缩小和重量显著减轻。小鼠脾脏淋巴细胞占脾脏中细胞的 60%～70%，其他 30%～40% 为巨噬细胞、浆细胞和各系分化不同的造血细胞，因这些细胞辐射敏感性不如淋巴细胞高，故同样剂量照射时脾脏重量下降幅度不如胸腺明显。5.0 Gy 照射后脾重可降至 40%，脾内 T 淋巴细胞和 B 淋巴细胞数均迅速减少。

形态学观察显示，照后脾脏体积缩小，脾被膜出现皱褶，质地变软。脾切面上脾小体缩小或消失。镜下可见白髓中各类淋巴细胞出现核固缩、核碎裂、核肿胀、空泡性和细胞坏死，淋巴小结中有大量核碎片及被巨噬细胞吞噬现象。网状细胞、成纤维细胞和浆细胞增多。脾窦扩张、充血、渗出和出血等。电镜下可见淋巴细胞核染色质凝聚、核膜增厚、核内空泡、线粒体肿胀、线粒体嵴被破坏、空泡形成等。脾内血液循环障碍随处可见。辐射损伤进入恢复期，淋巴细胞开始在原脾小体位置上集中，有丝分裂旺盛，生发中心逐渐形成，血液循环障碍减轻或消失。脾索结构逐渐恢复。红髓再生可在照射后两周内开始，同时可见红系、粒系、巨核系和混合型造血灶。与其他淋巴器官相比，脾脏在再生修复期间的特点是常以红髓出现髓外造血。

d. 其他淋巴器官的辐射损伤。

致死剂量照射后淋巴结体积缩小，重量减轻，呈灰褐色，切面有明显出血。镜下可见淋巴细胞核固缩、碎裂和细胞崩解，此种改变以淋巴滤泡生发中心为最重。皮质、髓质的淋巴窦和髓索中有大量红细胞及吞噬淋巴细胞碎片和红细胞的巨噬细胞，可见其中含较多的铁血黄素。

② 慢性辐射损伤。

小剂量慢性照射即长期低剂量职业照射，多指经常受低剂量率的慢性照射。由于接触低剂量率的长期照射，机体对损伤的修复能力得以充分地表达，慢性辐射变化中常含有破坏与再生的复杂现象。随着受照剂量的增加，累积剂量达到一定程度，才表现出以损伤为主的慢性损伤。慢性放射病时，造血器官在初期不出现明显变化，只有在Ⅱ度以上慢性放射病的中期，才见明显的形态变化。

a. 骨髓的变化。

轻度辐射损伤时，骨髓细胞增生程度基本正常，未见明显损伤。中度损伤时，骨髓增生受抑制，粒细胞受抑制更明显。重度损伤时，骨髓造血功能障碍，造血细胞明显减少，淋巴细胞、浆细胞和网状细胞相对较多。严重时可见骨髓变干燥、苍白，能见到脂肪细胞和间质水肿，还可见到造血细胞团。长期可发展为骨髓的纤维性硬化。

b. 淋巴结和脾脏的变化。

淋巴结和脾脏对射线敏感，但在小剂量慢性照射时，病变发展缓慢。淋巴结中淋巴细胞的生成逐渐降低，淋巴结萎缩，可见吞噬红细胞和含铁血黄素沉积。终前期甚至可见脾萎缩和纤维化。

（2）造血细胞的辐射损伤

更新比较活跃的造血细胞具有较高的辐射敏感性。当然，不同类型、不同分化程度的细胞敏感性是不同的。从形态学观察来看，细胞的辐射敏感性与其细胞分裂能力成正比而与其分化程度成反比。也就是说，幼稚细胞较成熟细胞敏感，进入细胞周期的细胞较静止期（G_0 期）细胞敏感。综合来看，各系统造血细胞辐射敏感性顺序为：淋巴细胞＞幼红细胞＞单核细胞＞幼粒细胞。

① 造血干细胞的辐射损伤。

HSC 是细胞更新系统最原始的细胞，它们是维系机体正常造血功能的重要保障，也是造血辐射损伤得以重建的关键细胞。目前尚无较好的技术识别造血干细胞的形态，难以直接观察辐射损伤后数量及结构的变化。目前只能用脾结节测试方法进行研究。由于脾结节来自单一造血细胞，因此，CFU-S 的数量代表了造血干细胞的多少。

急性大剂量照射后，HSC 遭到严重破坏，而 HSC 一旦开始再生，其增长速度是较快的。经亚致死剂量或较小剂量（1.5～2.0 Gy）照射时，虽然造血组织改变较小，但 CFU-S 在数量上的恢复比较缓慢，可持续较长时间；低剂量率连续照射后，HSC 变化取决于剂量率的大小。在剂量-存活曲线中，CFU-S 存活率随照射剂量增加呈指数下降；局部照射可大大增强 HSC 的迁徙能力，结果可促进造血细胞再生。恢复中的 CFU-S 增殖与分化机能是相互影响的，即造血组织中存在着根据干细胞数量来调控干细胞增殖与分化的机制。电离辐射所致 HSC 残留损伤（residual injury），很可能导致辐射远后效应（如粒细胞性白血病等）的发生。

目前，对 CFU-S 的放射敏感性的认识已渐趋一致：① CFU-S 的剂量-存活曲线大多为"S"形，或在半对数坐标图中有"肩区"存在；② CFU-S 的 D_0 值介于 0.6～1.3 Gy 之间，一般为 0.9 Gy 左右，脾与骨髓的 CFU-S 具有相近的 D_0 值；③ 骨髓 CFU-S 的 n 值介于 1～2.5 之间，脾脏则接近 1；④ CFU-S 的 D_0，n 值一般随射线能量的增加而减少（表 5.7）。

表 5.7　不同来源 CFU-S 的放射敏感性

细胞来源	辐射种类	照射条件	D_0/Gy	n
成年动物骨髓细胞	X 射线，240 keV	体外	1.01	1.31
	γ 射线，^{60}Co	体内	0.95	1.5
	γ 射线，^{60}Co	体外	1.05	—
	快中子，0.25 Gy/min	体外	0.41	1.0
	D-T 中子，0.08 Gy/min	体内	0.63	1.38
胎鼠肝脏	X 射线，240 keV	体内	1.64	1.56
	X 射线，240 keV	体外	1.24	1.39
	γ 射线，^{60}Co	体内	1.46	1.08
脾脏	X 射线，240 keV	体内	1.05	1.29
	γ 射线，^{60}Co	体内	1.00	—
内源性	X 射线，200～250 keV	体外	0.50	
	X 射线，200～250 keV	体内	1.10	
	γ 射线，^{60}Co	体内	0.95	
	β 射线，15 MeV	体内	1.29	—

② 造血祖细胞的辐射损伤。

造血祖细胞是 HSC 在分化成形态可辨认的幼稚血细胞之前处于中间发育阶段的细胞。它基本丧失了 HSC 的自我更新能力，但在多种因子调控下，有分裂和向几个方向分化的能力。

造血祖细胞辐射效应的检测都是采取体外祖细胞培养后对集落生成数进行计算的方法。体外法是先取出骨髓细胞在体外受照，然后培养，按时进行集落计数，分析结果。

a. 粒系造血祖细胞的辐射损伤。

小鼠、犬和人 CFU-GM 的剂量-存活曲线如图 5.11 所示，按图中曲线斜率可知，粒系造血祖细胞的辐射敏感性大小：小鼠骨髓＞人骨髓＞犬骨髓＞犬血。

粒系造血祖细胞在射线作用后有明显的即刻效应和照后效应。照后 1～2 d 数量明显减少，变化程度与照射剂量呈正相关。随后粒系造血祖细胞以指数式速度开始回升，回升速度与剂量有关，似有剂量大、回升早的趋势。这可能与剂量大辐射后效应持续较短及细胞倍增时间的变化有关。

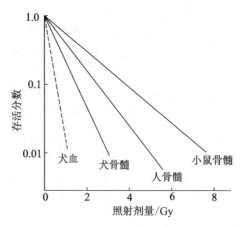

图 5.11　小鼠、犬和人的
CFU-CM 剂量-存活曲线

b. 红系造血祖细胞的辐射损伤。

红系暴增式集落形成单位（BFU-E）有类似 CFU-S 和 CFU-GM 的辐射后效应，5 Gy γ 射线全身照射 1～2 d 后，小鼠股骨中 BFU-E 可降至正常值的 0.8% 以下，而后以指数式恢复，照后 15 d BFU-E 缓慢上升，照后 25 d BFU-E 仍略低于照射前水平。CFU-E 在 5 Gy γ 射线照射后下降幅度虽大于前者，但在即刻效应后立即进入指数增长，照后 10 d 已达正常水平，并维持到所观察的照射后 25 d。

c. 血细胞的辐射损伤。

血细胞是更新系统的终末细胞，在执行自身机能的同时不断衰亡和丢失，机体为保证功能池细胞质量与数量的恒定，调控幼稚细胞旺盛增殖和分化。血液系统对辐射非常敏感，其幼稚细胞的辐射损伤必然也反映到外周血象的变化上，一定剂量射线的照射可引起不同程度的外周血象的变化，其中最明显而又最重要的是中性粒细胞、淋巴细胞及血小板的数量与质量变化。因为它们的变化程度与照射剂量和放射病临床经过关系密切，也是导致放射病诱发感染和出血综合征的原因。

（a）白细胞。

电离辐射对成熟的粒细胞直接杀伤效应并不大，但是由于辐射杀伤了具有增殖分裂功能的造血干细胞、粒系造血祖细胞，而使这两类细胞数量急剧减少，增殖功能降低甚至丧失，从而使外周血中性粒细胞来源匮乏。由于粒细胞的寿命短暂，粒细胞急剧减少。因此，临床上主要依靠粒细胞的变化进行放射损伤的诊断并判断预后。

中性粒细胞首先出现核左移，核左移是成熟贮存池的杆状核细胞在放射病初期加速释放，导致外周血中它的比例增高所致。其后核发生右移，是幼稚粒细胞较成熟粒细胞对辐射更敏感所致。形态学上变化可见巨型中性粒细胞，胞浆中可见黑色颗粒，胞浆及核内均可出现空泡，还可见核固缩、核碎裂等。

嗜酸性粒细胞和嗜碱性粒细胞可出现核溶解、细胞溶解等。

单核细胞的相对值在照射后很快降至 1%～3%，极期时甚至在血中消失。在中性粒细胞数开始恢复前，单核细胞数先开始恢复。

淋巴细胞对射线最敏感，在外周血中也会被射线直接杀伤，可能的原因是：淋巴细胞核大，胞浆少，线粒体少，非终末细胞。射线照射会导致大量淋巴细胞在脏器内贮留，进一步加重急性放射病；而外周血中淋巴细胞数迅速下降，并持续减少，可以将淋巴细胞数作为早期诊断最灵敏的指标之一。形态学上，照射后可见淋巴细胞出现核固缩、核碎裂、核溶解、细胞溶解、双叶或双核等。

（b）红细胞。

照射后，红细胞数的减少一直很微弱。尽管其祖细胞放射敏感性较高，骨髓内幼红细胞过渡时间较幼粒细胞短，照后早期便有放射损伤和因毛细血管通透性增高而有漏出性出血，可丢失相当数量的红细胞；但其存活时间为 120 d，比其他血细胞长，并且红细胞并不出现明显的数量、形态、血红蛋白量和血球容积等变化。此时，机体一般在照射后 40 d 左右才出现贫血。概括起来贫血发生的原因是：干细胞及增殖池细胞来源一时断绝，血管受破坏出血，红细胞损伤及衰老。三者中以前两者的作用较为重要。

放射病的早期，由于晚幼红细胞继续成熟，机体可能出现网织红细胞和红细胞一时增多（照射后早期严重呕吐、腹泻者，因脱水、血液浓缩，红细胞也可增多）。其后网织红细胞由于受强烈抑制逐渐减少或消失，至恢复期才开始回升。

（c）血小板。

放射病时，由于血小板严重减少，血管壁的完整性和凝血过程均受损害，机体可发生出血综合征，常常造成致命的后果。因此，血小板的变化也非常重要。

中度放射病时，因骨髓巨核细胞敏感性较淋巴细胞、幼红细胞和幼粒细胞低，故血小板数的下降虽与巨核细胞相似，但较后者的下降时间推迟约 24 h。血小板在头两周内下降很慢。这可能是由于血小板的寿命为 9～10 d，此为即将成熟的巨核细胞在初期仍继续产生血小板所致。但在以后骨髓巨核细胞大量减少，无来源补充时（20 d 左右），血小板可下降至正常值的 10% 左右。至照后 35～40 d，巨核细胞开始在骨髓内再生 1～3 d 后，血小板也开始回升。但血中血小板成分达到正常值的时间，约在照射后 49～56 d。大剂量的照射可使血小板数很快减少，1 周后在血中消失并持续到死亡。血小板辐射损伤的形态学变化为：初期可见变性型血小板（固缩型、无结构型）增多，恢复期再生型血小板（大型、不整型、有微颗粒）可出现；此外，可见伪足消失，致密体（5-HT 细胞器）减少，β 颗粒膨胀，α 颗粒空泡化、溶解。

（3）造血微环境的辐射损伤

造血微环境（hemopoietic inductive microenvironment，HIM）在血细胞生成过程中具有重要作用。关于辐射对造血细胞损伤的研究也重视造血细胞的基质、微血管及神经末梢的变化，从而丰富了辐射血液学的内容，加深了对其损伤机制的认识，对辐射损伤的防治措施提供有价值的参考。

① 微血管系统的辐射损伤。

辐射对血管系统，尤其是微血管的损伤是急性放射病出血综合征发生的重要原因之一。由于造血组织微血管的特点及其对增殖旺盛的造血细胞调控的重要作用，因此，辐射所致造血组织的微血管损伤对实质细胞机能的影响非常大。照射后微血管可出现形态、结构、功能和代谢等多方面的损伤。形态上可见毛细血管和细静脉舒张，充血、淤血，血管周围有细胞浸润，微血管通透性增高；镜下可见血管边缘模糊，有液体渗出，水肿，出血。血管内皮细胞肿胀，退行性变，凋亡及坏死，血栓形成，血管壁断裂，血管壁增厚，管腔狭窄甚至闭塞。有时可见静脉的节段性扩张、收缩或迂曲。功能上，照射后可见微循环内血流速度减缓乃至停滞，以致血管黏附的白细胞增多，红细胞聚集，血小板聚集成微小白色血栓。此外，还能观察到透明质酸减少，基质黏多糖解聚，组胺类物质释放增多，蛋白酶活性增高。

②造血基质细胞的辐射损伤。

骨髓造血基质细胞在正常情况下更新极慢，受照射后形态学变化及细胞死亡率均明显低于造血实质细胞，但若以造血基质细胞的增殖能力及其支持细胞生成的能力来衡量，则它们也具有很高的辐射敏感性。体外培养基质祖细胞集落可成功获得基质细胞集落，这种方法称为纤维样细胞集落形成单位（fibroblastoid colony forming unit，CFU-F），其集落数与植入的细胞呈良好的线性关系。这类集落中的细胞移植到肾被膜下，由于其来源于骨髓或脾脏有所不同，经 30～45 d 后可发生骨小梁、静脉窦等骨髓所特有的网状基质中间散在粒系造血灶；或形成类似脾脏的淋巴滤泡的结构，其中嵌有淋巴细胞。这说明 CFU-F 是具有能转移造血组织特有造血微环境的造血基质干/祖细胞。

骨髓造血基质细胞在通常情况下更新较慢，辐射后形态变化和细胞死亡率均明显低于造血实质细胞。CFU-F 的辐射敏感性较造血干/祖细胞低。有报道指出 $LD_{50/30}$ 的 γ 射线（9 Gy 左右）或 X 射线（6.5 Gy）可使 CFU-S、CFU-GM 和红细胞生成素反应细胞数量（erythropoietin-responsive cell，ERC）分别降低 4 个数量级、3 个数量级和 4 个数量级，而 CFU-F 只降低 2 个数量级。CFU-F 的剂量-存活曲线与 CFU-S、CFU-GM 等相似，但其肩区较宽，斜率较小，提示其辐射敏感性低于造血干细胞和粒系造血祖细胞（图 5.12）。

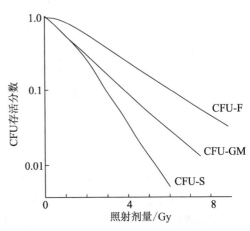

图 5.12　小鼠骨髓造血干细胞/祖细胞及基质细胞剂量-存活曲线

③造血细胞因子的辐射损伤。

具有调控造血细胞生成作用的细胞因子甚多，其中已鉴定的造血刺激因子有 G-CSF、M-CSF、GM-CSF、EPO、SCF、FL、TPO、IL-1，IL-2 及参与淋巴细胞造血的 ILs。另外，还有 TGF、MIP 和某些趋化因子等造血抑制因子。其中，G-CSF、GM-CSF、TPO 等具有提高机体对射线和化疗药物的耐受性的作用，能促使损伤后的造血免疫系统功能重建，减少死亡危险。

5.4.2　电离辐射对免疫系统的作用

免疫系统在生物体内具有十分重要的作用，电离辐射对免疫系统的效应受到生物医学界的高度重视。为了深入理解免疫系统的辐射效应，必须掌握有关免疫系统的组成和调节及其不同成分的相对放射敏感性。

5.4.2.1　免疫系统的组成

免疫系统包括免疫器官（组织）、免疫细胞和体液性免疫因子。免疫器官分为中枢免疫器官和外周免疫器官两大类，前者包括骨髓和胸腺，后者有脾脏、淋巴结、扁桃体和其他淋巴组织。体液性免疫因子为免疫细胞的产物，如抗体、补体及各种调节因子。这些器官、细胞和体液因子在完整机体内相互联系，彼此影响，共同发挥免疫功能，如图 5.13 所示。

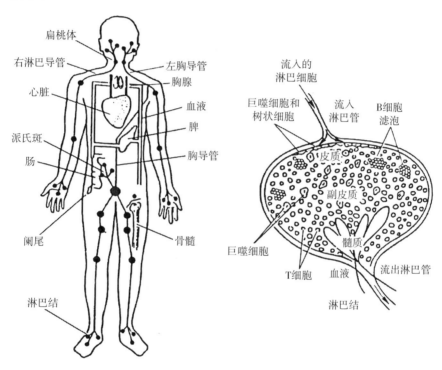

图 5.13　免疫系统解剖示意图

（1）中枢免疫器官

来自造血组织的淋巴细胞在中枢淋巴器官内发育成熟为抗原特异性的淋巴细胞，称为免疫活性细胞（immunocompetent cell）。

① 骨髓。

骨髓是造血干细胞进行自我更新及分化发育的部位，也是 B 淋巴细胞成熟之处。造血干细胞分化为各种细胞系，如红细胞系、巨核细胞系、粒细胞系、单核细胞系和淋巴细胞系。造血干细胞表达 CD34 和干细胞抗原-1 两种特异性标志分子。骨髓基质细胞和巨噬细胞可产生集落刺激因子，以刺激骨髓前体细胞增殖和成熟。骨髓中还有大量浆细胞，它们来自外周淋巴组织中经抗原刺激后的 B 淋巴细胞，可在骨髓中持续产生抗体。

② 胸腺。

胸腺是 T 淋巴细胞成熟的场所，淋巴干细胞进入胸腺后在胸腺激素和微环境的作用下，发生复杂的基因调控，使胸腺发生表型和功能变化。胸腺内有各种不同发育阶段的 T 淋巴细胞，未成熟 T 淋巴细胞通过血管进入胸腺皮质，在此成熟移至髓质，只有成熟的 T 淋巴细胞离开胸腺，通过血液流到外周淋巴组织。

（2）外周免疫器官

外周淋巴器官所独有的、明确的功能是启动免疫应答。

① 脾脏。

脾脏是全身最大的淋巴器官。脾脏是血液滤过的重要器官，抗原和淋巴细胞通过血管窦进入脾脏，在趋化因子的作用下，T 淋巴细胞移至靠近动脉的 T 淋巴细胞区，而 B 淋巴细胞进入滤泡。红髓的巨噬细胞清除血液中的微生物和其他颗粒，同时脾脏也是吞噬微生物的主要场所。

② 淋巴结。

每个淋巴结包括外层的皮质和中央的髓质，T、B 淋巴细胞离开血液循环进入淋巴结，各自到达皮质的 T 淋巴细胞和 B 淋巴细胞区。淋巴结分布于全身各处，经过网状结构的过滤，其流出的淋巴液最后汇集于胸导管，再进入全身血液循环。巨噬细胞、树突状细胞、淋巴细胞和粒细胞缓慢通过淋巴结。在此巨噬细胞和树突状细胞可吞饮和处理由组织液中进入的抗原物质。

③ 皮肤相关淋巴组织。

皮肤是机体和外环境之间的物质屏障，皮肤免疫系统由角质细胞、黑色素细胞、表皮朗格汉斯细胞和表皮内 T 淋巴细胞组成。该系统参与局部免疫和炎症反应。

④ 黏膜相关淋巴组织。

黏膜上皮是内外环境的屏障，是微生物进入机体的部位。在胃肠道黏膜，表皮层内 T 淋巴细胞大部分为 CD8$^+$，其中 10％表达 γδT 淋巴细胞受体（TCR）。黏附固有层的 T 淋巴细胞大多为 CD4$^+$，具有活化的 T 淋巴细胞表型，还有大量活化的 B 淋巴细胞、巨噬细胞、树突状细胞、嗜酸粒细胞和肥大细胞，以及淋巴样组织，如小肠的皮质小结。淋巴滤泡也存在于消化道和呼吸道的组织中，如阑尾、扁桃体等。

中枢和外周免疫器官和血液循环处于不断地交换之中，形成一个十分复杂的免疫网络。

（3）固有免疫与获得性免疫

① 固有免疫。

动物机体天生的抵御微生物侵袭的功能称为固有免疫（innate immune）或者天然免疫（natural immune）。当微生物进入机体之后，免疫细胞和体液分子产生即刻应答。其可溶性体液分子以补体为代表，由数十种血清蛋白组成的补体系统能直接使微生物外膜穿孔，并能对它们进行"标记"使之容易被免疫细胞识别。

固有免疫细胞包括肥大细胞、巨噬细胞、自然杀伤细胞（natural killer cell, NK cell）、粒细胞、树突状细胞。肥大细胞识别微生物后通过释放胞质颗粒中的炎症因子给免疫细胞发出信号，使得白细胞聚集到炎症部位发挥作用，巨噬细胞能吞噬并消化侵入的病原微生物。中性粒细胞在趋化介质的趋化下穿出血管壁，抵达感染的组织部位，吞噬与消化微生物或其他异物。树突细胞在组织中捕获抗原后，通过血液或淋巴液进入淋巴器官，将抗原呈递给 T 淋巴细胞。

② 获得性免疫。

动物由低等向高等进化，到了脊柱动物时出现了具有高度特异性和记忆功能的获得性免疫（acquired immune），又称适应性免疫（adaptive immune）。获得性免疫使机体在免疫系统接受了环境中微生物或者其他外来物质的刺激后状态发生变化，获得了针对该种微生物或抗原的免疫力，能更有效地完成防御的目标。T、B 淋巴细胞是获得性免疫的主要细胞。T、B 淋巴细胞通过各自表达的 T 淋巴细胞受体和 B 淋巴细胞受体识别抗原。获得性免疫应答可以分为细胞免疫应答和体液免疫应答，分别由 T、B 淋巴细胞介导。

T 淋巴细胞分为 CD4$^+$ 和 CD8$^+$ 两大类。前者为辅助性 T 淋巴细胞（T helper lymphocyte，T_h），通过膜表面分子和所分泌的细胞因子辅助 B 淋巴细胞和巨噬细胞活化。CD8$^+$ T 淋巴细胞为杀伤性 T 淋巴细胞（cytotoxic T lymphocyte，CTL），能够直接杀伤微生物，清除病原体。成熟的 B 淋巴细胞的膜免疫球蛋白与抗原的相互作用，可诱导特异性 B 淋巴细胞克隆的活化和分化，经过增殖和分化，产生浆细胞和记忆细胞。

固有免疫与获得性免疫的关系如图 5.14 所示。

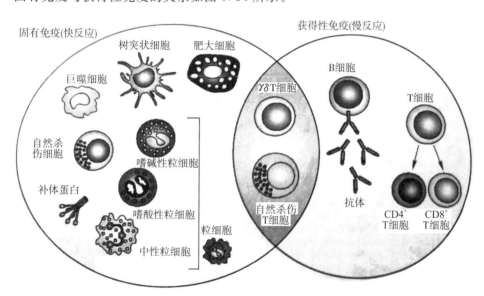

图 5.14　固有免疫与获得性免疫的关系示意图

5.4.2.2　电离辐射对免疫系统的作用

有关大剂量辐射免疫效应的研究，对于理解急性放射综合征的临床经过、发病机制和治疗原则具有重要意义。有关低水平辐射免疫效应的研究，对于评价环境中天然辐射和职业照射对健康的影响，提供了重要的科学依据。

（1）急性全身照射后免疫功能的变化

急性全身照射对免疫功能的影响取决于照射剂量，一般在 0.5 Gy 以上的剂量照射即可显示辐射对免疫系统的抑制作用，剂量愈大，抑制程度愈深，抑制持续时间愈久。

① 全身照射后固有免疫的变化。

致死剂量（lethal dose）的射线照射后固有免疫的很多成分都受到严重抑制。皮肤黏膜的屏障作用下降，阻挡及杀灭病原微生物的功能削弱，增加了细菌入侵组织的机会。更大剂量照射后肠道上皮细胞大量死亡，绒毛裸露，使肠壁通透性增高，成为引发菌血症和毒血症的重要因素。细菌入侵组织后，放射损伤患者炎症反应异常，炎症灶白细胞游出减少，炎症屏障削弱，肉芽不易形成，组织容易坏死，此种炎症反应表现为缺乏细胞反应和坏死、出血，细菌易于播散。中性粒细胞的吞噬率下降，其幅度随剂量而增大。网状内皮系统的吞噬作用、消化功能和增殖反应均受抑制，其阻留和清除异物的功能减弱。特别有意义的是正常动物由全身受冷引起的腹腔巨噬细胞消化异物功能增强的适应性反应在受照射的动物中不复出现，而照射前进行寒冷习服（cold acclimatization）则可减轻辐射的抑制作用。

② 全身照射后适应免疫的变化。

适应免疫，即获得性免疫或特异性免疫，具有抗原特异性。由抗原刺激诱导的特异抗体形成和特异细胞毒活性是其主要组成部分。大剂量照射使淋巴细胞迅速大幅减少，因此照射后接受抗原刺激引起的特异性免疫反应严重受抑制，抗体形成反应受抑制最深，机体易发生感染。抗体形成反应研究最多的是以羊红细胞（SRBC）为抗原，无论是外周血溶血素效价还是脾细胞空斑形成细胞（plaque forming cell，PFC）反应，照射后均急剧下降。例如，家兔受亚致死剂量照射后 $1/2 \sim 3$ d 内注射抗原时，抗体形成反应受抑最深，表现为抗体形成的潜伏期最长，抗体效价平均上升速率最慢，抗体峰值效价最低，抗体效价总上升时间延续最长。当照射剂量减小时，上述变化减轻。

抗体形成涉及抗原呈递细胞与 T、B 淋巴细胞的协调作用，其放射敏感性较高，其中 B 淋巴细胞的损伤起关键作用。B 淋巴细胞系列不同成分放射敏感性的顺序：潜在免疫活性细胞＞激活免疫活性细胞＞浆细胞，即未经抗原刺激的 B 淋巴细胞对辐射十分敏感，受抗原激活后其放射敏感性降低，当其转化为浆细胞后则有很高的放射抗性。大剂量急性照射后 B 淋巴细胞迅速减少，于 24 h 降至最低值，$2 \sim 3$ d 维持在极低水平。因此，在照后这段时间能够感受抗原刺激的 B 淋巴细胞很少，抗体形成反应严重受抑制。经过这一阶段后造血及淋巴组织中存留的干细胞开始产生新的淋巴细胞，抗体生成也随之恢复。若机体在注射抗原后接受照射，由于激活的淋巴细胞逐渐增多，且放射敏感性较低，故抗体形成反应受抑制的程度亦较轻。当照射剂量较小时，注射抗原后接受照射甚至可刺激抗体生成。

③ 全身照射后免疫功能的变化。

大剂量急性照射后，机体红细胞、白细胞均显著减少，以淋巴细胞降低最迅速，抗体生成减少，溶菌力下降，中性粒细胞和大单核细胞也减少，吞噬和杀菌功能降低以致机体免疫功能急剧下降，对微生物的抵抗力极度减弱，导致感染并发症。

大剂量急性照射对人体免疫功能的影响与动物实验所见相似。人体辐射免疫效应的资料主要来自日本原子弹爆炸幸存者的跟踪检查、急性放射事故患者和治疗性全身照射患者的观察。原子弹爆炸受照者的早期观察资料显示：第 1 天内淋巴细胞迅速减少，此为成熟淋巴细胞破坏所致，使总体免疫功能降低；体液免疫因子包括抗体和补体，于照射后下降，起因于 B 细胞减少和由烧伤及创伤所致的体液丢失，使溶菌作用下降，吞噬功能降低；嗜中性粒细胞和大单核细胞于 3～50 d 减少，系由造血功能损伤而向外周供应成熟细胞不足所致，降低吞噬和杀菌功能；淋巴细胞减少的恢复迟缓（照射后第 4 周），乃为胸腺损伤使 T 淋巴细胞分化和成熟不全及细菌毒素使特异 T 淋巴细胞被清除或不能激活所致，这造成感染迁延、潜在病毒活化、对外来病毒易感和清除突变细胞能力降低。

（2）慢性照射后免疫功能的变化

慢性全身照射对免疫功能的影响，取决于每次照射剂量、剂量率和累积剂量及动物种类和所观察的免疫学参数。当每次照射剂量较小、剂量率较低、累积剂量不大时，可能出现免疫刺激效应；反之，则可引起免疫抑制效应。

小鼠受 6 R/h 的持续照射，总剂量达 1 000 R 时，脾脏对羊红细胞的空斑形成细胞（PFC）反应降至最低点，于照射后 4 个月恢复到正常水平的 40%～50%，以后长期维持于此水平。照射后 60～144 d 脾脏内 T 淋巴细胞和 B 淋巴细胞数已恢复正常，用过继性转移方法证明，T 淋巴细胞和 B 淋巴细胞在照射后 1～2 个月仍有功能缺陷，而在照射后 100 d 则恢复正常或接近正常。

对放射职业工作者 100 人进行检查，设对照组、低剂量组（0.015 Gy/a）、高剂量组（0.03 Gy/a）。结果表明白细胞计数、淋巴细胞绝对数随累积剂量增加而趋于下降，大小淋巴细胞比值趋于上升，显示较明显的剂量-效应关系。0.1 mL 血内淋巴细胞[3]H-TdR 掺入率，在两剂量组的均数都显著低于对照组织组（P＜0.01）。

乌克兰放射医学研究中心 Bazyka D 报道切尔诺贝利核事故在 1986—1989 年间受照的工作人员和核工厂的工人，受照剂量为 250 mSv 和 100 mSv，与同期在流行病学注册的人员（$n=42\ 000$）进行比较，受照的最初反应时期的特征是 T 淋巴细胞亚群的免疫学缺损。淋巴细胞膜改变，是由于自由基生成增加脂质过氧化及提高中性粒细胞过氧化物酶和过氧化氢酶活性。在免疫功能抑制的恢复时期伴有淋巴细胞亚群的改变，减少 CD3[+] 和 CD4[+] 细胞数并增加 TCR 部位的体细胞突变数。

马绍尔群岛受放射性落下灰影响，放射剂量为 1.75 Gy，在照射后 16 年检查时，与对照相比，受检者血清 IgG 和 IgA 含量下降，但淋巴细胞对 PHA 的反应、抗体反应、血清补体等均未见改变。

5.4.3　电离辐射对生殖系统的作用

电离辐射对生殖系统的作用主要在于其对性腺器官的影响。睾丸和卵巢分别是雄性和雌性的重要性腺器官（主性器官），对放射敏感性较高；而生殖系统的其他附属性器官对电离辐射有相对的抗性。

5.4.3.1　性腺的结构和功能特点

（1）睾丸的结构和功能特点

雄性生殖器（图 5.15）由生殖腺（睾丸，testis）、输精管道（附睾、输精管、射精管和尿道）、附属腺（精囊、前列腺和尿道球腺）和外生殖器（阴茎和阴囊）组成。睾丸被膜有 3 层，其中的白膜在睾丸后缘凸入睾丸内形成纵隔，并由此发出许多小隔呈扇形伸入睾丸实质，将其分成许多睾丸小叶。每个小叶含有 1～4 条弯曲细长的生精小管（seminiferous tubule），在近纵隔处变为短而直的直精小管，并相互吻合为睾丸网。生精小管主要由生精上皮（spermatogenic epithelium）构成，生精上皮由 5～8 层生精细胞（spermatogenic cell）和支持细胞（sertoli cell）组成，前者包括精原细胞（spermatogonium）、精母细胞（spermatocyte，包括初级精母细胞和次级精母细胞）、精子细胞（spermatid）和精子（spermatozoon）。

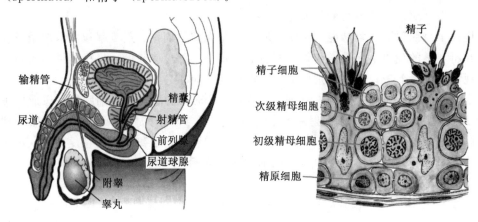

图 5.15　雄性生殖器解剖示意图

从精原细胞发育为精子，人需要（64±4.5）d，牛 54 d，兔 47～51.8 d，大鼠 48 d，小鼠 34.5 d。1 个精原细胞增殖分化或各级生精细胞，细胞质并未完全分开，细胞间始终有细胞质桥相连，形成一个同步发育的细胞群。生精细胞在生精上皮中的排列是严格有序的。在生精小管的不同阶段，精子的发生是不同步的，这种处于不同发生阶段的生精细胞形成特定的细胞组合。从生精小管某一局部来看，从某一特定的细胞组合开始到下一次出现同一细胞组合所经历的时程，称为生精上皮周期。从空间上来看，相邻的同一细胞组合沿生精小管的空间距离，称为生精波（spermatogenic wave）。1 个周期经历不同细胞组合，称为期（stage，用罗马数字表示）。人有 6 期，大鼠 14 期，小鼠 12 期。

在精子发生过程中，有半数以上的生精细胞自发凋亡，明显受年龄、生精细胞种类及生精上皮周期不同阶段等方面的影响，存在一定的规律。其凋亡自胚胎期开始，在原始生殖细胞迁移性阶段凋亡最高。人出生后，自精子发生第 1 个波开始至存在有功能活性的精原细胞增生时，出现第 2 个凋亡高峰；以后，随着性的逐渐成熟，生精细胞凋亡也逐渐减少。凋亡的生精细胞主要是精原细胞和精母细胞，而且前者的凋亡数大于后者，很少累及精子细胞。性激素、物理和化学等因素均对生精细胞凋亡发生影响，并受多基因的调控。

支持细胞（sertoli cell）有多种功能，主要对生精细胞起到支持和营养作用，参与形成血-生精小管屏障（blood-seminiferous tubule barrier），创建稳定的生精内环境，能够合成和分泌抑制素（inhibin）、雄激素结合蛋白（androgen binding protein，ABP）生长因子和其他物质。生精小管之间的睾丸间质有成群分布的间质细胞（leydig cell），主要分泌雄激素（androgen）。

（2）卵巢的结构和功能特点

雌性生殖器（图 5.16）由生殖腺（卵巢，ovary）、生殖管道（输卵管、子宫和阴道）、附属腺（前庭大腺）和外生殖器（外阴）组成。卵巢实质分为皮质和髓质，但两者界限不清。皮质含有不同发育阶段的卵泡（follicle）。卵泡是由一个卵母细胞（oocyte）和包绕其周围的多个卵泡细胞（follicular cell）组成，后者又称为颗粒细胞（granulosa cell），分为原始卵泡、生长卵泡（初级卵泡和次级卵泡）和成熟卵泡三个阶段。卵泡细胞具有支持和营养卵母细胞的作用。原始卵泡处于静止状态，不随年龄的增长而变化，在其中间有一个初级卵母细胞（primary oocyte）。次级卵泡和成熟卵泡具有内分泌功能，主要分泌雌激素（estrogen）。成熟的卵泡经卵巢表面以破溃的方式将卵细胞（卵子，ovum）排至腹膜腔。排除卵细胞后的卵泡形成黄体，分泌孕酮（progesterone）。如未受孕，2 周后黄体开始退化，形成白体。

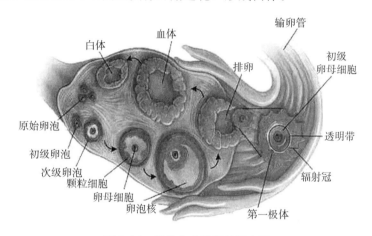

图 5.16　雌性生殖器解剖示意图

5.4.3.2　生殖细胞的放射敏感性

睾丸的生殖部分（包括生精小管中的精原细胞、精母细胞及精子细胞、精子）的放射敏感性非常高，而间质部分的睾丸间质细胞有一定的辐射抗性，放射敏感性较低。放射敏感性高的生殖细胞在各个发育阶段的敏感性也有差异，随着生殖细胞的发育分化，放射敏感性随之下降。雄性生殖细胞的放射敏感性从高到低依次为：精原细胞＞精母细胞＞精子细胞＞精子。在不同的发育阶段，精原细胞的放射敏感性也存在差异，分裂越旺盛的细胞放射敏感性越高。各种属精原细胞的放射敏感性也存在差异，人类精原细胞的放射敏感性最高。精子细胞和精子的放射敏感性在雄性生殖细胞中较低，各种属精子细胞的放射敏感性也存在差异，人类精子细胞的放射敏感性最高。

卵巢（ovary）的放射敏感性低于睾丸，卵巢中生殖细胞和卵泡细胞的放射敏感性高，而卵巢黄体和间质具有一定辐射抗性。卵原细胞在有丝分裂活跃时，放射敏感性也最高。卵母细胞的放射敏感性随卵泡发育阶段的不同有明显差异。卵原细胞和卵母细胞的放射敏感性存在种属差异。

5.4.3.3　电离辐射的生殖效应

电离辐射可致生殖损伤，引起动物或人暂时不育或永久不育。造成这种后果取决于照射剂量、剂量率、射线种类、照射方式及动物种系、年龄等许多因素，其中照射剂量和动物种系两方面因素尤为重要。

（1）辐射雄性生殖效应

中等剂量照射后生精上皮受损，引起不育，通常其病理改变可分为三个阶段。

① 生精细胞变性坏死期：照射后各类生精细胞即停止分裂，继之变性坏死；照射后 2.5 h，核分裂相减少，精原细胞核浓缩、固缩和破裂；照射后 4.5 h，累及精母细胞；照射后 36 h，各类生精细胞损伤加剧，出现"影子"核，并逐渐出现多核巨细胞，持续 1～3 周。

② 生精细胞"空虚"期：照射后 3～4 周，生精小管萎缩变细，相互间隔加大，间质细胞轻度变性，管内各级生精细胞和精子极度减少或几近消失，仅残留支持细胞；睾丸重量减轻。

③ 再生恢复期：照后 5 周，出现新生的生精细胞，精原细胞恢复最早，依次是精母细胞和精子细胞，最后是精子；间质细胞无明显变化。照射极期时，多见间质出血。

一般电离辐射引起各种雄性动物生殖上皮损伤，造成暂时不育的最小急性剂量是 1.0 Gy。雄性动物受照射后初期仍保持生育力，因为受照射的精子和精子细胞（可能还包括精母细胞）仍继续发育，然后由于精原细胞的杀伤而出现暂时不育期，其持续时间取决于辐射剂量和动物种系。引起哺乳动物精子缺乏的剂量可能相差 2～3 倍以上，引起人精子缺乏的剂量不到 1.0 Gy，而小鼠和其他啮齿类动物则为 3.0 Gy 左右。精子减少或精子缺乏开始的时间也不同。啮齿类动物在因辐射（1.0～3.0 Gy）导致精原细胞严重损伤和死亡后也可再育，因为其生精上皮再生很快；而人则不同，其生精上皮再生缓慢。小剂量分次照射后，精子消失比单次照射更快，其原因可能是分次照射使具有一定辐射抗性的 A 型精原细胞转变为辐射敏感的 B 型精原细胞。

已证实较低照射剂量即可影响精子的生成，表 5.8 列出男性暂时或永久不育的剂量资料，低至 0.1～0.15 Gy 的照射可引起暂时不育，2 Gy 以上剂量（一般需要 6 Gy）会引起永久不育。

表 5.8　男性暂时或永久不育的剂量

效 应	耐受剂量/Gy	效 应	耐受剂量/Gy
暂时不育	0.1～1.0，分次	永久不育	2.0～3.0，分次
	1.5～3.0		9.5
	1.0～2.0，分次		6.0
	2.5		5.0～6.0
	4.0		4.5～6.0，分次

（2）辐射雌性生殖效应

卵巢的放射敏感性低于睾丸，3.0 Gy 照射后各级卵泡细胞变性坏死、萎缩，其中成熟卵泡最敏感，依次是生长卵泡和原始卵泡。照后数小时，卵母细胞核固缩、碎裂；极期时，卵泡数量减少，甚至见不到卵母细胞，恢复也较晚、较慢，一般需数月或更长时间。间质细胞仅于极期发生变性。如增加照射剂量，生殖功能不易恢复，导致暂时或永久不孕。电离辐射所致雌性动物或人生殖功能障碍也与剂量和种属等因素有关。照射剂量较小的卵泡（随同卵母细胞）未完全被破坏，生殖能力一时丧失后可以恢复；照射剂量较大时卵泡完全被破坏，则可发生永久不孕。

人接受一次照射 1.7～6.4 Gy（或更小的剂量 0.6 Gy）可引起暂时不孕，3.2～10.0 Gy（或更小的剂量 2.5 Gy）则可引起永久不孕，分次照射要达到相同效应需要更高的总剂量。详见表 5.9。卵巢的放射敏感性取决于其成熟程度，永久不孕的阈值随年龄的增长而下降，年轻女性的卵巢对辐射有较大耐受性。这是由于出生后卵巢内无卵原干细胞，卵母细胞无法再补充，随时间推移而减少。

表 5.9　女性暂时或永久不孕的剂量

效应	耐受剂量/Gy	效应	耐受剂量/Gy
暂时不孕或生育力降低	1.5，分次	永久不孕	4.0
	1.7		6.25
	4.0		8.0～10.0
永久不孕	12.0，分次（3.0/d）		6.25～12.0，分次（30 次/42 d）
	3.2		6.0～12.0，分次（30 次/42 d）
	2.5～5.0，分次		3.6～7.2，分次（2～4 次）

（3）电离辐射的内分泌

睾丸和卵巢都具有双重功能，即生殖功能和内分泌功能，两种功能彼此密切联系，相互作用。因此，电离辐射作用于性腺组织，除了要关注辐射生殖效应，还应关注辐射内分泌效应。

① 辐射睾丸内分泌效应。

下丘脑分泌促性腺激素释放激素（gonadotropin-releasing hormone，GnRH）刺激腺垂体分泌促卵泡刺激素（follicle stimulating hormone，FSH）和黄体生成素（luteinizing hormone，LH）调节睾丸的内分泌机能。腺垂体分泌的 FSH 主要促进生精上皮细胞的发育和精子形成，LH 则主要刺激睾丸间质细胞的发育与分泌睾酮。而睾酮又对下丘脑和垂体的 GnRH 和 LH 的释放起负反馈作用。睾丸曲细精管上皮支持细胞受 FSH 调节分泌抑制素，抑制素对腺垂体的 FSH 分泌有很强大的负反馈作用。抑制素对青春期前的下丘脑-垂体-睾丸轴调控作用不大，随着性成熟调节作用逐渐增强。研究发现下丘脑、垂体和睾丸对电离辐射的敏感性不同，下丘脑比较敏感，垂体抗性较强，而睾丸中不同细胞敏感性不同。受照后，上皮支持细胞具有一定辐射抗性，仍能保持基础水平的抑制素分泌，并通过负反馈引起 FSH 水平升高；间质细胞的辐射抗性更高，睾酮水平无明显变化，对 LH 的负反馈也弱，LH 变化不明显。

② 辐射卵巢内分泌效应。

卵巢分泌的雌激素主要为雌二醇，孕激素主要为黄体酮。雌二醇是 C-18 类固醇激素，由卵泡的颗粒细胞、内膜细胞和黄体细胞合成和分泌；黄体酮是 C-21 类固醇激素，主要由黄体细胞分泌。雌激素可通过正反馈造成 LH 分泌高峰，引起排卵和促进黄体的生成；还可通过负反馈调节抑制 FSH 和 LH 的分泌，引起黄体的退化和新周期的开始。此外，雌激素可协调 FSH 直接作用于卵泡，促进卵泡的发育。60 d 大鼠的卵泡受 8～20 Gy 照射后，出现的排卵不规则、阴道涂片有上皮角化现象，均与雌激素分泌变化有关；全身或骨盆、下腹部接受放疗的女性，可出现卵巢早衰、FSH 和 LH 水平增高、闭经和第二性征不发育等症状。

（4）辐射对胚胎发育的影响

胚胎发育是指从受精卵起到胚胎出离卵膜的一段过程，主要包括卵裂、植入、胎盘形成、器官发生及分化等阶段。电离辐射对胚胎发育产生的有害影响，称为电离辐射的发育毒性效应（radiation-produced developmental toxic effects）。电离辐射的发育毒性主要表现为致死效应、畸形、生长迟缓等结构和功能障碍。其严重程度和特点主要与受照剂量、剂量率和胚胎发育阶段有关。通常胚胎发育分为植入前期、器官发生期、胎儿期三个阶段。

① 植入前期。

动物实验表明，植入前期的胚胎对辐射最敏感，产前死亡发生率高，而经照射存活的胚胎其后续发育生长均正常，表现为全或无的现象。

② 器官发生期。

此期胚胎细胞处于囊胚或分化阶段，对射线也非常敏感。胚胎于该期受照，主要出现先天性畸形，但产前死亡少见。人类受照引起畸形最多的时期为胚胎 25～37 d，以中枢神经系统畸形为主，其他畸形少见。

③ 胎儿期。

胎儿期胚胎细胞辐射敏感性较低，引起结构和功能异常需要更大剂量，主要异常表现为发育障碍，可能发生智力低下。

辐射对人类胚胎发育影响的资料较少，主要来自广岛、长崎核爆幸存者的资料，根据现有人群资料，研究者总结了 2.5 Gy 以上剂量照对胚胎发育的影响：① 在妊娠 2～3 周受照可引起较大比例的胚胎吸收和流产，如继续妊娠则婴儿基本正常；② 妊娠 4～11 周受照可引起婴儿的多器官严重畸形；③ 妊娠 11～16 周受照引起少数器官畸形（如眼、骨骼和生殖器官畸形），生长障碍、小头症及智力低下；④ 妊娠 16～20 周受照可引起轻度小头症、生长和智力发育障碍；⑤ 妊娠 30 周后受照可引起功能障碍，而少见结构畸形。

5.4.4　电离辐射对消化系统的损伤

消化系统（alimentary system）由消化管与消化腺组成，主要功能是对食物进行物理和化学性消化，将大分子物质分解为小分子的氨基酸、单糖、甘油酯等，被吸收后供机体生长和代谢。消化管是从口腔至肛门的连续性管道，依次分为口腔、咽、食管、胃、小肠和大肠。这些器官的管壁结构具有某些共同的分层规律，又各具有与其功能相适应的特点。

电离辐射作用于机体后，消化系统各器官受到严重损伤，消化和吸收功能障碍，产生一系列的临床症状。特别是在急性放射病时，消化系统症状出现较早，也较典型，其中以胃肠道的反应比较明显。当机体遭受致死剂量照射后，很短时间内便可出现全身无力、恶心和呕吐等反应；极期可发生呕吐、腹泻、腹痛、消化不良和食欲不振等症状，重症者也可发生肠梗阻、肠麻痹，甚至可造成肠穿孔和肠套叠。消化道的损伤在放射病发病机制和发病过程中具有特殊的重要性，主要表现在黏膜上皮对射线较为敏感，受损面广泛、严重，特别是照射腹部较照射其他部位所发生的损伤更为严重。因此，对于临床上肿瘤患者的腹部放疗应引起足够的注意，因为胃肠道的放射损伤不仅可引起明显的消化系统形态和功能的变化，而且也关系到患者的预后。

5.4.4.1　消化系统结构、功能与放射敏感性

（1）口腔、食管和胃的结构、功能与放射敏感性

口腔（oral cavity）是消化管的起始部位，其前、侧、上和下壁分别为唇、颊、腭和口腔底，向后经咽峡与咽相通。口腔黏膜上皮为未角化的复层扁平上皮，细胞更新速度较快，具有很高的放射敏感性。口腔周围有向口腔内分泌唾液的唾液腺，唾液腺细胞具有较低的有丝分裂速度，属于中度放射敏感的组织。扁桃体位于消化道和呼吸道的交汇处，是诱发免疫应答和产生免疫效应的重要部位，其黏膜面大，易受电离辐射的影响。舌的骨骼肌具有明显的辐射抗性，这可能是由于其细胞不进行分裂的缘故。动物实验证明，受 100～500 Gy 照射的骨骼肌可发生进行性轻度的纤维化和肌纤维萎缩。

食管（esophagus）是一个前后扁平的肌性管状器官，上端与咽相接，下端与胃的贲门连接。食管壁较厚，其内壁黏膜上皮是一层复层扁平上皮，细胞更新快，表面覆盖一层较薄的无细胞角蛋白。上皮内的基底层有增殖性分化的间期细胞，该细胞放射敏感性较肺脏高。食管内有两种腺体：一种是食管贲门腺，为靠近胃部固有层中的成团腺体；另一种是食管腺，广泛而不均匀地分布于各部黏膜下层中，多见于食管上、下段前壁。食管腺导管为复层扁平上皮，对放射较敏感。

胃（stomach）是消化管最膨大的部分，上接食管，下续十二指肠，分为贲门、胃底、胃体和幽门部。胃体和胃底的壁内形成数条较大的皱襞，其表面被浅沟划分成很多形状不规则的胃小区，小区表面又遍布许多胃小凹。胃黏膜腔面及胃小凹表面衬以单层柱状上皮。在黏膜固有层的胃底腺开口于胃小凹末端，是一种较长的管状腺，分为颈部、体部和底部。胃底腺由壁细胞、主细胞、颈黏液细胞、未分化细胞和分泌细胞组成。胃底腺的颈部和底部的增殖带及胃黏膜表面上皮，易形成急性放射损伤，这显示较高的放射敏感性；而迂曲的胃底腺体部及其更新速率较低的壁细胞和主细胞，以及在贲门和幽门部的黏液性腺细胞，对辐射具有一定的抗性。

（2）肠的结构、功能与放射敏感性

① 小肠的结构、功能。

小肠（small intestine）是食物消化和吸收的主要部位，分为十二指肠（duodenum）、空肠（jejunum）和回肠（ileum）。小肠黏膜皱襞表面有很多突入肠腔的绒毛，绒毛表面覆盖单层柱状上皮，其中大部分是吸收细胞，间夹有少数的杯状细胞。吸收细胞游离面排列着密集的微绒毛，表面含有磷脂酶、双糖酶、氨基肽酶、胰蛋白酶及胰淀粉酶等，还含有多种消化脂类的酶，这些酶均有助于食物的分解和吸收。杯状细胞分泌的黏

液可保护并减轻肠上皮细胞的放射损伤（图 5.17）。已经发现，肠腔内的胆汁影响电离辐射对肠黏膜的作用。胆汁的存在可消除肠黏膜的黏液，同时可加重放射病患者的腹泻，并加剧肠上皮的损伤；结扎胆管或抽取胆汁后，则可消除严重腹泻和减轻肠上皮损伤。

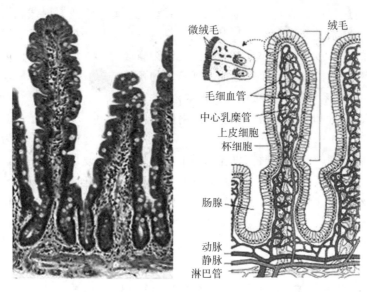

图 5.17　小肠结构示意图

绒毛根部的上皮细胞向黏膜固有层下陷形成肠腺，即肠隐窝（intestinal crypt）。构成肠隐窝的细胞除了吸收细胞和杯状细胞外，还有内分泌细胞、潘氏细胞（Paneth cell）和干细胞等。内分泌细胞分泌 5-羟色胺和生长、抑素物质及多肽等。潘氏细胞是小肠腺（small intestinal gland）的特征性细胞，位于隐窝底部，常三五成群，细胞呈锥体形，胞质顶部充满粗大嗜酸性颗粒，内含防御素和溶酶菌等，具有一定的灭菌作用，可保护干细胞，构成干细胞的微环境。干细胞位于小肠腺，胞体较小，呈柱状，胞质嗜碱性，可分化为上述四种细胞。近年研究揭示，隐窝底部可能存在两种干细胞，即位于 +4 位置的长期标志的保留细胞（long-term retention cells，LRCs）——静止期干细胞，以及位于隐窝底部的柱状细胞（crypt-based columnar cells，CBCs）——活跃期干细胞，小肠绒毛上皮细胞正常的更新就是靠后者的增殖。

肠上皮细胞更新速度很快，每 3～6 d 隐窝和绒毛要完全更新一次。首先，绒毛顶端的成熟细胞由于食物的机械作用或者细胞本身固有能力的下降而不断脱落于肠腔。隐窝干细胞不断分化进入增殖状态，然后沿固定路线不断向上移行补充脱落的肠绒毛细胞。因此，从隐窝到绒毛的顶端表现出细胞增殖、成熟、功能和衰老、死亡的整个过程。根据上述更新过程，可把小肠黏膜上皮分为五个部分，即潘氏细胞-干细胞部、增生部、成熟部、功能部、脱落带（图 5.18）。

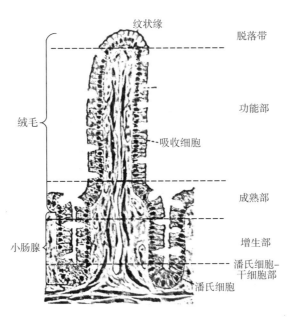

图 5.18 小肠绒毛和肠隐窝上皮更新分区

② 结肠的结构、功能。

结肠（colon）是介于盲肠（caecum）和直肠（rectum）之间的一段大肠（large in-testine），其黏膜不形成环形皱襞和肠绒毛，黏膜上皮为单层柱状细胞，有大量杯状细胞。固有层内有上皮下陷而成的排列紧密的肠腺，即肠隐窝，其中有大量杯状细胞、少量未分化细胞和内分泌细胞。结肠黏膜中的增殖细胞带在隐窝中所占的比例大于小肠，但其细胞分裂及因此发生的细胞迁移却较为缓慢。结肠黏膜细胞于 4～8 d 完全更新一次。结肠的结构特点决定其功能，可吸收大量水分和一些电解质，产生黏液润滑其黏膜表面。

结肠壁的其余结构，包括血管，与小肠壁相似。但由于小肠的绒毛结构关系，其血管分布特点是当动脉通过肠系膜到达肠的浆膜，其分支一部分供应黏膜肌层，一部分在腺体外周形成毛细血管，而另一些分支实际上是直接到达绒毛，并在绒毛上皮下构成丰富的毛细血管网，和营养物的吸收有很大关系。

③ 肠的放射敏感性。

肠的各部黏膜的放射敏感性是不同的，这主要取决于黏膜和腺体上皮的类型更新率、血管分布及黏膜变异等因素。在一般情况下，小肠放射敏感性比胃高，胃比结肠高。小肠黏膜更新速度快，放射敏感性高，电离辐射作用后很快抑制隐窝上皮细胞的增殖，使绒毛上皮细胞供应断绝，但绒毛顶端仍继续排出细胞，进而导致黏膜上皮细胞脱落，绒毛形成裸露状态。十二指肠黏膜细胞的更新率比空肠和回肠快，放射敏感性较后两者高。结肠黏膜没有绒毛，肠隐窝中的细胞有许多处于较长的间期，因而对放射损伤的敏感性较低。

肠壁结构中，黏膜层由于含有不断增殖的隐窝上皮细胞，放射敏感性最高，其中小肠隐窝部上皮细胞对射线的反应最为敏感。10 Gy 以上剂量照后 0.5 h 便出现损伤，细胞分裂相很快消失，但消失时间的长短与照射剂量大小相关；而绒毛部上皮细胞则抵抗力较强。小鼠受 11～16 Gy 照射，隐窝细胞分裂相消失，而对已分化的绒毛上皮细胞无影响。但隐窝部细胞损伤的修复也较快，当照射后 48 h 绒毛部上皮细胞出现损伤时，隐窝部上皮细胞已经修复。隐窝的增殖细胞有较强的修复亚致死性损伤的能力，剂量-存活曲线表现为较宽的肩区，常在照射后 3～6 h 内完成。

隐窝细胞在正常情况下亦存在细胞凋亡，平均每 5 个隐窝可检测到 1 个凋亡细胞，多位于隐窝基底部的干细胞区，这提示自发性凋亡可能是调节细胞增殖、维持干细胞数目的内源性机制。电离辐射可快速、显著诱导隐窝前体细胞发生细胞凋亡，但从隐窝基底部（不包括潘氏细胞）到中上部，细胞分化状态的等级性对应着不同的放射敏感性。以往研究表明，小肠隐窝干细胞放射敏感性最高，其 D_0 值为 1.3～1.5 Gy；单修复能力很强，D_q 值为 6～10 Gy，n 值为 6～13；其存活的上限阈剂量为 25 Gy。已有人提出，隐窝干细胞是一群放射敏感性不均一的细胞群，即放射敏感性高的祖干细胞（ancestor stem cell，ASC）和辐射抗性高的潜能干细胞（potential stem cell，PSC），后者是一种周期较长的细胞。小肠绒毛上皮细胞是靠 ASC 的增殖来补充的，只有当 ASC 遭受放射损伤后，PSC 才进入分裂增殖，除进行自我复制外，部分分化成为 ASC 来代偿受损伤的 ASC。然而，现在仍无特异的标志能够区别两者。肠隐窝细胞可发生自发性细胞凋亡，低剂量照射（小于 1 Gy）可使 ASC 凋亡，且凋亡细胞在隐窝不是随机分布的。研究人员通过实验建立了小肠隐窝细胞凋亡的剂量-效应关系，结果显示大鼠或小鼠受照射后，小肠隐窝细胞凋亡数随着照射剂量的增加而升高，且主要发生在隐窝底部干细胞区域（图 5.19）。隐窝干细胞对辐射非常敏感，1 cGy 照射即可诱导干细胞凋亡，5 cGy 照射干细胞发生明显的凋亡。隐窝干细胞对辐射的敏感性可能是一种保护性机制，即去除 DNA 损伤的细胞，降低癌的发生。另外，干细胞凋亡时 p53 明显表达，而无 Bcl-2 蛋白

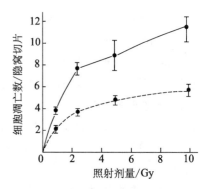

实线—整个隐窝；虚线—隐窝底部。

图 5.19　不同剂量 X 射线照射 48 h 后每一片肠隐窝切片产生凋亡细胞数

的表达。因此，小肠很少发生癌症。一般凋亡细胞峰值出现在照射后 3～6 h，24 h 恢复到本底水平。但随着照射剂量的增加，恢复的时间会逐渐延长，这是由于大剂量照射后细胞周期被抑制，许多细胞被杀死，隐窝细胞转运和迁移延缓，使凋亡细胞留在隐窝内。

虽然肠道属于辐射敏感组织，但其自身修复潜能亦较高，10 Gy 以下全身照射引起的肠损伤基本可以自身修复，隐窝保持再生能力的上限剂量因动物种系而异：人约为 40.0 Gy，犬约为 229.3 Gy，啮齿类动物为 16～25 Gy。小肠上皮再生和修复的能力较造血组织强，再生开始时间较早，修复速度较快，一般在全身照射后 48～72 h 就会出现代偿反应而开始恢复。

（3）肝脏的结构、功能与放射敏感性

肝脏是人体最大的腺体，它产生的胆汁经胆管输入十二指肠，参与脂类物质的消

化，故通常将肝列为消化腺。但肝的结构和功能与其他消化腺有很大不同，例如：肝细胞的排列分布特殊，不形成类似胰腺和唾液腺的腺泡；肝内有丰富的血窦，肝动脉血及由胃肠、胰、脾的静脉汇合成的门静脉血均输入肝血窦内；肝细胞既产生胆汁排入胆管，又合成多种蛋白质和脂类物质直接分泌入血；由胃肠吸收的物质除脂质外全部经门静脉输入肝内，在肝细胞内进行合成、分解、转化、贮存。因此，肝又是进行物质代谢的重要器官。此外，肝内还有大量巨噬细胞，它能清除从胃肠进入机体的微生物等有害物。

肝表面覆以致密结缔组织被膜，并富含弹性纤维，被膜表面大部有浆膜覆盖。肝门处的结缔组织随门静脉、肝动脉和肝管的分支伸入肝实质，将实质分割成许多肝小叶。肝小叶是肝脏的基本结构单位，肝细胞是构成肝小叶的主要成分，其寿命达 1 年左右，增殖率很低。肝脏参与体内合成、分解、转化、贮存、解毒和免疫等多种生理过程，因此，研究放射病时肝脏的变化尤其具有重要意义。一般多认为肝脏是辐射不敏感器官，但肝脏部分切除或受化学损伤而使残留肝细胞分裂活跃时，其放射敏感性高于正常状态下的肝细胞。肝脏有强大的再生能力，肝细胞在正常生理条件下更新较慢，然而在放射损伤后剩余的正常肝细胞立即进入增殖过程。

（4）胰腺的结构、功能与放射敏感性

胰腺表面覆以薄层结缔组织被膜，结缔组织深入腺内将实质分隔为许多小叶，但人胰腺小叶分界不明显。腺实质由外分泌部和内分泌部两部分组成。外分泌部分泌胰液，含有多种消化酶，经导管排入十二指肠，在食物消化中起重要作用。内分泌部是散于外分泌部之间的细胞团，称胰岛，它分泌的激素进入血液或淋巴，主要参与调节碳水化合物的代谢。人胰岛主要有 A、B、D、PP 和 D_1 五种类型细胞，其中 B 细胞分泌胰岛素，主要参与糖代谢的调节。

胰腺组织细胞分裂率低、更新慢，一般认为属于放射低敏感组织。但近些年的研究表明，大剂量照射的早期即可引起胰腺形态和功能的改变。外分泌部胰腺腺泡较胰岛细胞对辐射敏感，胰岛的 A 细胞比 B 细胞敏感。在一定范围内，随着照射剂量的增加，胰腺重量随之减轻，胰酶活性也随之降低。

5.4.4.2　电离辐射对口腔、食管和胃的作用

（1）电离辐射对口腔的作用

电离辐射可引起口腔黏膜和唾液腺的损伤，早期黏膜充血、水肿，唾液分泌减少，临床表现为口干舌燥、咽痛口苦。极期时，口腔黏膜可发生广泛的上皮剥脱和出血，严重者可在出血处形成溃疡，常可见牙龈出血、肿胀和牙齿松动。口腔黏膜常见菌团生长，多为球菌和杆菌混合感染，均伴组织坏死，其特点是坏死灶及周围缺乏中性粒细胞浸润，水肿和出血严重。

此外，扁桃体淋巴组织萎缩，可发生不同程度的水肿、出血、细菌感染和坏死，咽壁也可发生溃疡，出现感染、坏死灶，这种症状即为坏死性扁桃体炎（necrotic tonsillitis）及坏死性咽喉炎（necrotic angina），是放射病的常见并发症。此时，机体多表现为发烧、倦怠和食欲减退等全身性衰竭反应。

慢性放射病时，短期内口腔黏膜不出现明显变化，经过数月，黏膜下层出现持续

性纤维化，唾液腺常有间质纤维化和腺泡丢失，终前期可出现出血、溃疡及坏死性咽峡炎，唾液腺可发生完全的纤维化而不存在腺泡。

放射治疗口腔和头颈部肿瘤，如鼻咽、扁桃体、上颌、颊部、舌及口底部癌症，经常合并放射性口腔疾病（radiation stomatic disease），主要包括放射性口腔黏膜炎、放射性涎腺炎、放射性龋齿和放射性骨坏死等。

（2）电离辐射对食管的作用

10 Gy 以下照射后食管一般无严重形态学改变，但在更大剂量照射后食管可遭受严重损伤，而且很容易狭窄，造成严重后果。一次 30 Gy 照射后 3 d，小鼠食管基底细胞层完全空泡化，有丝分裂消失，角化的扁平细胞层变薄；照射后 7 d，黏膜层极度变薄，有些区域黏膜层脱落，黏膜下层有早期炎性浸润及水肿；照射后 14 d，出现基底细胞增殖灶和上皮再生区域，但不规则，而且其他区域完全裸露；照射后 21 d，存活的小鼠基底细胞层增殖活力增加及扁平细胞层增厚，食管表层已显示完全再生。一般在 20 Gy 以上剂量照射后 1 个月，食管黏膜恢复复层结构，但仍残留溃疡及中度纤维化；其后数月，由于黏膜易于破坏可再形成溃疡或坏死，或形成黏膜下和肌层的纤维化，造成管壁增厚和管腔狭窄，最后引起死亡。

早期形态学变化是指照射期间和照射后 3 个月内出现的形态改变。早期损伤作用的靶细胞主要是黏膜的基底细胞和血管内皮细胞，表现为急性食管炎，受照区出现上皮细胞肿胀、坏死、剥脱，食管黏膜后分散的溃疡，固有层、黏膜下层出现水肿和炎性细胞浸润。早期损伤的另一表现是异常食管蠕动波。

后期形态学变化是指照射后 3 个月以上出现的形态改变。其病理组织学改变主要在肌层，可出现肌细胞的凝固变性坏死和神经节细胞周围的炎性细胞浸润。后期损伤包括食管蠕动异常、狭窄、慢性溃疡、瘘及放射引起的肿瘤。照射区食管狭窄是最常见的后期并发症，放射损伤组织基质引起严重的黏膜下层纤维化是导致食管狭窄的主要原因，食管动脉外膜纤维化也起作用。

（3）电离辐射对胃的作用

胃受到 15～20 Gy 照射后即可出现胃酸和胃蛋白酶分泌的抑制，可持续 1 年后恢复。当剂量≥50 Gy，损伤难以完全恢复，且易发生溃疡。

急性放射病初期，胃黏膜表面上皮及胃腺细胞有一过性损伤，数日即可恢复。胃液分泌也一过性增多，酸度增高，但很快就会回降，而过渡至极期时分泌受到顽固性抑制。大剂量照射后早期，前列腺素（prostaglandin，PG）分泌减少，而前列腺素 I_2（prostaglandin I_2，PGI_2）和血栓素 A_2（thromboxane A：TXA_2）分泌增加，表明胃黏膜保护作用减弱。胃运动功能也在初期的增强后明显减弱，排空迟缓。极期时，胃黏膜萎缩。胃底腺主细胞和壁细胞受损严重，故其分泌功能也明显受抑制，胃蛋白酶及盐酸分泌均大幅降低。胃运动能力减弱，排空时间延长，导致液体、气体潴留，胃显著扩张。由于胃黏膜进行性变即循环障碍（出血）等变化，胃小弯部常发生溃疡、出血。溃疡底部和边缘部呈黑色。镜下见溃疡边缘部有明显充血、水肿及渐进性坏死，但无炎细胞反应。恢复期时，胃黏膜再生，逐渐恢复正常结构与功能。

慢性放射病晚期，胃黏膜萎缩，并有严重的活动性慢性胃炎且黏膜内有淋巴小结形成。黏膜表面细胞形状不规则且核的极性消失。胃腺颈部存在不典型的、增大的、染色过深的细胞和有丝分裂相。壁细胞明显减少，腺体扩张。黏膜肌层由于纤维化而变形，黏膜下层水肿。小动脉内膜纤维化。肌层有灶状的，有时甚至是严重的间质纤维化。慢性溃疡可完全穿透肌层而引起浆膜的严重纤维化。终前期，可发生胃黏膜的硬化性萎缩，此时消化机能也明显降低。

5.4.4.3　电离辐射对肠道的作用

（1）急性放射病时小肠的变化

急性放射病时小肠结构和功能的损伤均十分明显。

① 急性放射病时小肠结构的变化。

急性放射病小肠结构损伤主要累及黏膜层，尤其以隐窝最为明显。黏膜病变一般经历四个阶段。

隐窝上皮细胞坏死期：小肠黏膜充血，镜下可见隐窝上皮坏死崩解，或胞核肿胀、淡染核分裂相消失，或偶见异常核分裂，早期尚见较多细胞凋亡，隐窝腔中充满脱落的上皮细胞，但绒毛高度及被覆上皮无明显异常。于照射后数分钟即见隐窝上皮变性，30～60 min 坏死增多，4 h 已较广泛，5 h 始见吞噬清除，24 h 坏死清除达到高峰，持续 1～2 d。

黏膜上皮细胞剥脱期：于照射后 3～5 d（实验动物）或 2 周（人），出现肠壁变薄，黏膜皱襞消失，表面平坦，弥漫渗出性出血，镜下小肠黏膜上皮广泛地坏死剥脱，绒毛萎缩变短秃，大量畸形细胞形成，短秃裸露的绒毛浅层小血管扩张充血，常伴微血栓形成及出血。

隐窝上皮细胞再生期：肠壁逐渐增厚，黏膜表面"绒状"感渐恢复，出血渐减轻，镜下见在上述黏膜严重破坏剥脱处的黏膜深层出现新生的隐窝。新生隐窝形态特征是细胞排列紧密，呈实心状或小腺腔样，胞浆嗜碱性，多见核分裂相。隐窝再生较迅速，实验动物资料表明微弱再生最早见于照射后 3 d，中等再生最早见于 4 d，明显再生始于 5.3 d。人的微弱再生和中等再生分别始于照射后 9～11 d 和 12～14 d。

基本恢复期：肉眼很难区分正常黏膜，镜下绒毛高度和结构接近正常，唯核分裂相尚较少。

急性放射病时除小肠黏膜受损外，小肠壁还可发生一系列循环障碍病变。早期以充血、水肿为主，极期以出血多见。广泛的黏膜下出血常伴发黏膜进行性坏死并激发溃疡。溃疡底部及边缘因被胆汁浸染而呈污绿色，但很少出现肠穿孔。黏膜固有层、黏膜下层有胶原纤维沉积，固有层淋巴组织萎缩，屏障机能遭到严重破坏，因此，肠道菌群可迅速繁殖并侵入水肿组织深处，或进一步随淋巴液及血液散播全身，引起感染并发症。

② 急性放射病时小肠功能的变化。

急性放射病时小肠功能损伤主要表现在分泌异常、吸收障碍和运动紊乱等。

分泌异常：研究表明，6 Gy 照射最初几天，肠分泌量增多，到极期时急剧减少，接近死亡前分泌几近停止。同时肠液中所有酶的活力，如肠激酶、碱性磷酸酶、脂肪酶、蔗糖酶和肽酶等，都因合成抑制而降低。恢复期时，肠液分泌逐渐增多甚至超常，之后随病情好转而逐渐恢复；其中酶的活力也日渐正常，但整个恢复过程比较缓慢。

吸收障碍：大剂量射线照射后机体吸收糖、氨基酸和脂肪的能力均明显下降。模拟临床腹部放疗方案，每天给予大鼠腹部 2 Gy 照射，每周 5 次共 4 周，总受照剂量为40 Gy。受照后小肠对葡萄糖的吸收降低，停止照射后虽有恢复趋势，但 9 个月内糖吸收能力仅为正常动物的 60%～65%，说明糖吸收能力下降的持久性。照射后小肠对氨基酸和脂肪的吸收率亦见减弱。

运动紊乱：射线引起肠运动功能紊乱是急性放射病胃肠症状的重要发病机制之一。受照后小肠运动的主要变化是收缩幅度及张力的增加和节律的改变。在一定剂量范围内，照射剂量越大，变化越明显，持续时间越长久。肠运动功能紊乱在肠型放射病中表现得最为明显，该型放射病动物常因此而易发肠套叠、肠麻痹、肠梗阻等严重并发症。

综上所述，被引起中度以上的急性放射病的射线剂量作用后，肠的分泌、吸收和运动功能被抑制或出现紊乱，原有周期性活动遭受破坏，诱发许多临床症状和并发症。机体若能存活，小肠功能仍需经历一段时间波动后方可逐渐恢复。

（2）肠型放射病时小肠的变化

肠型放射病与放射损伤时的肠道病理改变是两个概念，肠型急性放射病（intestinal form of acute radiation sickness）是以急性肠黏膜损伤为主要特征的全身急性放射病，以频繁不止的呕吐（每天十几次或几十次）、顽固的腹泻（频次同呕吐，以血性便为主）和严重脱水为主要临床表现，具有初期、缓解期和极期三个病程阶段，若不予治疗，人员在照射后 1～2 周内（各种实验动物在照射后 1 周内）全部死亡。发生肠型急性放射病的剂量范围较大，一般为 10～50 Gy。

① 肠型放射病临床症状。

肠型放射病表现出发病急、病程短、临床分期不明显的特征。犬的实验研究表明，照射后数分钟至十几分钟就开始出现恶心呕吐，1 h 内几乎全部动物发生呕吐。照射后 1 d 症状可稍缓解，2～3 d 后又出现频繁呕吐和腹泻，呕吐物多为胆汁样液体，腹泻多为血水便。病程发展快，动物很快出现全身衰竭、严重脱水、拒食和电解质紊乱等严重症状，照射后 3～6 d 全部死亡。除观察到呕吐、腹泻等临床症状外，胃肠道结构和功能损伤症状亦十分突出。肠型放射病可出现血水便、血便、柏油样稀便等血性腹泻，腹泻物中常含有片状的肠黏膜脱落物。此外，在病程中期肠的运动功能也发生紊乱和失调，频繁出现高张力、高幅度的痉挛性收缩，有时又出现收缩张力和幅度极低甚至肠麻痹的现象；有时同一段肠的纵行肌和环形肌的收缩频率和张力变化不一、运动方向有异会引发肠套叠；亦可在长期无收缩状态后突然出现高张力、高幅度阵发性痉挛性收缩进而导致肠梗阻症状的发生。

② 小肠结构的变化。

肠型放射病小肠黏膜的病理变化同样遵循急性放射病时黏膜病变的四个阶段，但又具有自身特点：如病变范围广泛，累及全小肠，形成巨大创面；病变发生的时间恒定，尤其黏膜坏死剥脱于 10 Gy 以上照射时无例外地发生在照射后 3～5 d（实验动物）或1～2 周（人）；黏膜全部坏死和剥脱，约 54% 仅可出现早期微弱或中等再生；缺乏炎细胞反应，于裸露的黏膜表面几乎不见中性粒细胞浸润。以 10～30 Gy 全身照射大鼠为例，照射后 1 h，小肠黏膜充血，隐窝底部细胞结构不清，可见核崩解，黏膜下层和肌层开始出现水肿。照射后 3 h，黏膜肥厚、水肿，隐窝细胞有丝分裂抑制，核崩解明显。照射后 1 d，隐窝上皮严重变形坏死，间质与腺体排列紊乱，血管扩张充血，内皮细胞肿胀，管腔阻塞。照射后 2 d，黏膜表面出现平浅的溃疡灶，绒毛部分裸露、变短，隐窝间结缔组织增厚，小血管变形、内腔阻塞。照射 4 d 后，肠绒毛和隐窝基本消失，大量脱落的绒毛上皮被清除，黏膜萎缩加重，只有少数再生的畸形细胞；固有膜严重出血、水肿，小血管变性坏死，或血栓形成，管腔明显阻塞，血管外膜结缔组织增生，逐渐发生纤维化；小肠壁变薄，上皮糜烂，有众多的大肠杆菌和球菌菌落。

总之，肠型放射病早期开始于迅猛的肠上皮变性、坏死和脱落，数日后可见有微弱的上皮再生；同时也有肠壁小血管成分的严重变性、坏死、管腔阻塞及管周围结缔组织纤维化。由于肠黏膜大片坏死脱落，绒毛突起变扁平而裸露，创面直接暴露于肠腔并与肠内容物接触，从而引起血液及淋巴液不断从损伤的小血管和淋巴管流失；加之频繁呕吐、腹泻，导致大量液体丧失，出现脱水、血液浓缩、水电解质严重紊乱、感染与中毒等，可加重病情，造成死亡。但引起这些症状和致死的最根本原因，仍归于肠上皮的严重损伤且不能再生。因此，采取一系列措施减轻肠上皮及小血管的放射损伤，扶植与发展已有微弱的肠上皮再生能力，是抢救肠型放射病最有希望的途径之一。

（3）慢性放射病时小肠的变化

慢性放射病是指小肠在短期内不出现明显变化。晚期，绒毛常变粗短，上皮细胞变扁平、空泡化、核固缩，杯状细胞稀少，可见黏膜溃疡、出血，萎缩、变薄，或隐窝短缩等变化；固有层出现纤维化，可见淋巴组织萎缩或消失；肠壁肌层可能正常或纤维化，有时穿透性溃疡可达此层；浆膜常因胶原增多而增厚，其纤维细胞可呈畸形；肠消化功能常发生障碍，出现腹胀、消化不良、慢性腹泻及食欲不振等症状，也可并发感染或发生肠腔狭窄，出现肠梗阻等严重症状。

（4）放射病时结肠的变化

在放射损伤的急性期内，结肠隐窝中见到不典型的细胞，伴有核的极性消失，核增大，有丝分裂相减少，以及杯状细胞不能产生黏液而发生肿胀；也可见到浅表的黏膜溃疡，隐窝脓肿。黏膜下层可发生水肿，基质内有少数嗜酸性细胞和其他白细胞，也可有不同数量的纤维蛋白，并引起严重的纤维化。这些对晚期效应的产生极为重要。

在慢性病变晚期，结肠变短、纤维化，管腔的锥形狭窄引起肠梗阻，黏膜出血、溃疡，有时也可见肠穿孔。显微镜下观察，黏膜可正常或萎缩，有杯状细胞丢失；黏膜表面覆盖有立方和扁平的上皮细胞，伴有核增大和极性消失；溃疡的肉芽组织中含有不典型的成纤维细胞和内皮细胞。黏膜下层显示透明性纤维化，有不典型的成纤维细胞及扩张的薄壁血管和淋巴管，其内皮细胞隆起，呈畸形。小动脉透明性变，内皮细胞不典型、内膜纤维化、变窄；小静脉内膜纤维化，或引起管腔狭窄。

5.4.4.4　电离辐射对肝脏和胰腺的作用

（1）电离辐射对肝脏的作用

全身 5～10 Gy 照射后几小时，肝内动脉有不均匀扩张。电镜下显示，肝细胞内质网发亮，膜肿胀并出现空泡，嗜锇性增强，糖原减少；小叶中心部线粒体明显肿胀，有破碎，数量减少，胞内溶酶体增多。组织化学等方法证明，胞浆中 RNA 增加，DNA

下降，以后两种物质均减少；核转录活性升高，18 h 后降低；酸性磷酸酶及某些脱氢酶和氧化酶的活性增加；糖原减少，1～2 d 后又恢复；中性脂肪、磷脂代谢障碍。以后，除了肝脏循环紊乱外，淋巴管、小胆管及窦状隙扩张，血管周围组织水肿；肝细胞变性，出现双核、巨核。肝功能也随之发生改变，如吞噬功能下降，清除胶体金的能力下降。肠型放射病时，肝小叶中心静脉出现明显的弥漫性充血。极期时，肝小叶中心失去正常结构，肝小血管、中央静脉与门管区静脉均极度充血扩张。窦状隙和间质水肿，常有微小出血灶。有时细菌在肝内积聚，但无炎细胞反应。肝细胞中氧化还原酶和酸性磷酸酶活性下降，而碱性磷酸酶活性增高；肝糖原再次下降。电镜显示，细胞器被破坏，胞内出现一些色素，胞浆空泡化，细胞核固缩、肿胀和大小不等。恢复期时，肝细胞核分裂相增多，有双核。各种病变逐渐消除，大多肝功能逐渐恢复正常。

放射性肝损伤的病理表现为一种静脉阻塞性疾病——肝静脉闭塞病（hepatic vein occlusive disease）。其病理特征为肝小叶中央区淤血，镜下可见损伤区的肝窦内淤血伴中心区域坏死，可分为四个阶段：① 急性放射性肝炎期，多发生于照射后 1 个月内，此期肝内小静脉及肝窦扩张、充血及出血，电镜下肝窦血浆蛋白渗出，间隙水肿；② 肝纤维化前期，照射后 1～3 个月，可见汇管区、肝窦及中央静脉周围成纤维细胞增多，呈条索状排列，肝细胞点状坏死，窦壁网状纤维增多，枯否细胞增多，电镜下可见肝窦壁增厚，基膜样物质出现；③ 肝纤维化期，常见于受照后半年，肝窦毛细血管化为其特征，大体可见肝体积缩小，肝细胞片状变性及坏死，窦壁及小血管增厚，电镜可见肝细胞内、间隙内和肝窦内大量成片、成束的胶原纤维；④ 肝硬化期，多发生于照射后 9～12 个月，小血管壁和窦壁网状纤维，胶原蛋白明显增加，肝细胞大面积坏死，电镜下见内皮下剥脱落、肝窦出血等。

慢性放射病的晚期，肝脏轻度充血，肝细胞板萎缩，中央静脉和门静脉隙变小。有少量再生的肝细胞小结节，某些细胞板呈灶性增厚，中央静脉小，常有胶原物质替代而使管腔消失。很多小叶变形、萎陷。小叶中央到门静脉隙或其中央可见伸展的纤维性桥。

（2）电离辐射对胰腺的作用

在急性照射的早期，腺泡有明显的充血水肿，细胞中分泌颗粒减少。稍后，可见核增大、多核和巨核细胞，细胞分裂相增多；部分区域有坏死和新生腺泡细胞；导管、血管及间质也均有不同程度的变性。电镜下，照后 30 min 即有改变，并持续较长时间。线粒体呈球形；内质网出现空泡化和环形体，粗面内质网脱颗粒；胞质中溶酶体增多，有自噬小体、各种变化的细胞器，酶原颗粒减少；胞核染色质变粗、凝集及靠边，核仁增大，核膜出现不规则突起，核畸形和核固缩等；细胞间隙扩张。照射后胰岛也显示上述胰腺外分泌部的改变，但程度稍轻。形态上的改变引起功能的障碍。6 Gy 照射大鼠后 1～2 d 胰淀粉酶和胰蛋白酶活性明显下降至正常的 50%～60%，并持续处于较低水平，照后 90～120 d 恢复正常。7.5 Gy 照射大鼠后 3～9 d 胰岛素分泌明显降低。照射后晚期，胰腺有不同程度的纤维组织增生和粘连，可见胰腺萎缩。上腹部或胰腺局部多次大剂量（30～60 Gy）照射后，其变化规律基本同上，只是恢复时间后延。

5.4.5　电离辐射对神经系统的作用

神经系统（nervous system）是机体内起主导作用的功能调节系统。人体的结构与功能均极为复杂，体内各器官、系统的功能和各种生理过程都不是各自孤立的，而是在神经系统的直接或间接调节控制下，互相联系，互相影响，密切配合，使人体成为一个完整统一的有机体，从而实现和维持正常的生命活动。电离辐射对神经系统产生重要的影响，特别是高剂量或特大剂量电离辐射的急性作用可引起神经系统结构和功能的明显变化，进而引起辐射损伤的突出临床症状。

5.4.5.1　神经系统的结构和功能

神经系统包括中枢神经系统（central nervous system，CNS）和周围神经系统（peripheral nervous system），前者由脑和脊髓构成，后者由与脑和脊髓相连的脑神经、脊神经、自主性神经和神经节构成。神经系统主要由神经元（neuron）和神经胶质细胞（neuroglia cell）组成。

（1）神经元

神经元又称神经细胞，是一种高度分化的细胞，是神经系统的基本结构和功能单位，它具有感受体内和体外刺激、传导兴奋的功能。神经元由胞体和突起两部分构成。胞体的中央有细胞核，核的周围为细胞质，胞质内除有一般细胞所具有的细胞器如线粒体、内质网等外，还含有特有的神经元纤维及尼氏体。神经元的突起根据形状和机能又分为树突（dendrite）和轴突（axon）。树突较短但分支较多，它接受冲动并将冲动传至细胞体，各类神经元树突的数目不等，形态各异。每个神经元只发出一条轴突，长短不一，胞体发出的冲动则沿轴突传出。根据突起的数目，神经元从形态上分为假单极神经元、双极神经元和多极神经元三大类。神经细胞通过突触联系形成复杂的神经网络，完成神经系统的各种功能性活动。

（2）神经胶质细胞

神经胶质细胞具有支持、保护和营养神经元的功能。神经胶质细胞在中枢神经系统中主要是星形胶质细胞、少突胶质细胞、小胶质细胞等，在周围神经系统主要是施万细胞和卫星细胞。神经胶质细胞的数目是神经元的 $10 \sim 50$ 倍，突起无树突、轴突之分，胞体较小，胞浆中无神经元纤维和尼氏体，不具有传导冲动的功能。神经胶质对神经元起着支持、绝缘、营养和保护等作用，并参与构成血脑屏障。中枢内除神经元和血管外，其余空间主要由星形胶质细胞充填，形成支持神经元胞体和纤维的支架。星形胶质细胞也是中枢内的抗原呈递细胞，发挥免疫应答作用。当脑和脊髓受损而变性时，小胶质细胞能转变成巨噬细胞，帮助清除变性的神经组织碎片。少突胶质细胞和施万细胞可分别在中枢和外周形成神经纤维髓鞘，其主要作用可能在于提高传导速度，其次是绝缘。

近年来证实，在成年人脑室和脊髓中央管腔面形成的管室膜及其下层含有神经干细胞（neural stem cell），具有增殖和多向分化的特点，在某种条件下能分化为神经元和神经胶质细胞。

5.4.5.2　神经系统的放射敏感性

神经系统的放射敏感性根据衡量的依据不同而存在很大差异，以机能反应衡量，其放射敏感性较高，1 cGy 以下的照射即可引起反应；以形态衡量则其辐射抗性很高，较大的剂量才会引起变化。成熟的神经细胞出生后不再分裂，对射线不敏感；神经胶质细胞只有在外界刺激需要时才分裂增殖，对射线的敏感性也不高。

另外，神经细胞本身对辐射作用的抵抗力还因机体发育阶段不同而有很大差别，成年动物神经细胞的放射敏感性较低；而发育中的动物，特别是胚胎期和初生期的机体，神经细胞则有较高的放射敏感性。就单个神经细胞而言，其各部分放射敏感性也不同，胞浆中亚细胞结构的放射敏感性较高，用微束照射小鼠小脑皮层，最早发现损伤的是颗粒细胞线粒体；另外发现，小核胞体的神经元（如颗粒细胞）比大核胞体的放射敏感性高得多；与胞体比较，树突和轴突具有很高的辐射抗性。

以往研究认为中枢神经系统的神经元再生发生于出生前或于出生后不久就停止了。近年的一些研究表明成年哺乳动物的脑组织仍然可不断产生新的神经元，并且证实在人脑组织中同样存在神经干细胞。电离辐射作用后神经干细胞的增殖和分化及功能的改变应受到生物学界的关注，但是一直以来神经系统对射线的反应问题不被人们所重视，相关研究国内外均少有报道。

5.4.5.3　急性照射对神经系统的影响

较高剂量电离辐射的急性作用可引起成年机体神经系统功能和结构的明显变化，构成放射损伤的突出临床症状，以下主要从全身急性照射效应阐述神经系统功能、结构和生物化学方面的变化。

（1）神经系统的机能变化

从放射损伤的发病学和症状学的角度出发，在神经系统的机能改变方面高级神经活动、自主神经功能和感受器功能的变化占有较重要的地位。

① 高级神经活动的变化。

在动物实验和临床方面，关于电离辐射对机体神经活动影响的研究有很多。动物受较低剂量照射时，高级神经活动表现为条件反射异常、食欲改变、逃离照射现场等。长期接触低剂量辐射从业人员，最早出现的突出症状是神经衰弱综合征。受低剂量长期照射的动物，最先对环境变化兴奋不安，已建立的条件反射紊乱，表现为兴奋的抑制过程弱化、位相状态（主要是反常相，反应与刺激强度不相适应）及分化解除抑制等。

条件反射（conditional reflex）和皮层生物电（cortical bioelectricity）是研究皮层机能活动的重要方法。机体受辐射作用后条件反射和皮层生物电都有规律性的变化，即时相性变化。这种变化的发生，除了辐射对中枢的直接作用和末梢感受器刺激的反射性影响以外，可能与神经递质和细胞因子及血管反应和炎症反应等因素有关。机体受照射后，条件反射出现三个时相的变化。

第一阶段即初期变化时相，其特点是兴奋过程增强，即反应性增高，内抑制过程减弱，表现为条件反射的潜伏期缩短，条件反射量增加。在一定范围内，剂量越小，兴奋时相持续时间越长；反之，剂量越大，持续时间越短。

第二阶段即抑制期，其特点是皮层发生抑制，表现为条件反射量减少，人工条件反射消失，非条件反射也减弱，动物运动受限。

第三阶段即恢复期，其特点是皮层和皮层下逐渐从抑制状态下释放，皮层机能很不稳定。轻者在照后数日至 30 d 进入恢复期。放射损伤严重的动物往往不出现恢复期时相即已死亡。

皮层的生物电活动在急性照射后也有明显变化。初期皮层生物电活动强，兴奋性增高，然后降低，以后上下波动，极期再次下降。

② 自主神经系统的机能变化。

自主神经系统支配和调节机体内脏功能活动，分为中枢和周围两个部分。位于周围部分的自主神经系统主要分布于内脏、心血管和腺体，控制机体的血液循环、呼吸、消化、排泄和体温等重要生命活动，由于这些内脏活动一般不受大脑意识控制，故也称内脏神经系统。自主神经系统的活动也是以反射形式进行的，除了器官内的局部反射外，内脏传入纤维的冲动进入中枢整合后由传出神经，即交感神经和副交感神经对内脏活动进行调节。自主神经中枢包括较低级中枢（脊髓与脑干）、较高级中枢（间脑，即丘脑和下丘脑）和更高级中枢（边缘前脑和大脑皮层）。下丘脑在较高级水平对内脏活动进行整合，并通过下行通路影响较低级自主神经中枢以调节内脏活动，并对内分泌系统进行调节。

放射损伤时体内许多变化的发生与自主神经中枢（如间脑、丘脑、下丘脑及脊髓、脑干），特别是下丘脑功能变化密切相关。全身照射后初期，丘脑、下丘脑和延髓均见生物电活动增强，数月后活动减弱，末期出现严重抑制。

大剂量急性全身或局部头部照射后自主神经系统结构和功能均发生明显的改变。致死剂量全身照射后，皮层下和脑干中枢发生明显的形态学变化，尤以间脑特别是下丘脑最为严重，桥脑和延脑的网状结构也有改变。此外，自主神经系统的周围部分，如交感神经节和内脏中的副交感神经节也有类似病变。全身照射后初期，丘脑、下丘脑和延脑均出现生物电活动增强，兴奋阈降低；数月后活动减弱，亦可发生相位状态；末期皮层下中枢的活动出现严重的抑制。这些机能变化在腹部照射时也可发生，说明周围内脏的活动对自主神经中枢机能变化的发展也起一定作用。

③ 神经感受器的变化。

感受器（receptor）是指分布在体表或组织内部的专门感受机体内、外环境变化的结构或装置。机体的感受器种类繁多，根据感受器分布部位的不同，可分为内感受器和外感受器。这些感受器是由一些结构和功能高度分化的感受细胞组成的。神经系统对外界刺激具有高度敏感性，在一定程度内感受刺激后产生反应属于正常生理范畴，超过一定程度的刺激（照射）可造成损伤。有人认为，神经系统对辐射敏感，主要是指感受性而言。例如，$0.01 \sim 0.05$ mGy 照射眼睛局部就可以改变视神经对光的感受阈，使之在暗处可以视物；$2 \sim 30$ mGy 的 X 射线照射可使正在熟睡的大鼠苏醒；但是一般要在很高剂量照射下才能使神经细胞受到损伤。

（2）神经系统的病理变化

全身照射后神经系统的病理变化与照射剂量有关。在 LD_{50} 以下的剂量作用时，机体主要发生充血、水肿和出血，神经细胞无显著病变；急性放射病时变化比较显著。例如，日本广岛、长崎原子弹爆炸后 19～64 d 内死亡的患者，其尸检材料都显示中枢神经系统明显的形态改变，早期多为明显的血液循环障碍，晚期则为脑组织的进行性坏死，后者也可能是血液循环障碍的结果。

中枢神经系统病变发生的早期，中脑、间脑和延脑背侧诸核神经细胞发生急性肿胀、染色质溶解。极期时，各部神经细胞染色质呈粗块状，胞核缩小、浓染，或出现空泡变性，有时细胞皱缩，大脑皮层锥体细胞及小脑浦肯野细胞发生玻璃样变，神经细胞坏死可伴有轻度的神经胶质细胞反应。神经纤维可出现肿胀核和脱髓鞘现象。神经胶质细胞退行性变，以小胶质细胞最为严重，胞浆淡染，核浓缩，突起变细而破裂或肥大变粗。星形胶质细胞数目增多，胞体肿胀，突起肥大，胞核肿大、偏位及染色变淡，核仁肥大，胞质有细颗粒状物。少突胶质细胞有交替出现的肿胀和缩小等变化。白质发生的损伤效应较灰质严重，表现为脱髓鞘现象，这可能与少突胶质细胞损伤有关。脑血管充血，周围水肿，内皮细胞从基底膜脱落，胞质空泡形成，胞核肿胀，出现炎症反应；脑组织和脑膜出血，引起血脑屏障的障碍，血管通透性增加。大鼠大脑受 10～32 Gy 照射后，3 个月内海马区神经细胞发生了明显的凋亡，并有时相性特征；32 Gy 照射后 3 个月，海马区出现坏死灶。

周围神经系统病变主要发生在交感神经系统。交感神经节内神经细胞在受照射后最初几天，胞浆内出现小透明区，神经纤维嗜银性物质增多，轴索变粗。照射后数天神经细胞的破坏性变化逐渐增多，胞浆空泡形成，神经纤维溶解，其髓鞘肿胀或脱髓鞘，胞核可出现皱缩或肿胀。

恢复期时，脑组织的各种病变均可逐渐减轻而得到恢复。严重者，脑结缔组织增生，血管壁变性及周围纤维化，或发生脑坏死，出现癫痫或肿瘤，并可发生脊髓炎。

（3）特大剂量照射引起的神经系统的变化

特大剂量照射引起的脑型放射病是以全脑性和全脊髓性神经细胞坏死和严重的血液循环障碍为基本病变的。几十至几百戈瑞以上的全身照射，或头部受特大剂量照射后可以立即发生脑型放射病。脑型放射病的病变广泛，最突出的是大量小脑颗粒层细胞的核固缩以致崩解，其严重程度与照射剂量有关，浦肯野细胞也常发生变性。神经细胞变性坏死，神经胶质细胞增生并包围变性坏死的神经细胞（卫星现象），同时神经胶质细胞也吞噬这些神经细胞（噬节现象）。局部脱髓鞘，神经纤维变性崩解。血管周围细胞浸润，脑间质血管充血、水肿和出血，其出血的特点是出血灶小，数量多。

临床最常见的症状是共济失调，与小脑的损伤有关。此外，还有肌张力增加，肢体震颤，角弓反张，血压下降，体温降低。照后 5～6 h 病程进入极期，出现死亡。据核试验时动物实验所见，狗的脑型放射病表现为全身极度衰竭，肌张力增强，四肢抽搐，角弓反张，瞳孔散大或缩小，眼球震颤，以至昏迷，多数动物血压下降，体温降低。死亡发生在照后 1～3 d。

5.4.6 电离辐射对呼吸系统的作用

呼吸系统各器官的放射敏感性较低，但由于肺组织与外界环境相通，本身的血液循环很丰富，受照射后容易出血和感染，从而导致肺部受照会对机体产生严重影响。胸部肿瘤的放射治疗也可引起局部急性放射性肺炎（acute radiation pneumonitis），甚至造成放射性肺纤维化。

5.4.6.1 急性放射损伤时肺的变化

急性放射损伤是指肺在照射后不同时间出现典型病变，其变化过程与临床病程是基本一致的。典型病变可分为四期。

初期：按照射剂量大小可在受照后几小时到几天内出现。虽大体上见不到明显变化，但在镜下可见小动脉及毛细血管扩张、充血、淋巴淤滞，血管壁发生玻璃样变，血管周围间隙和一部分肺泡中有蛋白性液体潴积，即出现肺水肿。小血管可出现内皮细胞肿胀，部分崩解并断裂，血管壁变松，表面血管弹性变弱。血管壁的这些变化是血管通透性增高的形态学基础，此时，患者出现咳嗽、胸痛、轻度呼吸困难和咳痰。肺实质中见局限性肺气肿及肺不张。支气管周围淋巴组织的变化与淋巴结相同，淋巴细胞崩解消失。支气管黏膜上皮细胞分泌亢进。

假愈期：肺充血，水肿减轻，弹性纤维复原，支气管中黏液分泌减少，但淋巴组织病变仍在发展，网状细胞相对增多。

极期：肺变化极为明显，肉眼可见充血、出血、水肿和局限性肺气肿等变化。肺出血的范围，可由出血点、斑，一直到整个肺叶或数个肺叶出血。严重的出血，常成为死亡的直接原因。镜下可见血管营养不良病变极为严重，血管内皮细胞脱落，嗜银纤维网更为疏松，胶原纤维肿胀，并融合成粗束状，染色不良。管壁有明显的玻璃样变。血管通透性增高进一步加重，水肿也更明显，不仅在血管及支气管周围有水肿液潴留，在肺泡腔中也有大量的水肿液出现，水肿液范围内可见脱落的肺泡上皮细胞。严重时，肺组织除有气肿、萎缩之外，常合并肺感染，发生所谓坏死性（出血性）肺炎（necrotizing hemorrhagic pneumonia）。这种肺炎的特点为，在炎症灶中，除有坏死肺组织和退变的小支气管外，还有大量的浆液血性或纤维蛋白性渗出物，其中可能混有脱落的肺泡上皮细胞，但缺乏炎细胞反应，更没有局部组织增生。在炎灶中也常有菌团存在。肉眼可见此灶呈灰红色，大小及形状不规则，分布于各肺叶中。极期的患者往往出血特别明显，肺营养不良性变化明显。在出血灶中溶血及红细胞崩解加剧，最后形成肺实质坏死。

恢复期：肺内急性病变逐渐消退，血管病变、出血和水肿等开始减轻。在陈旧的出血灶周围出现吞噬细胞，经 2～3 个月后，肺组织结构即恢复正常，肺功能和肺内防御反应也逐渐恢复。

5.4.6.2 慢性放射损伤时肺的变化

慢性放射性损伤时，肺的病变特点主要是肺的纤维性硬化（fibrotic pneumosclerosis）和支气管上皮的非典型性增生（atypical hyperplasia）。长期小剂量外照射时，最初病变主要是肺泡上皮的大量脱落，小血管及小支气管周围发生单核细胞及多核巨细胞浸润，其后逐渐发生纤维性硬化，晚期可见出血及坏死。但其病变周围与急性放射损伤者不同，常可见中性粒细胞浸润及吞噬含铁血黄素和类脂质的巨噬细胞。

肺纤维化的过程是，在血管、支气管周围和肺泡壁均有增多的网状纤维和网状纤维的胶原化，然后再逐渐纤维化。其纤维化的程度并不一致，有的疏松，有的致密，其中有时可见纤维细胞，但为数甚少，因此又称无细胞性硬化。由于肺泡壁的纤维性增厚，肺泡腔也明显缩小，晚期常因肺泡完全纤维化而形成严重的纤维性肺不张。支气管上皮的非典型性增生，主要有鳞状上皮化生、角化和钙化等。

5.4.6.3　局部照射后肺的变化

肺放射损伤在胸部肿瘤的放疗中较为常见，它包括急性放射性肺炎与慢性放射性肺纤维化。它的发病与照射剂量、照射方式及照射面积等多种因素有关。急性期多为肺渗出性病变，易继发感染，并发展为肺纤维化，肺功能减退重者导致心肺功能衰竭，后果不良。因此，探讨局部照射所致肺病理形态变化的规律，对临床医生在胸部肿瘤放疗中采取相应措施，达到消除肿瘤，减少肺组织受照剂量，降低肺组织的放射损伤，具有重要的意义。

由于肺组织结构和功能特点是富含微血管，具有含气肺泡，结构疏松，且有风箱式气体交换功能，故放射损伤后，极易向肺组织内渗出或漏出血液中纤维蛋白和细胞成分，形成炎症病灶，损害肺气体交换功能。肺泡上皮和小血管内皮细胞对辐射的直接作用和间接作用均较敏感，易发生放射损伤。因此，肺在大剂量局部照射后，可出现典型的放射性肺炎（radiation pneumonitis）。

大鼠肺在大剂量局部照射后，可相继出现 3 种基本病变：① 剧烈的渗出性炎症；② 血管、支气管及肺泡上皮细胞的变性；③ 肺实质纤维化。这些病变的存在和发展，常导致肺不张与代偿性肺气肿交错存在，极易并发感染，甚至累及胸膜，形成放射性纤维性胸膜炎（radiation fibrinous pleuritis），最后肺出现放射性纤维性硬化。

5.4.6.4　放射性肺纤维化

纤维化是最为普遍的辐射后效应之一，照射引起的肺纤维化更是一种被公认的晚期效应。临床和实验研究一致认为，于照射后约 6 个月开始出现病理和临床上的肺纤维化。辐射所致肺纤维化是一系列复杂事件导致的结局，经常发生在肺泡的炎性反应、肺炎时期之后。但其也经常和急性炎症表现没有相关性，甚至在没有早期放射损伤的迹象时，纤维化仍能在不知不觉中作为一个晚期效应出现，在细胞水平作为修复过程反映了上皮（Ⅱ型和Ⅰ型肺泡上皮细胞）损伤的程度、肺泡毛细血管内皮床的破坏或间质水肿的机化。放射性肺纤维化的关键是以肺隔膜成纤维细胞作为大分子的主要来源，并且具有合成各种类型胶原的能力。

大部分肺部照射后发生进行性肺纤维化的患者，可能在开始时无症状出现，然后在照射后第 1 年末开始逐渐形成纤维化，除 X 射线检查的体征外还有进行性呼吸功能改变，包括肺活量下降，肺适应性减弱，血管灌注量和动脉氧含量降低。这些病变的严重性可能不断增加，1～2 年才趋于稳定。一般来说，这些是不可逆的过程，最严重的后果是可能使患者致残或致死。肺纤维化的严重性和发生率取决于三个因素，即肺受照射体积的大小、分次剂量和分次数，分次剂量起关键作用。当分次剂量超过 2.0 Gy 时肺对辐射是特别敏感的，动物实验提示分次剂量降到 0.5 Gy 时耐受性明显增加。

5.4.6.5　氡及其子体对肺的照射

天然放射性气体氡（^{222}Rn）广泛存在于大气环境和工作场所建筑物中。在正常本底地区，人类所受天然辐射中，吸入氡及其子体所产生的辐射剂量约占全部天然辐射剂量的 54%（1.3 mSv），在一些地下坑道及使用含镭、氡建筑材料装饰的居室内，氡的水平更高。氡及其子体进入呼吸道后，主要沉积在呼吸道表面的黏膜上，支气管上皮基底细胞、黏液细胞及肺上皮成为其重要的作用靶点。肺癌危险度与氡及其子体的吸入量密切相关。目前国际癌症研究结构（IARC）已将氡及其子体归为Ⅰ类致癌因素。相关研究工作以多功能生态氡室对 SD 大鼠进行氡及其子体染毒，染毒 60 工作水平月（working level month，WLM）大鼠的肺组织出现充血、水肿和炎细胞浸润，染毒120 WLM大鼠的肺组织损伤程度加重，肺泡大量融合，纤维素样蛋白增生加剧，肺毛细血管内血栓形成增加。

5.4.7　电离辐射对皮肤的作用

皮肤在放射生物学上有着特殊的地位，它是人体在一般情况下接受外来辐射必经的器官，皮肤是人体辐射效应中最早被认识的器官。导致皮肤发生放射损伤的原因有：核武器爆炸时，由于强烈的光辐射和大剂量电离辐射所致的皮肤复合伤；放射性落下灰沾染体表，不及时清除，落下灰中裂变产物照射皮肤，引起 β 射线烧伤；医源性皮肤放射性损伤是由于医学上的诊断、治疗导致放射性皮炎；核工业及农业科研人员由于操作不当，不注意防护，接受过量照射，都有可能发生皮肤放射损伤。皮肤是人体外周的主要保护器官，除有与全身放射损伤类似的病程反应以外，还有自身独有的特性。

5.4.7.1　放射性皮肤损伤的特点

（1）潜伏期

皮肤放射性损伤与一般的烧伤不同，有一定的潜伏期。局部皮肤受到一定辐射剂量后，不会立即出现相应的临床症状，需要数小时、数天或几周才出现皮肤放射损伤的症状，如红斑、水泡等急性临床症状。皮肤放射损伤的潜伏期的长短主要取决于局部皮肤接受的剂量和辐射的品质。

（2）时相性

皮肤放射性损伤具有明显的时相性，病程分别为：初期（红斑期）、潜伏期（类似假愈期）、症状明显期（基本反应期）和恢复期。各期都有明显的临床特点。

（3）迁延性

皮肤放射损伤的创面愈合不良，时好时坏，迁延期长，故有"难治性溃疡"或"顽固性溃疡"之称，这主要由于辐射直接影响皮肤细胞，同时影响局部血管组织，引起动、静脉内膜炎，管壁增厚，管腔狭窄，甚至闭塞，从而导致局部组织缺血、营养障碍等不良后果。

（4）进行性

当皮肤一次大剂量放射损伤溃破愈合或小剂量累积受照射之后，受照射局部皮肤的病理改变仍继续进行，如皮肤表面毛细血管扩张、皮肤变薄或角化过度增生及皮肤粗糙增厚等。受外来因素影响皮肤可再次溃破，形成难治性溃疡或时愈时溃征象。

5.4.7.2　皮肤放射损伤的病理变化

在皮肤及其附属器中，皮脂腺对射线最敏感，其次是毛囊、表皮和汗腺。不同照射剂量的射线作用于皮肤后，也可发生程度不同的皮肤放射损伤，一般可分为四度：Ⅰ度，毛囊性丘疹与脱毛；Ⅱ度，红斑反应；Ⅲ度，水泡；Ⅳ度，坏死溃疡。

（1）毛囊性丘疹与脱毛

射线作用于皮肤后，皮脂腺、毛囊及表皮的细胞均发生不同程度的退行性病变。毛囊性丘疹是皮肤受照射后，毛囊及皮脂腺细胞发生过度角化、空泡化、肿胀及崩解等。该部分小血管充血，且有血浆蛋白及红细胞渗出，因而毛囊部形成粟粒大、略凸出皮肤表面的丘疹。如受照射剂量不大，则皮脂腺可由残存的细胞分裂增生而恢复；若照射剂量过大，引起永久性脱发，则皮脂腺也不能再生。

脱发是由于射线作用于机体后，毛囊生发层细胞出现肿胀、空泡化和分裂抑制，失去增生能力而逐渐萎缩，使毛根与毛乳头分离。一般急性放射病时，在照射后 10 d 左右皮肤相应部位便可出现毛囊性丘疹与脱发。若照射剂量大，则上皮性毛囊可完全萎缩，而不再生。如照射剂量较少，则残存于毛根底部的毛囊生发细胞，可在受照后 2 个月左右开始分裂增生，形成新毛。

人体各部位毛发的放射敏感性依次是：头发＞胡须＞腋毛＞睫毛＞阴毛。

（2）红斑

红斑是一种可复性病变，在电离辐射照射后 14 d 左右，真皮毛细血管扩张充血，血管及皮脂腺周围有炎细胞浸润。数日后，该部表皮细胞可出现胞核、胞浆空泡变，核固缩和病理性有丝分裂。棘细胞可发生嗜酸性肿胀和空泡变。毛囊与毛球轻度萎缩。病变部位大体呈红色，故名红斑。这种反应的发生是由于毛细血管内皮细胞在被射线损伤后，渗透压增高；同时，照射后皮肤中组胺及类组胺物质含量增多，刺激毛细血管，使之更进一步扩张。一般红斑在 14～21 d 后便可消退。

（3）色素沉着

红斑出现的同时，常伴有弥漫或斑点状皮肤黑色素沉着现象。这是在一定条件下的可复性病变，是由于表皮基底层细胞核真皮生色素细胞的色素形成增多而发生的。正常时，皮肤在合成色素蛋白过程中，由于巯基化合物的存在，有阻止多巴氧化、抑制色素合成过多的作用。受照射后，皮肤基底细胞层中巯基化合物含量减低，这就解除了合成色素蛋白的抑制作用，而造成色素在皮肤中的沉积。色素沉着可经过数周、数月甚至数年才消失。

（4）水泡

受大剂量照射约 1 周后，皮肤相应部位便可发生水泡。在表皮细胞退变（空泡化和核固缩等）、真皮和皮下组织血管损伤后，皮肤组织间液体潴留可形成可遗留瘢痕和色素沉着而后治愈，也可破裂融合而成大疱性皮炎，镜下可见表皮角化不全，各层细胞显著退变，致全层萎缩变薄，常有细菌团在皮肤组织内繁殖，而无明显的炎细胞反应。

（5）皮肤溃疡

水泡性皮炎时，表皮及真皮层细胞死亡，脱落后即形成皮肤溃疡。镜下可见溃疡部表皮及部分真皮缺损，溃疡底及周围部只有少量炎细胞浸润，病程久的溃疡底部血管可完全闭塞，溃疡边缘部血管扩张，管壁增厚。小的溃疡可出现新生上皮而愈合，但大的溃疡可能久治不愈。

（6）慢性放射性皮肤损伤

长期接受小剂量电离辐射作用后，受照部位可发生皮肤萎缩。表现为表皮各层变薄，细胞减少，退行性变，即所谓的慢性放射性皮炎。真皮明显纤维化及玻璃样变，甚至血管外膜及中膜都可发生高度纤维性变，也可出现闭塞性动脉内膜炎或血栓形成。皮肤附属器如毛囊、皮脂腺等均可见高度萎缩或消失。因此，临床上常见皮肤干燥、少汗、脱屑、感觉过敏及出现肥厚斑等。由于皮肤过度角化，鳞状细胞形态异常，排列不整，分裂细胞增多，久之，皮肤的病变也可转变为角化性或无角化性鳞状细胞癌。

5.5　生物剂量测量原理和常用方法

各种条件下的急、慢性辐射损伤的分类、诊断和治疗等都需要了解和确定受照射剂量。现有的物理剂量计无论是准确性还是可靠性都大大提高，基本上可满足职业条件下对个人和环境辐射剂量监测的要求。但是在一些突发放射性事故出现时，在一些特殊的作业环境和条件下，个人或人群可能未能佩带适当的物理剂量计且现场物理剂量记录不能及时得到。生物剂量计（biological dosimeter）有准确反映受照个人相关剂量的特殊作用。现在已形成的物理剂量、临床症状、体征的判断及生物剂量计相结合的评估体系为辐射所致的危害提供了可供参考的剂量基础。

5.5.1　电离辐射生物剂量计

在辐射防护工作中，如何准确及时地估算受照者的吸收剂量是至关重要的。在估算计量时，一方面可用物理仪器进行现场模拟，推算受照剂量；另一方面可通过生物学指标的检测估算受照剂量。

5.5.1.1　电离辐射生物剂量计特点

用生物学方法对受照个体的吸收剂量进行测定，称为生物剂量测定（biological dosimetry）。生物剂量计是利用人体生物材料如组织、细胞、DNA、蛋白质等，在电离辐射后发生的与辐射剂量存在一定量效关系的某个方面的改变，刻度辐射剂量的一类生物标记物与分析方法。

近年来，人们发展了许多生物学检测方法。迄今，已经得到应用或正在深入研究中的生物剂量计已有多种。实用、成熟的辐射生物剂量计应具备以下条件中的大多数：① 对辐射有较高的特异性；② 辐射剂量-效应关系稳定、灵敏，剂量响应范围较宽；③ 人群本底值稳定，个体差异较小；④ 离体条件与活体条件下剂量估算结果一致；⑤ 实验方法稳定可靠，适合在基层开展；⑥ 较低廉的实验成本，可进行较大人群的监测。

5.5.1.2　电离辐射生物剂量计研究现状

目前，电离辐射生物剂量评估方法主要包括临床指标、传统的细胞遗传学方法、体细胞基因突变检测方法及分子生物学和分子遗传学方法。

（1）临床指标

临床指标主要包括临床症状和体征、生化指标，可用于辐射事故受照人员早期分类、诊断和治疗方案的初步筛选，但辐射敏感性及特异性均不高。

（2）细胞遗传学方法

细胞遗传学方法主要包括外周血染色体畸变分析、微核分析、早熟凝集染色体和稳定性染色体畸变分析等。外周血染色体畸变分析、微核分析、早熟凝集染色体分析主要用于急性照射的剂量估算；而稳定性染色体畸变分析（包括 G 显带和荧光原位杂交）主要用于慢性小剂量照射和先前受照的剂量重建。

（3）体细胞基因突变检测方法

电离辐射诱导的 DNA 损伤可导致体细胞中一些编码（encode）标志蛋白的基因位点突变，从而产生异常的编码蛋白或蛋白缺失。这些异常或缺失的蛋白可作为剂量监测的标志，主要包括次黄嘌呤鸟嘌呤磷酸核糖基转移酶（hypoxanthine guanine phosphoribosyl transferase，HPRT）、血型糖蛋白 A（glycophorin A，GPA）、T 淋巴细胞受体（T cell receptor，TCR）等。这些方法各具优点，但也有缺点，一般作为生物剂量估算的辅助技术手段，而且尚未能得到推广。

（4）分子生物学和分子遗传学方法

现代分子生物学技术的飞速发展，使越来越多的新技术、新方法用于辐射生物剂量估算领域，包括 DNA 损伤位点的 γ-H2AX 免疫荧光测定、基因表达和突变分析、线粒体 DNA 片段缺失分析等。这些研究目前均处于起步阶段，需要进一步深入研究。

5.5.2　微核生物剂量测定

1973 年，赫德尔（Heddle）推荐使用微核检测的方法来衡量染色体损伤，在辐射领域内得到了广泛的研究和应用。大量研究表明，在一定剂量范围内，离体和整体条件下微核率均呈明显的剂量-效应关系，并经放疗患者和动物实验证明，离体和整体照射微核效应一致，这表明淋巴细胞微核率可以作为估算受照剂量的生物学指标。随着研究的深入和技术手段的进步，1985 年，费内克（Fenech）和莫利（Morley）改进了微核的实验方法，提出了胞质分裂阻滞微核法（cytokinesis-block method，CB 微核法），使淋巴细胞微核在辐射生物剂量估算领域的运用更为广泛。2001 年，国际原子能机构在技术报告丛书 405 号《辐射剂量估算的细胞遗传学方法》中增加了 CB 微核法内容。我国也在 1999 年发布了微核法的行业标准——《淋巴细胞微核估算受照剂量的方法》（WS/T 187—1999）。外周血淋巴细胞微核率测定作为对职业性放射性工作者所受辐射损伤的评价是一项非常有意义的指标，亦被列为我国慢性放射病诊断的重要检测指标之一。

5.5.2.1　微核

微核（micronucleus，Mn）也叫卫星核，是真核类生物细胞中的一种异常结构，也是染色体畸变在间期细胞中的一种表现形式。断裂残留的无着丝粒断片（染色体碎片）或在分裂后期落后的整条染色体，在分裂末期都不可能纳入主核。当进入下一次细胞周期的间期时，它们在细胞质内浓缩成小的核，称为微核。

微核的形态学特征是：

① 存在于完整的胞浆中，小于主核的 1/3；

② 形态为圆形或椭圆形，边缘光滑；

③ 与主核有同样结构；

④ 嗜色性与主核一致或略浅，福尔根（Feulgen）染色阳性或有 DNA 的特异性反应；

⑤ 与非核物质颗粒相反，微核不折光；

⑥ 与主核完全分离，如相切，应见到各自的核膜。

辐射诱发的外周血淋巴细胞染色体畸变主要是染色体型畸变，其中非稳定性染色体畸变包括无着丝粒断片、微小体、无着丝粒环、双着丝粒体和着丝粒环。它们在有丝分裂过程中大部分不能被纳入新的细胞核中，而在间期形成微核，因此辐射诱发的外周血淋巴细胞微核与染色体畸变存在直接联系。

5.5.2.2 外周血淋巴细胞微核测定方法

外周血淋巴细胞微核法被广泛应用的同时，其也得到不断改进，从最早得到广泛应用的甲基纤维素法（直接法），发展到常规培养法、胞质分裂阻滞微核法。

（1）甲基纤维素法

甲基纤维素法的一般步骤为先在抗凝静脉血中加入 0.5% 甲基纤维素，37 ℃温浴 30 min，再经离心、涂片、染色后进行微核显微观察计数。其特点是方法简单，制片迅速，缺点是因淋巴细胞未经培养，不能观察到分裂中期的非稳定性染色体畸变在下一分裂间期形成的微核。目前，甲基纤维素法已基本被常规培养法、胞质分裂阻滞微核法所替代。

（2）常规培养法

常规培养法的一般步骤为先将抗凝静脉血在 RPMI 1640 完全培养基中 37 ℃培养 72 h，再经离心、低渗、预固定、固定、滴片、染色等过程后，进行微核显微观察计数，该法大大提高了淋巴细胞微核的检出率，方法较简便，经济，适合基层开展，是目前使用更广的淋巴细胞微核方法。

（3）胞质分裂阻滞微核法

淋巴细胞微核仅出现在诱发后经过一次分裂的间期细胞中，早先采用的甲基纤维素法和常规培养法由于均不能分辨出未转化的、分裂一次的和分裂一次以上的淋巴细胞，影响了微核分析的正确性，使这些技术的应用受到一定的限制。1985 年，费内克等提出胞浆分裂阻滞微核法，该法先将抗凝静脉血在 RPMI 1640 完全培养基中 37 ℃培养 72 h，之后离心、低渗、预固定、固定、滴片、染色等过程同常规培养法，不同之处在于在培养进行至 44 h 时加入松胞素-B（cytochalasin-B，Cyt-B），它在不干扰细胞核分裂的同时阻滞胞浆的分裂。于是，分裂一次的所有淋巴细胞的胞浆中将出现两个细胞核，这种双核细胞称为胞质分裂阻滞细胞（cytokinesis-block cell，简称 CB 细胞）。CB 细胞很大，具有双核，极易鉴别（图 5.20）。如果第二次胞浆分裂被阻滞，则形成 3 核或 4 核细胞，故双核 CB 细胞是只经历一次分裂的

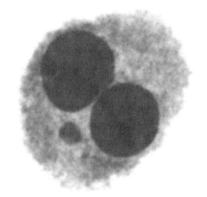

图 5.20 CB 微核法的双核细胞和微核

细胞。计数 CB 细胞中的微核率，可显著提高微核检测的灵敏度和准确性。目前建立淋巴细胞微核的剂量-效应曲线均需要采用胞质分裂阻滞微核法（CB 微核法），它的不足是松胞素-B 价格昂贵，基层不易开展。

5.5.2.3　淋巴细胞微核观察

（1）淋巴细胞微核的判断标准

微核直径为主核的 1/20～1/3；微核染色性质与主核一致，染色可略淡；微核与主核在同一细胞中（CB 微核法中微核应与两个主核在同一细胞中）；微核与主核不连接；微核不折光，易与染料颗粒、杂质相区别。

（2）淋巴细胞计数数目

样本计数细胞数直接影响微核率的准确性。计数细胞过少，虽观察速度快，但微核率结果误差太大；而计数细胞过多，则费时费力。目前，甲基纤维素法和常规培养法每个样本须计数 2 000 个淋巴细胞，CB 微核法每个样本须计数 1 000 个双核 CB 细胞。

（3）淋巴细胞微核率

微核率的记录常同时使用细胞微核率（‰）和微核细胞率（‰）。细胞微核率表示 1 000 个细胞中所观察到的微核数目，因为一个细胞中可能观察到多个微核，细胞微核率（‰）可超过 1 000‰；微核细胞率表示 1 000 细胞中观察到的含有微核的细胞数，微核细胞率（‰）不可能超过 1 000‰。

（4）淋巴细胞微核的自发率

甲基纤维素法的微核自发率约为 0.1‰～0.3‰，波动较大；常规培养法的微核自发率≤5‰；CB 微核法的微核自发率约为 10‰～20‰，自发率高于前两种方法的原因在于双核 CB 细胞是只经历一次分裂的细胞。计数 CB 细胞中的微核率，可显著提高微核检测的灵敏度和准确度，同时松胞素-B 本身也具有一定毒性，会诱发一定数量微核。

5.5.3　早熟凝集染色体分析

5.5.3.1　早熟凝集染色体

1970 年，饶（Rao）和约翰逊（Johnson）在做细胞融合实验时，用 ^{3}H-TdR 标记的 S 期细胞和未标记的 G_2 期细胞融合，意外地发现所融合的双核细胞中有一套未标记的染色体和一套呈粉碎状的标记染色体。这个现象导致他们完成了另一组实验，将用秋水仙胺阻断的有丝分裂细胞分别与同步的 G_1、S 和 G_2 期细胞用灭活的仙台病毒进行融合，30 min 后核膜发生融合，同时 M 期细胞中的促有丝分裂因子迅速导致间期细胞中染色质的凝集。这种现象被命名为早熟凝集染色体（premature condensation chromosome，PCC）。PCC 的形态与细胞融合时间期细胞在细胞周期中所处的阶段有关。进一步实验发现，不同种类的动物之间、植物之间的细胞融合时，有丝分裂细胞均可以诱导间期细胞产生早熟凝集染色体。1983 年，潘帝利亚（Pantelias）等用化学融合剂聚乙二醇（polyethylene glycol，PEG）代替了灭活的仙台病毒，简化了细胞融合的操作步骤，使 PCC 技术得到广泛应用。

PCC 现象的发现开辟了细胞生物学的一个新领域，使人们有可能在细胞生长周期的任何阶段中看到分离的染色体结构。各种物理因子或化学诱变剂导致处于 G_1、S 和

G_2 期的细胞发生损伤时，不需要达到分裂中期就可在相应的各期细胞中直接见到染色体损伤，这使过去一些用一般方法不能进行的研究工作得到了开展，从而为研究染色体损伤及修复提供一个有用的方法。

采用 PCC 技术可直接观察细胞间期染色体损伤，不需要刺激细胞增殖和细胞培养，减少了由间期死亡及染色体修复等引起的误差，在获得标本 2~3 h 之后即可分析染色体损伤情况，得出结果。它与常规染色体方法相比有快速、灵敏等优点。

1983 年，康福思（Cornforth）将 Brdu 加入诱导培养的细胞中，再用 FPG 染色，使诱导细胞染色淡化而被检查的细胞呈深色，从而加大了分辨率。1991 年，维亚斯（Vyas）用 C 带方法，在 G_1-PCC 中检出双着丝粒体和着丝粒环，使得 PCC 技术用作放射生物剂量计的可靠性又提高了一步。

但该方法也有其不足之处：一是对细胞融合技术要求较高，不适合基层推广；二是细胞融合后得到的 PCC 指数一般比有丝分裂指数更低。

1995 年，后藤（Gotoh）等建立了药物诱导 PCC 的新方法，他们用花萼海绵诱癌素（calyculin A），诱导染色体发生凝聚。calyculin A 是从花萼盘皮海绵中提取的一种蛋白磷酸酯合成酶抑制剂，它可诱导外周血淋巴细胞在 G_1、S、G_2 及 M 期发生染色体凝聚，而无须进行细胞融合。1996 年，后藤和浅川（Asakawa）又报道了用冈田酸（okadaic acid）诱导 PCC 的方法，冈田酸又名软海绵酸，取自冈田软海绵，是另一种蛋白磷酸酯合成酶抑制剂。

5.5.3.2　PCC 在辐射生物剂量测定中的应用

1983 年，潘帝利亚和梅利（Maillie）将早熟凝集染色体分析应用于辐射生物剂量计领域。离体实验结果表明，在受照的间期（G_0 或 G_1）淋巴细胞和分裂中期细胞融合后的融合细胞中，辐射对染色体的损伤表现为 G_1-PCC 断片（每个受损伤细胞中所含的多余的 PCC 数），随着照射剂量的增高，每个细胞的 G_1-PCC 断片也相应增多，其剂量-效应曲线可拟合成直线方程，即 $Y = a + bD$。帕托利亚斯（Pautolias）等用不同剂量（0~3 Gy）X 射线照射小鼠及其外周血淋巴细胞建立离体和活体剂量-效应曲线，统计学分析表明两者之间没有显著性差异。希特曼（Hittelman）和饶用 X 和 γ 射线照射 G_2 期的 CHO 细胞，在 PCC 中见到的染色体损伤多于中期细胞中所发现的，同时断裂也高 2 倍左右，而互换和裂隙高 1.25 倍。

细胞受电离辐射后，在 PCC 中可以检查到许多可见的染色体损伤，并可和细胞第一次分裂后所见的中期染色体畸变相比较。国内北京医科大学（现北京大学医学部）、上海医科大学放射医学研究所（现复旦大学放射医学研究所）、苏州医学院（现苏州大学苏州医学院）等单位也先后开展了 PCC 用于放射生物剂量计领域的研究。冯嘉林等用 ^{60}Co γ 射线照射人外周血，观察淋巴细胞 G_1-PCC 的断片率，并与常规染色体方法的总断裂率进行了比较，建立了剂量-效应曲线。结果表明，G_1-PCC 的断片率与剂量呈线性回归关系，同时 G_1-PCC 的断片检出率是常规染色体法检出率的 20 倍。

杨新海等用 PCC 技术研究了 ^{60}Co γ 射线照射对 CHL 细胞染色体的损伤及修复，用 PCC 法观察的染色体损伤主要以断片为主，对 G_1-PCC、G_1-PCC 的断片数分别拟合的量效关系均符合二次多项式。PCC 的损伤检出率较常规染色体法提高 10 倍左右，表明其更加敏感，更能反映初始损伤情况。

药物诱导 PCC 技术使 PCC 技术更为简单、可靠，很快被运用于医学研究中，特别是辐射生物剂量计领域。杜兰特（Durante）等建立了 calyculin A 诱导 PCC＋预加秋水仙素阻滞分裂相的方法，用于辐射生物剂量估算。与常规秋水仙素阻滞法（只观察 M 期分裂相）及细胞融合法 PCC 相比，该法简便、可靠，可观察到更多细胞周期不同阶段的染色体分裂相，得到更高的分裂指数。对部分个体，如年老者、免疫力低下者及受到大剂量辐照者，此法尤为适用。神田（Kanda）等将冈田酸诱导 PCC 技术用于受到高剂量电离辐射样本的生物剂量估算。结果表明，在 0～20 Gy 剂量范围内，PCC 环（PCC ring）有着良好的剂量–效应关系，而常规染色体法在受照剂量高于 10 Gy 时，难以观察到足够的中期分裂相。

PCC 研究的现有资料还不多，许多问题尚待进一步深入研究探讨。

5.5.4　荧光原位杂交技术分析

随分子生物学技术的迅猛发展，荧光原位杂交（fluorescence in situ hybridization，FISH）技术被运用到染色体畸变分析及剂量的估算中，它是一种快速分析人类染色体结构畸变，特别是相互易位的新方法。基本原理是利用生物素（biotin）标记的已知碱基序列的核酸作为探针，按照碱基互补的原则，与标本上细胞染色体的同源序列核酸进行特异性结合，然后用荧光标记的生物素亲和蛋白（avidin）和抗亲和蛋白的抗体进行免疫检测和放大，使探针杂交区发出荧光，形成可检测的杂交双链核酸，最后在荧光显微镜下检查探针存在与否。结合了探针的染色体呈现出特定的颜色，未结合探针的染色体不着色，因而着色与未着色的染色体间发生了互换，这种异常的染色体在荧光显微镜下非常容易鉴别。目前，在辐射生物剂量学领域的 FISH 研究中，选用的探针主要是全染色体探针、泛着丝粒探针、特异性的端粒和着丝粒探针等。不同探针的组合，加上 FISH 技术正由单色、双色 FISH 向多色 FISH（M-FISH）发展，这样就可获得更加生动的彩色染色体图像，不但能快速、正确检测双着丝粒体，而且能很容易地辨认出易位、缺失和插入。

辐射诱发的双着丝粒体和易位与照射剂量间呈良好的量效关系。急性照射的剂量估算主要分析双着丝粒体。双着丝粒体的检测，在 FISH 技术中可以用泛着丝粒探针进行杂交，杂交后使细胞中的染色体着丝粒区着色，在荧光显微镜下能快速计数双着丝粒体。易位在受照者体内不影响或不严重影响细胞的生存和繁殖，并且在体内能长期保持相当恒定，至少变化很少。虽然外周血 T 淋巴细胞具有不同的寿命，但由于骨髓造血干细胞不断补充，外周血淋巴细胞的易位率可保持稳定。有研究表明，易位畸变至少在 10 年内保持稳定，尤其是单纯的完全相互易位细胞在分裂时不会被淘汰，基本上不受时间长短的影响，特别适用于慢性照射和早先受照者的剂量估算。FISH 技术通过特异性 DNA 探针，使特定的染色体着色，从而能迅速有效地检测与这些染色体相联系的染色体结构畸变，使易位染色体的分析大大简化。目前有两类探针成功地应用于易位的检测中。一类是采用染色体区域的重复序列，如染色体的着丝粒区和端粒区重复序列作探针。杂交后，染色体在上述两个区域内显示出两个杂交信号。如果该染色体发生相互易位，根据互换情况，这两个信号可分开，分别位于两个不同的染色体上。另一类探针是一条或数条全染色体探针，目前在辐射研究领域中用得较多的有 1、2 和 4 号全染色体探针（图 5.21）。这类探针杂交后可以使同源的整条染色体着色，如果着色和未着色的染色体之间发生易位，则表现为染色体的一部分着色，另一部分不着色，很易鉴别。可见，用 FISH 技术可以大大提高易位的检出率。

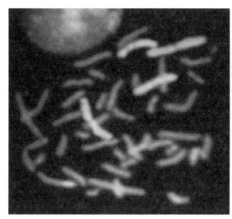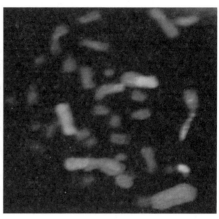

图 5.21 FISH 进行染色体易位分析

目前，FISH 技术已在生物剂量测定中进行了广泛的研究。剂量-效应曲线的研究结果一致表明，随着照射剂量的增加，涉及探针的双着丝粒体和易位明显增加。按卢卡斯（Lucas）推荐的经验公式 $F_P = 2.05 f_P (1 - f_P) F_G$，式中，$F_P$ 为全基因组易位率或双着丝粒率，f_P 为探针覆盖的基因组部分 DNA 含量，F_G 为 FISH 检测的易位率或双着丝粒率。由 FISH 方法观察到的双着丝粒率和易位率换算成全基因组的双着丝粒率和易位率均符合线性平方模式，即 $Y = a + bD + cD^2$。

早先受照者的研究包括原爆幸存者、早先事故受照者和职业受照者三类。卢卡斯（Lucas）报道，用 1、2 和 4 号全染色体探针、着丝粒探针和 G 显带同时检测 20 例原爆幸存者的易位率。结果表明，随着剂量增加，两种方法间的线性回归斜率为 0.75，相关系数为 0.98，同时研究者还将离体的易位率剂量-效应曲线和原爆幸存者照后 4.5 年时检查的易位率剂量-效应资料做了比较。总的来说，二者在形状和大小上很类似。在早先事故受照者的研究中，斯特劳默（Straume）等报道，巴西 Goiamia ^{137}Cs 源事故后，研究者立即用双着丝粒体对受照者进行了检测；在照后 1～1.4 年分别用 1、2、4 和 1、3、4 号两组全染色体组合探针对其中 3 人的易位率进行检测，并估算剂量，结果与事故后立即用双着丝粒体所估算的剂量比较接近。刘青杰等报道两例早先事故受照者，均为放射从业人员。案例 1，X 射线探伤工人，从事该工作 8 年，前 7 年无任何防护措施，曾受照 1 次，误照后 3 年取外周血样本。案例 2，^{60}Co 管理人员，曾在 30 年前因换源和处理事故受到 3 次意外照射。研究者用 8 对端粒和着丝粒特异性探针 M-FISH 方法，检测其完全相互易位率，参照标准剂量-效应曲线，估算他们的累积受照剂量。结果显示，早先事故受照者的双着丝粒体很少。易位估算的剂量，案例 1 为 81.3 cGy，案例 2 为 155.7 cGy。研究者认为该法有望用于早先事故受照者的剂量重建。

关于职业受照者，李进等报道用 FISH（4、7 号全染色体探针）和 G 显带法对医用诊断 X 射线工作者的剂量进行重建。对照组 37 人，其中 24 人用 G 显带法，13 人用 FISH 法。职业受照组 124 人，其中 96 人进行 G 显带分析，28 人进行 FISH 分析。结果表明，G 显带和 FISH 法检测的易位率随工作年限的增加而增大，用易位率估算的生物剂量也随年限增加而增大，且两种方法估算的生物剂量基本一致，与物理方法估算的剂量也很接近。这表明两种方法均可推测原先受照者的累积剂量，也可用作职业性受照人员的剂量重建工作。

用 FISH 方法可以大大提高易位的检出率，与 G 显带技术相比，节省了人力物力。由于不需要分散良好的中期分裂相作分析用，FISH 增加了可供分析的细胞数，提高了检测的精确度。可见它是一种快速、准确的很有前途的生物剂量测定方法，是当前辐射细胞遗传学发展中的一门前沿技术。其不足之处是：对某些稳定性染色体畸变，如倒位和缺失不甚敏感；由于探针的特异性，只有某些与探针相对应的染色体畸变才能被察觉；该技术要求高，且需要高纯度试剂，价格昂贵。故其生物剂量测定还有不少问题需要进一步的深入研究，如用 FISH 方法观察到的染色体易位率换算成全基因组染色体易位率是否符合卢卡斯推荐的经验公式，以及用易位率进行回顾性剂量重建时，易位不随时间延长而降低的假设是否成立等都有待深入探讨。

5.5.5　体细胞基因突变分析

电离辐射诱导的造血细胞 DNA 损伤可导致体细胞中一些编码标志蛋白的基因位点突变，从而产生异常的编码蛋白或蛋白缺失，这些异常或缺失的蛋白可作为剂量监测的标识。常见的有 HPRT（次黄嘌呤鸟嘌呤磷酸核糖基转移酶）、GPA（血型糖蛋白 A）、TCR（T 细胞抗原受体）、HLA（人白细胞抗原）等。

5.5.5.1　次黄嘌呤鸟嘌呤磷酸核糖基转移酶（hypoxanthine guanine phosphoribosyl transferase，HPRT）基因突变分析

HPRT 基因是体细胞突变研究中常用的基因。人和啮齿类细胞的 *HPRT* 基因位于 X 染色体上。在雄性中，*HPRT* 基因呈半合子状态；而在雌性中，由于该基因在一条 X 染色体上失活而呈效应性半合子状态。X 染色体的失活发生在雌性发育的早期。随后体细胞中只有一个活性的 *HPRT* 基因，它的失活使细胞的表型为 HPRT。人类 *HPRT* 基因位于 X 染色体（Xq27）上，基因序列长 44 kb，带有 9 个外显子。该基因产物为次黄嘌呤鸟嘌呤磷酸核糖基转移酶，它是一种嘌呤合成酶，该酶由 2～4 个蛋白亚单位组成，该酶促进次黄嘌呤鸟嘌呤与磷酸核糖焦磷酸间的转磷酸核糖基作用而生成相应的核苷-5-单磷酸，这是细胞体内嘌呤核苷酸生物合成中的一条补救途径。该酶对于维持细胞内嘌呤核苷酸的含量，特别是合成新的核苷酸能力低下的细胞具有重要意义。

HPRT 特异性不强，在细胞 DNA 合成时可将嘌呤类似物 6-巯基鸟嘌呤（6-TG）和 8-氮杂鸟嘌呤（8-AG）掺入到 DNA 中，阻断半保留复制，形成一种致死性的核苷-5-磷酸盐，造成细胞死亡。细胞 *HPRT* 基因突变后，不能编码生成 HPRT，使突变细胞对 6-TG 或 8-AG 产生抗性作用，嘌呤类似物就不能掺入到 DNA 中，不影响其复制。因此，在选择性培养基中，突变的细胞能存活，正常细胞却因 6-TG 或 8-AG 的毒性作

用不能分裂甚至发生死亡，因此通过检测分裂细胞的数目便能确定 *HPRT* 基因突变频率（mutation frequence，MF）。近年来，多种基因突变检测方法得到发展，可在细胞水平上测定基因突变，如放射自显影法、荧光显微镜法和多核细胞法等，也有在分子水平上以测定突变类型和比例的基因突变谱为主的细胞克隆法。

HPRT 基因位点是一个对电离辐射和化学诱变剂都非常敏感的位点，在单基因突变研究中，该基因是一个经典的基因位点，其突变基因可在体内长期存在。有关电离辐射引起的 *HPRT* 基因位点突变与照射剂量间关系的基础性研究，文献报道较多。离体照射的研究表明，*HPRT* 基因位点突变频率与照射剂量呈线性关系。关于原爆幸存者的研究，箱田（Hakoda）等用 T 淋巴细胞克隆法，分析了 40 年后 30 名原爆幸存者和 17 名对照者的 *HPRT* 基因突变频率，同时进行了染色体畸变分析。结果表明，两组间差异显著，$P < 0.05$。作者认为，在照后 40 年，*HPRT* 基因突变频率仍能反映受照剂量。基因突变频率与染色体畸变率的对比分析表明，两者间存在着线性关系，随染色体畸变率增加，*HPRT* 基因突变频率也增加，其关系式为 $Y = (3.7 \pm 0.08)X$（Y 为 *HPRT* 基因突变频率，X 为染色体畸变率，相关系数 $r = 0.34$）。在事故受照人员的生物剂量测定中，夏寿萱等对 5 例受 ^{60}Co γ 射线意外照射的人员进行了 *HPRT* 基因突变谱的分析，在受照 4.5 年后外周血淋巴细胞 *HPRT* 基因缺失总数与受照剂量有依赖关系。在职业性放射工作者的生物剂量测定中，史纪兰等用多核细胞法检测 30 例 X 射线工作者淋巴细胞 *HPRT* 基因突变频率，根据剂量-效应曲线估算了受照的累积剂量和年剂量当量，对工龄与突变率的关系进行了分析。由此可见，*HPRT* 基因位点突变分析可用于急性和慢性小剂量照射。其不足之处是：*HPRT* 基因突变的特异性不强，自发率较高，并且随年龄增长，自发突变率也有所增高。

5.5.5.2　血型糖蛋白 A（glycophorin A，GPA）基因位点突变分析

GPA 是分布于人类红细胞（red blood cell，RBC）表面的一种重要的血型糖蛋白，由一条含 131 个氨基酸残基的肽链和一条含 16 个糖基的糖链构成。在每个 RBC 表面约有 5×10^5 个 GPA 分子，GPA 分子有 M、N 两种形式，并以此决定了人类的 MN 血型系统，人群中共有 MM、MN 和 NN 3 种血型表现。编码 GPA-M、GPA-N 分子的等位基因位于 4q28-31，为共显性表达，在人群中的频率基本相当，所以人群中约一半人为 MN 杂合子个体。

GPA 突变分析技术仅适于测定人群中 MN 杂合个体的基因突变频率。理论上讲，MN 个体外周血 RBC 中存在 4 种 GPA 变异体细胞（variant cell，VC）：单倍型 MΦ、NΦ 和纯合型 MM、NN。当用不同颜色荧光标记的 GPA-M 或 GPA-N 的单克隆抗体（McAb）与 RBC 结合时，由于正常 RBC（MN）与 VC 表面 GPA 分子抗原分布的种类或数量不同，而结合不同的 McAb，使荧光颜色或强度不同，经流式细胞仪测定时，根据荧光信号的差异将 VC 记录下来。外周血 RBC 无核，缺乏自我增殖能力，GPA 分析系统所检测到的突变实际上是来自骨髓干细胞或 RBC 成熟过程中 GPA 表达前的 RBC 前体细胞。如 RBC 前体细胞的 *GPA* 基因发生突变，经分裂发育成熟后，在外周血 RBC 中表现出来，但这些 VC 会在一个 RBC 生活周期（120 d）后消失；如突变发生在干细胞，骨髓干细胞就会累积这些突变，并在受照者的终身造血过程中，通过不断产生

相应的 VC 而将 GPA 突变频率持久稳定地表现出来。

体细胞 *GPA* 基因对电离辐射和化学诱变剂都有非常敏感的位点，*GPA* 基因突变分析反映的是骨髓干细胞的基因突变频率，该基因突变为中性突变，故其 VC 在体内长期存在。许多学者认为 GPA 突变分析有望作为个体终生生物剂量计，其在原爆幸存者及核事故受害者生物剂量测定中已得到成功应用。例如，秋山（Akiyama）等对 703 例原爆幸存者的 GPA 进行了研究，其中 246 例远距离受照者为对照组（估算剂量＜0.005 Gy），457 例为实验组（估算剂量＞0.01 Gy）。结果表明，即使在原爆 40 多年后，幸存者的 GPA 突变频率仍明显高于对照组，并与估算的受照剂量间有显著的量效关系。简森（Jensen）等对 13 名切尔诺贝利核电站事故受害者进行 GPA 突变分析。结果表明，事故后 3～4 年，其 GPA 突变频率仍显著高于对照组，并与用双着丝粒体估算的受照剂量之间有明显的量效关系。由此可见，*GPA* 基因位点突变分析了个体生存过程中所记录的累积生物效应，因此可作为终生的生物剂量计。*GPA* 基因突变分析用流式细胞仪检测 1×10^6 个细胞只需几分钟，分析速度快，且稳定性好，重复性高，但 FCM、荧光 McAb 价格昂贵，且 GPA 突变频率的个体差异较大，仅能用于 MN 型个体。

5.5.6　DNA 损伤和突变分析

电离辐射可诱导 DNA 多种形式的损伤和突变。这些损伤和突变可以来自细胞核，也可以来自线粒体 DNA。随着分析技术的发展，研究人员正利用各种手段寻找具有良好剂量响应的 DNA 损伤指标作为生物剂量标志物。然而，这些新方法和指标在获得认可之前，尚有许多工作要做，需要接受更多实际应用的检验。

5.5.6.1　细胞凝胶电泳或彗星电泳分析

单细胞凝胶电泳法（single cell gel electrophoresis assay，SCGE）又称彗星试验（comet assay），近几年在 DNA 损伤和突变分析方面得到了广泛的应用。SCGE 敏感、快速、简便、重复性好，无须放射性示踪，并且可以直接观察单个细胞 DNA 损伤，在检测诱变剂、射线等对 DNA 损伤、监测环境污染物对机体的遗传损伤、研究毒物致癌机制等方面有着广泛的应用价值，从而成为近年来发展起来并流行的 DNA 损伤检测的新技术。

这种技术可在单细胞水平定性定量测定 DNA 损伤，尤其是 DNA 链的断裂。方法：先将一定数量的照射细胞与 0.75% 的低熔点胶在 37 ℃均匀混合备用，取一载玻片均匀铺上 0.1% 的凝胶，将制备好的细胞-低熔点胶悬液铺在凝胶上，置载玻片于冰上约 5 min，然后浸在新鲜配制的冷的细胞裂解液中去除核膜和蛋白质，接着将载玻片浸于中性（pH＝7～8，主要测双链断裂和交联）或碱性（pH＝12～13，主要测单链断裂、切除修复位点、碱性易变位点和交联）缓冲液中使 DNA 解旋；置载玻片于电泳槽电泳。在电场的作用下，断裂的 DNA 链、碱性易变位点、不完全的 DNA 切除位点以较快速度迁移，而 DNA-DNA 交联或 DNA-蛋白交联的迁移速度较慢，形成一个头尾分明的彗星样电泳图案（图 5.22）。电泳分离后载玻片经染色可在荧光显微镜下观察或进行图像扫描，由特别设计的计算机软件对图像进行分析和计算。可通过计算损伤细胞的百分率、分类 DNA 损伤的形式、电泳图像彗星尾的长度和彗星图像长度与彗星头的宽度比来评价 DNA 的损伤，建立量效关系。通常，尾巴长度代表最小可测 DNA，迁移 DNA 的百分数代表迁移 DNA 的量，迁移 DNA 量×尾巴长度代表尾巴的力矩。此方法的优点是细胞用量少，灵敏度高（可测 5 cGy 的 γ 射线），可分析任何真核细胞，经济、快速、简单。缺点是方法的敏感性太高，区分 DNA 损伤类型的特异性较差。该方法需要设置专门的分析计算软件对结果进行分析。此外，在进行 DNA 链断裂分析时，由于 DNA 损伤的同时伴随着重

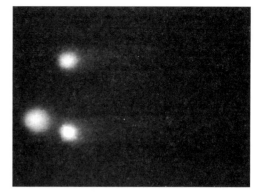

图 5.22　单细胞凝胶电泳

接修复，故此分析要求照射后立即采样进行分析，否则离照后时间越长，分析结果的误差越大。

5.5.6.2　DNA 损伤的免疫荧光测定

这种技术利用荧光标记的抗单链 DNA 断裂和碱基损伤的抗体与 DNA 断裂部位或受损碱基的特异结合，通过测定荧光强度确定 DNA 链断裂或碱基损伤的量与照射剂量间的关系。范德安斯（Vander Schans）等用夹心酶联免疫吸附方法测定 DNA 单链断裂和碱基损伤的量来确定照射剂量。此方法对 DNA 单链断裂可测出的照射剂量范围为 0.2～10 Gy，考虑到个体间的本底差异，最低可测限约为 0.5 Gy，由于 DNA 单链断裂会迅速恢复，这种分析只适合在照后 1 h 内进行；碱基损伤可测出的剂量范围在 1～10 Gy，适宜分析的时间在照后 1～4 h。邢（Xing）等用抗胸腺嘧啶乙二醇（thymine glycol）抗体的间接免疫荧光标记法，利用激光诱导的荧光分析毛细管电泳测定 DNA 碱基损伤来确定照射剂量和监测损伤碱基的消除过程，通过定量分析照射后细胞内胸腺嘧啶乙二醇的产生，可监测 2 Gy 以内的照射剂量。

5.5.6.3　基因表达和突变分析

为建立准确、快速、高通量、易推广的生物剂量监测系统，某放射生物学研究所近年来将基因表达和突变分析作为重点研究内容之一。

布莱克利（W. Blakely）等在发现 *c-haras* 基因表达随照射剂量增加而增加的基础上，利用实时逆转录 5'-荧光核苷酸 PCR 方法再进行 *c-haras* 基因分析，发现 1 Gy 照射后 *c-haras* 基因表达量是未照射对照的 9 倍之多，表明该基因有作为生物剂量标志的潜能。

格蕾丝（M. Grace）等运用 RT-PCR（实时定量逆转录聚合酶链式反应）测量照射后生长抑制 DNA 损伤基因 45（growth arrest and DNA damage gene 45，gadd45）的表达，发现在 0～3 Gy 剂量范围内 *gadd45* 基因表达呈 2～4 倍线性上调，认为 RT-PCR 结合 *gadd45* 基因监测是一个快速、灵敏、重复性好的潜在生物剂量检测指标。此外，目前多家实验室已发现并报道了多个具有良好剂量响应关系的辐射诱导表达基因，如 *PIG3*、*XPC*、*ASTN2*、*CDKN1A*、*PCNA* 等，这些基因也具有发展成为辐射分子生物剂量计的潜力。

外保田（N. Kubota）等用 X 射线照射两个辐射敏感性不同的人类鳞状细胞瘤细胞系和一个辐射敏感的共济失调毛细血管扩张症（ataxia telangiectasia，AT）细胞系，用定量 PCR 方法测定线粒体 DNA 4 977 bp（mtDNA 4977）片段缺失，结果发现电离辐射（0~10 Gy）可特异诱导细胞株 mtDNA 4977 的发生，并有时间累积性，因此认为分析线粒体缺失有可能成为用于急性照射、回顾性和慢性受照的剂量重建的剂量计，10 Gy 照射才可在具有辐射抗性的鳞状癌细胞系中诱导出可测的 mtDNA 4977 缺失片段，而在辐射敏感的鳞状癌细胞系只需 2 Gy，在 AT 细胞系则只需 1 Gy。

5.5.6.4　基因微阵列分析

各类高集成的功能基因芯片的发展和应用，为辐射诱导基因改变的生物学研究及辐射生物剂量标志物研究提供了平台。鉴于基因微阵列分析在临床肿瘤分类、诊断、治疗和预后中的应用，放射生物学家们也想搭上此技术的快车。阿蒙德森（Amundson）等利用 cDNA 微阵列杂交技术分析淋巴细胞辐射反应基因时发现，照射后 24 h 一些表达量增加的基因随时间延长而下降，而另有部分基因在照后 72 h 才开始显著升高。他们所观察到的表达量最高的基因是 *ddb2*。*ddb2*、*CDKN1A* 和 *XPC* 的表达在 0.2~2 Gy 照射剂量范围，照后 24~48 h 内与受照剂量有良好的线性关系，而在 24 h 前和 48 h 后这种线性关系均不存在。简（K. Jen）等利用寡核苷酸微阵列分析射线照射后 24 h 淋巴母细胞 mRNA 在不同时间点的表达水平，3 Gy 和 10 Gy 照射后，分别确认到 319 和 816 个辐射反应基因，另有 126 个基因对两个剂量都有反应。这些基因大多数涉及细胞周期调控、细胞死亡、DNA 修复、DNA 代谢和 RNA 加工过程。然而，基因芯片虽有高信息集成、高通量分析的优点，但这项技术在放射生物学，尤其在电离辐射生物剂量的研究中仍裹足不前，难有进展。这可能是因为以下几点：首先，基因表达的个体差异、组织细胞类型差异、多种环境因素和机体的代谢状态，这些因素不可忽视。电离辐射虽被公认是强基因诱变剂，但这种诱变与射线的种类（不同 LET）、照射剂量、剂量率、照射方式（离体、整体，局部、全身，急性、慢性，一次、分次等）、照射后的时间等因素有关，不同因素及不同因素的组合会产生大量不同的反应基因谱（profiles），而这些基因有些是上调的，有些是下调的，有些是在照后立即改变的，有些是照后不同时间逐渐或间断性改变的，有些是在不同的剂量和剂量率诱导下才出现改变的，有些改变则与照射剂量的大小和剂量率无关。此外，一些生理、病理、精神状态和其他内外环境因素也可诱导基因发生改变，这些改变有可能与电离辐射诱导的基因改变相互叠加，从而使得归类和建立一组特异的、用作标识辐射剂量的电离辐射反应基因谱十分复杂和困难。其次，在处理庞大复杂的微阵列分析数据方面也面临困难的选择。目前，虽有许多处理微阵列分析数据的方法和模型，如集束分析法、主要成分分析法、多维分级分析法、自组地图分析法、*K*-均值集束分析法等；但这些分析方法是根据不同实验要求和目的而设计的，都不是一种普遍适合的数据分析程序，而适合或符合电离辐射诱导的、复杂的基因微阵列分析数据分析程序目前尚未完全建立，现有结果所用分析程序都是随机使用的。最后，微阵列分析不能像实时 PCR 分析那样精确定量，在每个分析系统中的敏感性和重复性也不一样，有效标记所需的洁净、未降解和足量的 RNA 样本的制备也不是轻易能做好的，虽然目前有许多扩增或放大 RNA 量的技术，但这些技术的运用也带来了放大或扩增的 RNA 是否具有忠实代表性的问题。此外，昂贵的价格、分析所需时间长短及设备等问题都制约进一步深入研究。

5.5.7　用于检测电离辐射导致的 DNA 双链断裂的新技术

5.5.7.1　脉冲电场凝胶电泳法（pulsed-field gel electrophoresis，PFGE）

间接检测 DNA 双链断裂及修复的技术，在探讨辐射诱变的 DNA 损伤和修复中拥有很大的应用潜力。总的来说，PFGE 技术比中性过滤洗脱更灵敏（可达 1 Gy），还能提供 DNA 片段进入胶板后其大小的有关信息。

5.5.7.2　γ-H2AX 分析技术

由 *H2AX* 基因指导合成的 H2AX 蛋白是真核细胞中 H2A 组蛋白家族中的成员，属于一类已知的组蛋白分子，与细胞内的 DNA 包壳有关。γ-H2AX 技术是通过抗体标记细胞核内的 γ-H2AX，通过对 γ-H2AX 的直观计数来检测双链断裂损伤及修复情况的一种方法。它不仅能够判断双链断裂与否，还可以测定双链断裂的数量，并且能够将双链断裂的修复情况量化。而且，即使是低剂量（1 mGy）辐射引起的双链断裂损伤及修复也能用该方法进行分析。该技术还可以用于控制接受职业性或诊断性电离辐射的剂量，并将在癌症治疗的放疗过程中发挥其独特的作用。

🗨 思考题

1. 放射生物学效应的分类方式有哪些？
2. 影响电放射生物学效应的因素有哪些？
3. 什么是确定性效应和随机性效应？
4. 简述电离辐射对造血系统的损伤作用。
5. 简述电离辐射对生殖系统的损伤作用。
6. 简述电离辐射对小肠的损伤作用。
7. 常见的电离辐射生物剂量计有哪些？简述其测量原理。

📚 参考文献

刘树铮 . 医学放射生物学 ［M］. 北京：原子能出版社，2006.

（陈　娜）

第 6 章　辐射测量及定量基础

在我们赖以生存的环境中，电离辐射无处不在。人类无法通过肉眼直接观测到电离辐射，为了能探测到电离辐射，人们要用各种特殊的设备使被测辐射粒子产生相应的可观测信号。辐射测量则是通过使电离辐射在气体、液体或者固体中发生电离效应、发光现象、物理变化或者化学变化来监测可观测信号的过程。

1896 年，法国科学家贝可勒尔（H. Becquerel）研究含铀矿物质的荧光现象时，偶然发现铀盐能放射出穿透力很强可使照相底片感光的不可见射线。不久人们在加有磁场的云室中研究这种射线时，证明它由 3 种射线成分组成：α 射线、β 射线和 γ 射线。贝可勒尔在发现放射性现象的同时使用照相底片（最初的核乳胶）实现了人类历史上的第一次核辐射探测。云室、核乳胶等成为最早的核辐射探测方法。1908 年，尽管气体电离探测器出现，但是还存在快速计数的问题。而 1931 年脉冲计数器的出现，解决了快速计数问题。1947 年出现的闪烁计数器，利用密度远大于气体的物质提高了对粒子的探测效率。例如，使用的碘化钠（铊）闪烁体，对 γ 射线具有较高的能量分辨能力。到了 20 世纪 60 年代初，半导体探测器的发明，促使了能谱测量技术的发展。现代用于核物理、高能物理等其他科学技术领域的各种探测器件和装置，都是以上面三种类型探测器件为基础经过不断改进创新而实现的。现如今人们对核能利用日益广泛，促进辐射检测能力不断提高。

6.1　电离辐射的可探测性

电离辐射的全部或部分能量转化为可观测的信号（如电流、电压信号）。全部或部分入射粒子通过探测器的灵敏体积，与探测器灵敏体积内的工作介质发生相互作用，在其中损失能量产生电离或激发，探测器通过自身特有的工作机制将入射粒子的电离或激发效果变换成某种形式的输出信号。

6.1.1　辐射能量沉积的产物和后果

辐射的种类很多，一般我们只关注能量在 10 eV 量级以上的辐射粒子。这个能量下限是辐射或辐射与物质相互作用的次级产物使空气等典型材料发生电离所需的最低能量。能量大于这个最低能值的辐射称作致电离辐射。慢中子本身的能量可能低于上述能量下限，但由于其特殊重要性，以及它们引发的核反应（包括核裂变）产物具有相当大的能量，因而也被归入这一范畴。电离辐射探测涉及的四类辐射见表 6.1。

表 6.1　电离辐射探测涉及的四类辐射

带电粒子辐射	非带电粒子辐射
快电子（特征穿透距离 10^{-3} m）	电磁辐射（特征路程长度 10^{-1} m）
重带电粒子（特征穿透距离 10^{-5} m）	中子（特征路程长度 10^{-1} m）

表 6.1 中快电子包括核衰变中发射的 β 粒子及其他过程产生的具有相当能量的电子。重带电粒子包括质量为一个或多个原子质量单位并具有相当能量的各种离子，如 α 粒子、质子、裂变产物和核反应产物等。所涉及的电磁辐射包括原子的壳层电子重新排列时发射的 X 射线、高速带电粒子（电子）轰击靶物质而产生的轫致辐射及原子核能级跃迁时发射的 γ 射线。它们都是静止质量为零的光量子，但轫致辐射具有连续的能量分布，而特征 X 射线与 γ 射线则具有独立的、与原子及原子核能级差对应的能量。各种核转变过程（如核反应、核裂变等）中产生的中子不带电但具有与质子相似的静止质量。中子通常按能量分为快中子、慢中子及热中子等。

带电粒子辐射由于带电荷而借助库仑力不断地与所经过的物质中的电子相互作用，在物质中留下自己的信息。而非带电（粒子）辐射不带电，因此不受库仑力作用，这些辐射在穿过物质时与物质的相互作用是一种随机事件，可能发生也可能不发生。当发生相互作用时，辐射会将其全部或部分能量传递给物质原子的电子或核及核反应产生的带电粒子；当未发生相互作用时，这些非带电辐射可以贯穿物质而丝毫不留任何踪迹。X 射线或 γ 射线可以通过与物质的相关作用将其全部或部分能量传递给物质中的电子，产生带有电荷的次级电子，次级电子受到库仑力作用而在物质中损耗能量，留下其信息。所以，探测 X 或 γ 射线的探测器都应尽量使这些相互作用发生的概率较大，并将次级电子阻挡在其介质内，以使它们的全部能量都可以贡献给输出信号。中子几乎总是以产生次级重带电粒子的方式与物质相互作用，因而可以重带电粒子作为探测器信号的依据。

6.1.1.1　空气电离

（1）气体的电离

入射带电粒子通过气体时使气体分子电离或激发，在通过的路径上生成大量的离子对，包括电子和正离子。入射粒子直接产生的电离叫作初电离或直接电离。电离后产生的电子和正离子叫作次级粒子，如果他们具有的能量较大，足以使气体产生电离，这种电离叫作次级电离。电离发生只须有很小的能量，通常把能够引起次级电离的初电离电子叫作 δ 电子。

带电粒子在气体中产生的一对离子，所需的平均能量称为平均电离能，以 ω 表示。若能量为 E_0 的入射粒子在气体中总共产生了 N_0 对离子对，则产生一对电子或正离子所需的平均能量（电离能）为

$$\omega = \frac{E_e}{N_e} \tag{6.1}$$

实验表明，对于不同能量的同种粒子，或不同类的粒子在同一种气体中的电离，其粒子电离能都很相似，大多在 30 eV 左右，大于原子的电离电位 1 倍左右。这是因为一部分能量消耗仅使气体分子激发而没有产生电离的缘故。常见气体的电离能和最低电离

电位见表 6.2。

表 6.2　常见气体的电离能 ω（eV）和最低电离电位 I_0（eV）

气体	ω（α）	ω（X 或 γ）	ω（β）	I_0
He	46.0 ± 0.5	41.5 ± 0.4	29.0 ± 0.15	24.5
Ne	35.7 ± 2.6	36.2 ± 0.4	28.6 ± 8	21.6
Ar	26.3 ± 0.1	26.2 ± 0.2	26.4 ± 0.8	15.8
Kr	24.0 ± 2.5	24.3 ± 0.3	—	14.0
Xe	22.8 ± 0.9	21.9 ± 0.3	—	12.1
H_2	36.2 ± 0.2	36.6 ± 0.3	—	15.6
N_2	36.39 ± 0.04	34.6 ± 0.3	36.6 ± 0.5	15.5
O_2	32.3 ± 0.1	31.8 ± 0.3	31.5 ± 2	12.5
CO_2	34.1 ± 0.1	32.9 ± 0.3	34.9 ± 0.5	14.4
C_2H_2	27.3 ± 0.7	25.7 ± 0.4	—	11.6
C_2H_4	28.03 ± 0.05	26.3 ± 0.3	—	12.2
C_2H_6	26.6	24.6 ± 0.4	—	12.8
$2H_4$	29.1 ± 0.1	27.3 ± 0.3	—	14.5
BF_3	35.6 ± 0.3	—	—	—
空气	34.98 ± 0.05	46.0 ± 0.5		

在电离碰撞中，被激发的原子有以下三种可能的退激方式。

① 辐射光子。

发射波长接近紫外光的光子，可能在周围介质中打出光电子或被某些气体分子吸收而使分子离解。

② 发射俄歇电子。

原子退激的能量直接转移给自身的内层电子，使电子脱出，这种电子称为俄歇电子。内层电子的空位在很短时间内（10^{-13} s）被外层电子所填充，在填充过程中发射 X 射线。

③ 亚稳态原子。

原子以上述两种辐射方式受激后，在 10^{-9} s 内完成退激，但某些受激原子处于禁戒的激发态，不能自发地退回基态，只有当它与其他粒子发生非弹性碰撞时才能退激，这种原子的寿命较长，一般为 $10^{-4}\sim10^{-2}$ s，称为亚稳态原子。

（2）电离生成的电子和正离子在气体中的运动

电离产生的电子和正离子从入射粒子俘获动能，它们在气体中运行并和气体分子碰撞，其结果会发生包括以下几类的物理过程。

① 扩散。

在气体中电离粒子的密度是不均匀的，电离处密度大。电子和正离子从密度大的地方移向密度小的地方，这种现象叫作扩散。由气体动力学可知，若电离粒子的速度遵循麦克斯韦分布，则扩散系数 D 与电离粒子的杂乱运动速度 μ 之间的关系为 $D = \frac{1}{3}\mu\lambda$。其中 λ 为平均自由程，即连接两次碰撞之间所经过的路程的平均值。温度越低，气压越高，扩散进行得越慢。电子的质量小，所以它的漂移速度 V 比正离子大，平均自由程也比正离子大，因此，电子扩散的影响比正离子的扩散要大得多。

② 吸附。

电子在运动过程中与气体分子碰撞时可能被分子俘获形成负离子，这种现象称为电子吸附效应。每次碰撞中电子被吸附的概率称为吸附系数，用 h 表示。h 大（$h > 10^{-5}$）的气体称为负电性气体，例如，O_2 和水蒸气的 h 为 10^{-4}，卤素气体的 h 为 10^{-3}，负离子的速度比电子慢得多，这增加了复合的可能性，从而导致电子数减少，所以气体探测器应使用 h 值小的气体，并使负电性气体的含量降到最低。

③ 复合。

电子与正电离子相遇或负离子与正离子相遇能复合成中性原子或中性分子，电子和正离子复合称为电子复合，负离子与正离子复合称为离子复合，复合概率与电子（负离子）或正离子区的密度 n^- 或 n^+ 成正比。

单位体积单位时间内，正、负离子的复合数为：

$$\frac{\mathrm{d}n^+}{\mathrm{d}t} = \frac{-\mathrm{d}n^+}{\mathrm{d}t} = \alpha n^+ n^- \tag{6.2}$$

式中，α 为复合系数，它与气体的性质、压力、温度、负离子的相对速度等因素有关，在一般情况下，只要不含负电性气体，复合效应是很小的。

④ 漂移。

由于探测器外加有一定的电压，探测器气体空间内形成了电场，电子和正离子在电场作用下分别向正、负电极方向运动，这种定向运动叫作漂移运动。

电子在电场作用下，一方面会和气体分子碰撞损失能量，另一方面又能从电场获取能量。电子的能量低于气体分子的最低激发能时，每次碰撞损失的能量较小。只有电子的能量大于分子的激发能时，发生非弹性碰撞，才能引起较大的能量损失。当它损失的能量和它从电场获得的能量相等时达到平衡状态，电子的平均能量为：

$$\frac{1}{2}mv_e^3 = \eta\frac{3}{2}kT \tag{6.3}$$

式中，v_e 为电子在电场中的运动速度（漂移运动和热运动）；$\frac{3}{2}kT$ 为热运动能量；k 为常数；T 为气体的绝对温度；η 为电子温度，它是电子在电场中运动能量和热运动能量的比值。

（3）电离室

电离室是最早应用的辐射电信号的电离辐射探测器。带电粒子在射入电离室灵敏体积内的工作气体中时，将沿其径迹产生一系列离子对。在灵敏区内的电场作用下，电子、离子进行漂移，从而使电离室输出电流信号。

电离室的基本结构如图 6.1 所示。它的主要构件是两个平板形或同心圆筒形（以及球形或其他形状）的电极，它们相互绝缘并分别连到电源的高压端与地。电极间的空间内是气体，这是电离室的工作介质。外加电源（V_0）通过两电极在气体介质中产生电场。变换电极的间距、形状及所加电压，可以实现不同的合乎要求的电场。

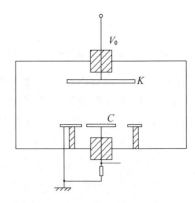

图 6.1   电离室的基本结构

与测量仪器相连的电极称作收集极（图 6.1 中的 C），一般处于与地接近的电位。另一电极称作高压极（图 6.1 中的 K）。电离室的灵敏体积是指通过收集极边缘的电力线所包围的两电极间的区域。只有这个区域内有由射线产生的离子对才能引起输出信号及被收集极收集到。灵敏体积外的环形电极（在圆柱形电离室中呈管状）称作保护环，它处于与收集极相同的电位。保护环的主要作用是使灵敏体积边缘处的电场保持均匀，同时还起着使绝缘子漏电流不流经负载电阻从而不影响信号测量的作用。图中用阴影线画出的都是绝缘子，起着支撑电极或穿引导线的作用。由于一般要求灵敏体积内充有一定压力和成分的纯净气体，因此常需要一个密封外壳将整个电极系统包起来。在电离室外壳上应有引入导线的密封绝缘子以及为排气、充气用的排气管等。某些特殊用途的电离室壁上还要开窗以便低穿透本领的射线能进入电离室灵敏体积。

6.1.1.2 材料发光

（1）电离辐射致材料发光

电离辐射产生的辐射粒子入射到特定的物质中，使得物质中的原子（分子）电离、激发，在退激过程中会产生光，通常称之为荧光。这种依靠在某些物质中产生的闪光来探测电离辐射的技术，也是一种历史十分悠久的探测技术。经过几十年的发展改进，利用材料发光制作探测器已是各种类型的闪烁体与多种光探测器件的组合。可探测带电粒子或中性粒子（如中子、γ 射线），可满足短时间响应、高探测效率、大面积灵敏度高、能量分辨率高和位置分辨率好等不同的物理要求。经过不断发展，电离辐射致材料发光已成为目前应用最广泛的核辐射探测手段之一。

辐射粒子进入闪烁体中，使原子或分子激发，受激原子在退激过程中发出荧光，光子穿过闪烁体，通过光耦合剂和光导，一部分到光电器件（光电倍增管的光阴极，在光阴极上打出光电子），然后经光电倍增管各倍增电极倍增放大，经收集极输出便产生一个电脉冲信号。闪烁探测器的工作过程，也就是入射粒子的能量转变为输出电脉冲的过程，可以分为如下几个阶段。

① 粒子进入闪烁体，使闪烁体的原子或分子激发和电离，粒子损失能量。设入射粒子的能量为 E_0，若其全部损失在闪烁体中，则闪烁体吸收能量 $E=E_0$；若入射粒子仅损失一部分能量，则闪烁体吸收能量 $E<E_0$。

② 受激发或者电离后又复合并处在激发态的原子和分子，在退激过程中大部分发射光子，这是对探测有用的；另一部分不发射光子则是将能量转化为晶格振动或热运动的动能，这部分能量对探测来说是探测不到的。转化为光子的能量的转换效率为 $C_{发光}$，

光子的平均能量为 $h\nu$，则闪烁体中产生的光子数为 $n_{光子}=\dfrac{E_0 K_1 C_{发光}}{h\nu}$，$K_1$ 为入射粒子在闪烁体内能量损失的份额。

③ 光子产生后，一部分穿过闪烁体和光导耦合到光电器件的光阴极上，另一部分会被吸收或散射而不能到达光阴极。若闪烁体的透明度为 $T_{透明}$，定义为物质对光不吸收的概率，光阴极的收集因子为 G（G 又称为收集效率），则到达光阴极的光子数目 $n'_{光子}$ 为

$$n'_{光子}=n_{光子} T_{透明} G \tag{6.4}$$

④ 光阴极将光子转换为光电子，光阴极的光电转换效率为 $C_{光电}$，即光阴极发射的光电子数为 $n_{电子}=n'_{光子} C_{光电}$，从光阴极到第一倍增极的传输系数为 K_2，则到第一倍增极上的光电子数 $n'_{电子}$ 为

$$n'_{光电子}=n_{光子} C_{光电} K_2 \tag{6.5}$$

⑤ 光电子经多级倍增极倍增放大，最后被阳极收集形成电脉冲。设光电倍增管的倍增放大系数为 M，则在阳极输出的电子数为 $Mn'_{电子}$，相应的电荷 $Q_0=Mn'_{电子}$。

（2）无机闪烁体的发光机制

无机闪烁体是含有少量激活剂的无机盐晶体，如 NaI（Tl）、CsI（Tl）、CsI（Na）和 ZnS（Ag）等，还有 BGO（锗酸铋，$Bi_4 Ge_3 O_{12}$），它们都是绝缘体和离子型晶体。

核辐射进入闪烁体后，损失能量，晶体的原子获得能量足以使其电离时，电子从满带跃迁到导带，在满带留下空穴。原子获得的能量不足以使其电离时便被激发，在晶体中产生的电子-空穴对仍被束缚着，称为激子，电子和空穴在晶体中运动。完全纯的晶体由于禁带较宽，电子从导带中跳回满带时，退激发射的光子能量在紫外光范围（不是可见光），而且退激出来的光子容易被晶体自吸收，传输到晶体界面外的光子很少。为了能使晶体发射可见光而且减少自吸收，可在纯晶体中掺入少量杂质（激活剂），其激发能级的能量比晶体的导带低，而基态比满带高，它们处在禁带中，成为俘获中心。核辐射产生的电子、空穴和激子在晶体中运动时发生如下三种过程。

① 当遇到俘获中心时，电子从激发态立即跳回到基态并放出光子，这叫作荧光过程，时间在 10^{-7} s 左右。退激发射的这种光称为荧光，是可见光，它是闪烁光中的快成分。

② 电子也可能将激发能传递给周围的晶格产生振动以热能形式消耗掉而不发射光子，这种过程叫作猝灭过程，这对探测来说是不利的。

③ 晶体中的其他杂质和晶体缺陷，也可能在晶体中形成陷阱，运动的电子遇到陷阱处于亚稳态，有的电子可从晶格振动中获得能量，重新跃迁到导带再重复荧光过程或猝灭过程。如果按荧光过程，则这样发出的光叫作磷光，衰减时间为 10^{-6} s，这种光是闪烁光中的慢成分。在无机晶体中掺入适量的激活剂，将会大大增加闪烁体的光输出。

（3）有机闪烁体的发光机制

带电粒子穿过有机闪烁体时使运动轨迹近处的闪烁体物质的分子电离、激发和离解，从而损失一部分能量。这一过程的强弱与比电离有关，即与粒子的运动速度有关。激发能可能再传递给其他分子，或使分子振动，变成热量而散失。依据现代科学对荧光

过程的认识，由受激的高能级跃回低能级的跃迁速度很快，约为 10^{-12} s。尽管某些好的闪烁体，其分子的量子产额可达 90%，但其探测带电粒子的能量转换效率或光输出也只有 4%（如有机蒽晶体）。

6.1.1.3　电子-空穴对

（1）带电粒子与晶体的相互作用

带电粒子入射晶体后，将通过与晶体中电子的相互作用而很快损失能量。带电粒子所损耗的能量用来使得电子由满带激发到空带，使满带中留下空穴，而空带中有了电子。这不仅可以从最高的满带（第一满带）把电子激发到最低空带（第一空带），也可以从更深的满带（甚至把未公有化的电子）激发到更高的空带。但是，在约 10^{-12} s 极短的时间内，所有处于高激发带的电子都升至第一空带中去，而所有处于更深的满带中的空穴都上升至第一满带去了。在这些过程中释放的能量又可以在第一满带及第一空带中产生一些电子-空穴对。带电粒子入射后，经过 10^{-12} s 左右，就沿其径迹在第一满带及空带内产生一定数目的电子-空穴对。

与气体中产生离子对的情况类似，在晶体中入射带电粒子每产生一对电子-空穴，平均花费的能量是一个常数，也称"平均游离功"，用 W_0 表示。对我们所采用的那些半导体材料，这一常数 W_0 与入射带电粒子的性质及能量无关。对于室温下的硅（Si），$W_0 \cong 3.61$ eV；而对于 77 K 下的锗（Ge），$W_0 \cong 2.96$ eV。考虑到气体中产生一对离子约需 30 eV，同样能量的带电粒子在固体中产生的电子-空穴对数要比在气体中产生的离子对数大一个数量级左右。因此，半导体探测器输出电荷要比气体电离室的大得多。

当入射带电粒子能量相同，而且全部损耗在灵敏体积内时，由于在晶体中产生的电子-空穴对数要比在气体中产生的离子对数大十倍左右，所以晶体中电子-空穴对数的相对均方涨落也就小很多。这样，半导体探测器有可能获得比气体电离室好得多的能量分辨率。

（2）半导体探测机制

半导体探测器相当于一个固体电离室。在晶体的两面加以金属电极，通过所加电压使晶体内产生一足够强的电场。带电粒子射入时，将在晶体内产生一定数目的电子-空穴对。在所加电场作用下，电子和空穴分别向正极和负极漂移，从而在输出电路中产生电流信号。当所产生的电子和空穴全部被电极收集以后，输出电荷量将等于电子-空穴对数同电子电荷的乘积，即正比于带电粒子在晶体中损耗的能量。由于固体的阻止本领要比气体大 1 000 倍以上，因而虽然这种晶体探测器的体积较小，其探测效率也要比气体探测器高。此外，还可以加高电压及产生强电场，使得电子、空穴的收集时间比较短，约 10^{-7} s。

过去，都采用像金刚石那样的绝缘晶体来作探测器。这类晶体的电阻率很高，但是晶体内包含许多杂质和晶格缺陷，陷阱很多，使得载流子寿命很短。因此，入射粒子产生的电子、空穴中有不少在被电极收集以前就复合掉了，还有一部分则被陷阱陷住而在固体内形成空间电荷。当这种空间电荷越积越多时，会产生一个越来越强的与外加电场方向相反的附加电场，这称作"极化效应"。当入射粒子数目足够多以后，由于极化效应而产生的附加电场可能强烈得使计数器不能再正常工作。若采用硅、锗等半导体材料，就可以有长得多的载流子寿命，从而能避免极化效应及复合损失等问题。

6.1.2　探测介质及总体集成

核辐射探测器按探测介质类型及作用类型大致分为三种：气体探测器、闪烁探测器、半导体探测器。它们与辐射相互作用的过程大不相同，但是基本原理没变。首先，辐射粒子射入探测器的灵敏体积；接着，入射粒子通过电离、激发等效应而在探测器中沉积能量；最后，探测器通过各种机制将沉积能量转换成某种形式的输出信息。核辐射探测器的工作过程大致分为两个：一是对于辐射反应，核辐射探测器给出相应的电信号；二是处理和分析核辐射探测器给出的电信号，用电子学方法对信号脉冲的幅度、时间、波形和数目等参量的获取、处理和分析，获得核辐射的能量、电荷量、时间、空间等各种性质。

核辐射探测器信号传输过程可以用图 6.2 表示。

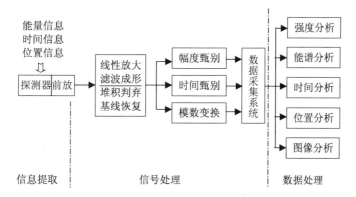

图 6.2　核辐射探测器信号传输过程

核辐射探测器信号传输的特征：

① 核辐射探测器实质上就是一个能量-电荷转换器，用于把抽象的核辐射信息转换成具体的电信号；

② 对核辐射信息的处理实际上就是对探测器输出信号的处理，从探测器输出信号中提取出核辐射信息，并转换成相应的物理量；

③ 核辐射探测器通常可以看成是一个电流源；

④ 不同的探测器，其能量-电荷转换过程及持续时间是不同的，输出信号各有其特点，需要采用不同的处理方法或手段。

（1）气体探测器

气体探测器是内部充有气体、两极加有一定电压的小室。入射带电粒子通过气体时，使气体分子电离或激发，在通过的路径上生成大量的离子对——电子和正离子。带电粒子在气体中产生一个电子-离子对所需的平均能量称为电离能，电离能只与介质有关，与带电粒子的种类无关；带电粒子能量越高，其所生成的离子对越多，故生成的离子对数可以反映入射带电粒子的能量。

入射粒子在电离室中引起电离，电子、离子漂移形成电流；当外加电压升高时，探测器工作于正比区，就成为正比计数器；当气体放大倍数随电压急剧上升，电子雪崩持续发展成自激放电时，则成为 G-M 计数器。

电流信号 $I(t)$ 的时间持续过程主要与电子和离子的漂移速度有关。通常，在电离室中电子漂移速度较快，为微秒量级，而离子漂移速度慢得多，为毫秒量级。

（2）闪烁探测器

闪烁探测器利用某些物质在核辐射的作用下会发光的特性探测核辐射，这些物质称为荧光物质或闪烁体。其工作原理为：带电粒子进入闪烁体中，使原子电离激发，受激原子在退激过程中发光，光子穿过闪烁体、光导，一部分到达光电倍增管的光阴极，在光阴极上打出光电子，被光电倍增管的第一倍增极收集的光电子经过光电倍增管各倍增极的倍增，最后在阳极上被收集成为电流脉冲信号 $I(t)$。

（3）半导体探测器

半导体探测器探测的基础是带电粒子在半导体探测器的灵敏体积内产生电子-空穴对，电子-空穴对在外电场的作用下漂移而输出电流信号。常用的半导体探测器包括金硅面垒探测器、Ge（Li）和 Si（Li）探测器、高纯锗探测器等，它们都是以半导体材料为探测介质，具有能量分辨率高、线性范围宽等优点。

上述三种主要的辐射探测器输出信号可以看成一个电流信号源 $I(t)$。在做时间测量时，由于要求保持时间信息，可以直接利用这种电流源的时间特性。在做能谱分析时，因为与能量成正比的量是探测器收集的电荷或电荷在电容上的积分电压，所以要求探测器输出电荷或电压信号 $U(t)$。如果既要做时间测量，又要做能量测量，则应要求探测器既输出电流信号又输出电荷信号。探测器通过后接输出电路，将被测量的核辐射信息转换成具有一定特性形状的波形。当信号延迟时间与输出电路时间常数相比小得多时，可以认为核辐射探测器信号主要以脉冲形式出现，探测到的单个或一群粒子转化成单个或一系列电脉冲；而且当电荷收集时间较短时，可以认为其是一种持续时间极短的电流冲击脉冲。

6.2　辐射测量的发展趋势

6.2.1　探测介质的发展

核辐射探测器能够有效地对放射性物质进行监测，核辐射探测技术也是粒子物理和核物理研究中一个不可或缺的重要工具。在辐射探测领域，随着人们对探测材料的认识，探测介质的利用也在不断发展。最早出现的探测器是气体探测器，随着技术的发展，到 20 世纪 50 年代左右出现了一种新型的闪烁探测器，它逐渐取代了气体探测器；到了 20 世纪 70 年代左右，才出现了各种半导体探测器。以上这些探测器都对核技术的应用及核试验的进行做出了重大贡献。相比于其他材料，半导体材料有其独有的优势，而这些优势使其十分适用于电离辐射的探测领域。同时，半导体材料特别是硅基材料被广泛用于制备其他具有放大功能的微电子集成电路和电子元器件。被用以制造这些集成电路和电子元器件的工艺同样可以用来制备探测器，这就使得外围电路与探测器的集成成为了可能。从 20 世纪 80 年代开始，半导体加工工艺技术得到了突飞猛进的进步，同时许多使用新型半导体材料的探测器也被开发出来。像硅漂移室 SDC、P-N 结 CCD、CdZnTe 化合物半导体探测器，被广泛应用在辐射探测、核仪器、核医学及环保等诸多领域。

6.2.1.1　气体探测器

气体探测器是在 19 世纪末 20 世纪初，核辐射能被发现时最早被使用的一种探测器，当时使用的是空气电离室。它在早期的核物理发展和核科学研究中起到了重要的作用，如 G-M（盖革-米勒）计数管、电离室、正比计数管三个系列，以及漂移室、平行板雪崩室。虽然其他探测器的发展很快，应用也日益广泛，但气体探测器具有结构简单、使用方便等优点，因此有些气体探测器在今天不仅仍有广泛的应用，而且还有新的发展。

（1）气体电离室

它是基于电离辐射使气体电离的辐射探测器。该类探测器有两个电极并充有工作气体，在两电极间施加工作电压。入射辐射在气体中产生电离，电极上收集的电荷数与电离粒子的性质有关，也与外加电压的大小有关。

（2）电离室

它是内充有适当气体的容器组成的电离探测器，容器内装有两个电极，在电极间施加不足以引起电子雪崩放大的电场，但能将灵敏区内由入射辐射产生的离子对收集在电极上。电离室的种类很多，按结构可分为平板形、圆柱形、球形电离室等；按所探测的辐射种类可分为 α、β、γ 和中子电离室等；按工作方式可分为电流电离室和脉冲电离室。电离室的用途较广泛，可用于核实验室内的测量、工业核测控仪表（核子秤、测厚仪、密度计及料位计等）、环境辐射本底监测、核反应堆测控及火灾自动报警等。电离室的输出信号较小，它要求记录电子仪器灵敏度高、噪声低，为防止漏电还需要选用绝缘性能好的绝缘材料，并设有保护环等措施。

（3）裂变电离室

它是一种在电极上涂覆裂变物质灵敏层的电离室。中子与灵敏层中的裂变物质（如 ^{235}U、^{238}U、^{239}Pu、^{232}Th、^{252}Cf 等）发生裂变反应，产生的裂变碎片使室内气体电离，在电场作用下，电极上收集到电离电荷信号。该信号与入射的中子注量率成正比，涂覆不同的裂变物质可用来探测不同能量的中子。根据入射中子注量率的大小，输出信号的方式也有所不同，在较低中子注量率时，测量脉冲信号；在较高中子注量率时，测量电离电流或均方根电压。因此，这种电离室作为宽量程（可达 10 个量级）探测器，在核反应堆控制中得到广泛的应用。电极上涂覆的裂变物质本身放出的粒子（如 α 粒子）和中子场（如核反应堆内）中伴生的 γ 辐射都会使气体电离，产生本底脉冲或电流，该本底与裂变碎片产生的信号脉冲或电流相对来说是很小的，很容易被甄别掉或者忽略不计，因此这种电离室具有较强的甄别 γ 本底的能力。

（4）屏栅电离室

它是通常用于测定 α 粒子或裂变碎片能量的一种脉冲电离室。从结构上讲，它是通过在普通电离室的正、负电极之间附加一个处于某个中间电位的栅网状的第三个电极

（屏栅电极）而构成的。α粒子或裂变碎片对气体的电离被限制在阴极和屏栅极之间。在电子以比离子的漂移速度高三个量级的速度穿过栅极而被集电极收集的过程中，由于栅极的屏蔽作用，电子所获得的加速能量只取决于栅极和收集极之间的确定电位差，而不会受到尚未被收集的离子云电场的影响，因此收集到的信号大小只正比于α粒子或裂变碎片所产生的初始电子总数，而与电子产生的地点无关，从而确保了极好的能量分辨本领。与半导体α谱仪相比，由于它的阴极面积可以做得很大（如几百或几千平方厘米），因此可以不经化学浓缩而采用直接物理铺样的办法。这样不仅简化了操作，更重要的是可以避免化学浓缩过程对核素的选择作用，某些不易被化学浓缩的核素在制样过程中被丢失。正是由于屏栅电离室既具有相当好的能量分辨本领，又具有很好的探测灵敏度，因此它和半导体α谱仪一样在很多方面得到十分广泛的应用。

（5）正比计数管

它是工作在气体放电正比区的辐射探测器（简称正比管）。正比管有多种结构，但常用的是同轴圆柱形。其外壁为阴极，阴极材料多为不锈钢、铜或铝；在中心轴上紧拉一根阳极丝，阳极丝一般用钨丝或不锈钢丝制成；圆柱形容器内充以工作气体。探测对象不同，工作气体也各异：测中子用 BF_3、^3He、H_2 或 CH_4 等气体，测 α、X 射线等用惰性气体（Ar 或 Xe）加少量多原子气体（CO_2、CH_4 等）。辐射进入正比管内，工作电压较大，使得初始总电离产生的次级电子获得足够能量，进一步电离其他气体分子，发生电子雪崩，即使气体电离得到放大（简称气体放大），通常将气体放大后的电离总数 N 与初始电离数 N_0 之比叫作气体放大系数（用 M 表示）。在正比放电区内，M 值大于1，它与初始总电离生成的离子对数无关。在某一工作电压下，正比管的输出脉冲幅度与初始总电离的离子对数成正比。正比管的坪特性较好，能有效地用于辐射强度的测量；正比管的信噪比较大，能量分辨较好，用于 α、β、中子及 X 射线的能量测量；正比管的放电空间有严格的局限性，较广泛地用于辐射的定位。

（6）平行板雪崩室

它是由两平行平面电极构成的，并工作在正比放电区的气体电离探测器中。两个电极间的距离较窄（1～3 mm），工作气体的气压较低（666.61～3 999.66 Pa），在两电极间形成很高的约化电场 E/P（E 为电场强度，P 为气压）。当射线进入室内灵敏区时，气体分子电离，在窄小的电极间形成电子雪崩，电子漂移速度很高，输出信号的信噪比很大，所以这种雪崩室的时间分辨能力比一般正比计数管要高很多，时间分辨率可达亚纳秒数量级，它是较理想的快定时探测器。由于结构简单、成本低及辐射损伤小，它在核物理实验中提供精确定时和高计数率的测量工作，尤其在重离子实验物理中受到重视。如果它的电极平面由若干位置灵敏单元构成，这种雪崩室还可以作既定时又定位的辐射探测器，或与其他探测器组成多参数测量系统。

（7）BF_3 正比计数管

它是一种充有 BF_3 气体的正比计数管。计数管的初始电离是由慢中子与 ^{10}B 进行核反应产生的 α 粒子和锂核引起的，因而它被用来记录单个中子脉冲，由于它的中子脉冲幅度大而 γ 射线产生的脉冲幅度小，因而它能有效地将中子脉冲与 γ 射线脉冲区分开。计数管内充以含有浓缩或天然硼的 BF_3 气体，由于 BF_3 气体的化学性质很活泼，容易与计数管的结构材料起化学作用，因而必须选用化学性质稳定的结构材料。在充气过程中还须采取一系列有效工艺，才能制作出性能长期稳定可靠的 BF_3 正比计数管。由于 BF_3 正比计数管造价相对低廉，性能稳定可靠，探测效率较高，在核试验及工业中（如中子水分计、公路路基湿度计等）得到较广泛的应用。

（8）X 射线正比计数管

它是一种带有能透过 X 射线的入射窗的正比计数管。计数管的初始电离是由入射的低能 X 射线或软射线与计数管所充气体相互作用产生的。入射窗一般为侧窗或端窗，部分计数管还有出射窗。入射窗的材料和厚度根据 X 射线的能量来选择，常用材料为有机薄膜、铝箔、铍片和云母。计数管的形状一般为圆柱形、长方形和鼓形。计数管有密封式和流气式两种，所充气体为惰性气体（如 Ne、Ar、Kr、Xe）加少量的猝灭气体（如 CH_4、CO_2、N_2 等）。与闪烁探测器相比，计数管的能量分辨率较好，能量线性范围宽、信噪比高、温度效应较小。射线正比计数管广泛应用于天文、地质、冶金、医学、材料科学、机械加工和环保等领域。

（9）^{3}He 正比计数管

它是一种充有 ^{3}He 气体的正比计数管。在管中产生的起始电离是由中子与 ^{3}He 进行核反应后产生的质子和氚核引起的，由于其反应截面较大，所以它对热中子和超热中子的探测效率较高，在核反应启动、核物理测量、石油工业的测井等方面有较广泛的应用。^{3}He 气体的纯度对计数管的性能影响很大，必须消除 ^{3}He 中的微量氚。^{3}He 气体价格昂贵，制备设备中必须有剩余气体的回收装置。

（10）盖革计数管

它是工作在盖革放电区的气体电离探测器（又叫盖革-米勒计数管）。其大多为圆柱形结构，即用金属圆筒作阴极，轴线上用一根细金属丝作阳极，管内常充以惰性气体和少量多原子气体。入射辐射使管内气体分子电离，电子向阳极丝漂移，经雪崩放电大量离子沿阳极丝发展，在阳极丝周围形成正离子鞘。正离子鞘在电场作用下，到达阴极附近时得到一定的动能，它可以从阴极打出二次电子，产生假计数，所以要用猝灭的方法来消除这种可能产生的假计数。这种计数管制作工艺较简单、结构形式多样、输出脉冲幅度大，广泛用于 α、β、γ 射线的强度测量。

（11）高气压电离室

它是一种内充高气压气体的电离室。电离室壁通常由钢材制作，充以 2.026 5～3.039 75 MPa（20～30 大气压）高纯氩气或氮气，体积一般为 4～8 L。高气压电离室具有较高的灵敏度和长期稳定性，对环境陆地辐射与宇宙射线电离成分的空气吸收剂量率响应近似相同。为得到对入射辐射各向的同性响应，高气压气体电离室常采用球形结构。高气压电离室于 20 世纪 30 年代初研制成功，20 世纪 80 年代后期研究人员采用能量补偿法进一步改善了能量响应特性。其早年曾用于海平面宇宙射线空气电离量测量，20 世纪 70 年代初用于环境辐射照射量率测量以及核设施气载流出物的连续监测。高气压电离室除在核技术领域内的应用外，也被作为传感器在工业自动化方面广泛应用。

（12）气体闪烁正比计数管（GSPC）和高压 Xe 电离室

到 20 世纪 80 年代末，Xe 气体纯化技术的提高促进了 Xe 闪烁正比计数管的发展，构成了新型的 X 射线 Xe 气体闪烁正比计数管。与一般的正比计数管相比，GSPC 能量分辨率高。例如，对[55] Fe 5.9 keV 的 X 射线，Xe GSPC 的半宽高（FWHM）为 472 eV；对0.15 keV 的 X 射线，FWHM 为 85 eV，噪声仅为 50 eV，可鉴别硼的 KX 射线，比一般正比计数管的能量分辨率提高了一倍。Xe 气体的法诺因子为 0.17，电荷倍增没有产生空间电荷效应，所以计数率可高达 90×10^3/s，并可用于穆斯堡尔实验、荧光 X 射线谱的测量、环境放射性的监测等。另外，球形电离室、重离子电离室等新产品的相继研制成功，使其越来越受到了人们的重视。高压 Xe 电离室线性阵列探测器的一致性较好，并可做到很高的排列密度，是近十年来在我国首先应用于集装箱安检成像系统的核辐射线性阵列探测器，其缺点是气体对射线的吸收（衰减）效率低，探测效率小于 60%，一般用于能量较低的场合。

6.2.1.2 闪烁探测器

闪烁探测器利用某些物质在核辐射的作用下会发光的特性来探测核辐射，这些物质称为荧光物质或闪烁体。光电器件（光敏元件）将微弱的闪烁光在光电倍增管的光阴极转变为光电子，光电子经过光电倍增管的多次倍增放大后输出一个电脉冲（对 Si 光电二极管来说是闪烁光在 Si 光电二极管中转变为电子-空穴，在 Si 光电二极管上的电场作用下被收集输出一个电脉冲，装置没有放大作用），这种装置叫作闪烁探测器。闪烁探测器能探测各种类型的带电粒子和中性粒子，其主要特点是探测效率高、时间分辨力好。它是一种应用较广泛的核辐射探测器。

（1）塑料闪烁体

塑料闪烁体是一种有机闪烁物质在塑料中的固溶体，它通常由基质闪烁物质及移波剂组成。塑料闪烁体的发射波长在 390～820 nm 区间，相对于蒽晶体闪烁体的光输出为 30%～70%，其主要特点是闪烁衰减时间很短（1～3.5 ns），不潮解，透明度好，较容易制备和加工，可以制成各种形状及大体积的闪烁体，易加入必要的灵敏物质，耐辐照性能好，此外，塑料闪烁体价格低廉。现今，它是制备特大型闪烁探测器的优选闪烁体之一。塑料闪烁体基质的性质、纯度及聚合程度，对闪烁体的能量转换效率有显著影响。常用来作闪烁体基质的是聚乙烯基甲苯和聚苯乙烯。塑料闪烁体通常含有一种闪烁物质，或者含有一种闪烁物质和移波剂，后者是用来吸收闪烁光子并发射波长更长的光子的一种荧光化合物。塑料闪烁体的主要特性在很大程度上取决于闪烁物质和移波剂的性质、含量及纯度等。加入重金属有机化合物的塑料闪烁体对 γ 射线有较高的探测效率。塑料闪烁体广泛用于探测 α、β、X、γ 射线，以及快中子、裂变碎片、高能粒子、宇宙射线等。塑料闪烁体的缺点是能量分辨能力较差，一般仅用作射线强度或时间信号测量。

（2）液体闪烁体

液体闪烁体是一种由有机闪烁物质溶在芳香族溶剂中构成的有机闪烁体。液体闪烁体的溶剂通常为一至两种，最常用的溶剂有甲苯、二甲苯等。液体闪烁体的溶质是一种闪烁物质，或者是一种闪烁物质和一种移波剂的混合物。加料液体闪烁体则含有一至两种溶质。液体闪烁体的主要特点是闪烁衰减时间短，透明度好，制备容易，成本低，体积、形状不受限制，易引入必要的灵敏物质。液体闪烁体的种类很多，成分各异，性能也有较大差别。液体闪烁体按用途主要分为 α、β 内计数用闪烁体，中子、γ 波形甄别用闪烁体，含氢多的快中子闪烁体，不含氢且对中子不灵敏的闪烁体，用于测量不溶性试样或水悬浮液的凝胶闪烁体，含有重金属元素以提高对射线探测效率的闪烁体，以及含有中子灵敏物质以提高对热中子探测效率的闪烁体等。后面两种统称为加料液体闪烁体。灵敏物质的引入往往会降低能量转换效率。氧是最常遇到的闪烁猝灭物质。在制备液体闪烁体时，有效地除氧是极为重要的。液体闪烁体广泛应用于探测 α、β、γ 及中子和宇宙射线等，特别是对低能 β 辐射能得到较高的探测效率。

（3）NaI(Tl) 闪烁体

NaI(Tl) 闪烁体是一种由无色透明的碘化钠（NaI）晶体构成的无机闪烁体，它通常以铊（Tl）作激活剂。除了拉制单晶外，还可将 NaI 晶体碎块加热，加压制成热锻压多晶 NaI(Tl) 闪烁体。在光学与闪烁性能方面，热锻压多晶 NaI(Tl) 闪烁体和单晶 NaI(Tl) 闪烁体相同。热锻压多晶闪烁体可以做得很大，制成各种形状，而且各种形状一次成型，不必像单晶那样进行复杂加工。为了防止潮解，通常用铝等金属盒将 NaI 晶体密封起来使用，和光电倍增管耦合的一面采用光学玻璃等作光窗，晶体与盒之间填充氧化镁粉一类的光漫反射层材料。晶体和光窗之间采用硅油或其他耦合剂作光学耦合。NaI(Tl) 闪烁体的平均原子序数高、密度高，适用于测量 γ、X 射线，对 γ 射线具有较高的探测效率，能量分辨本领较好。NaI(Tl) 闪烁体是当今探测射线应用最广的闪烁探测器器件。

（4）CsI(Tl) 及 CsI(Na) 闪烁体

该类闪烁体是由无色透明的碘化铯（CsI）晶体构成的无机闪烁体，通常以铊（Tl）或钠（Na）作激活剂。和 NaI(Tl) 闪烁体相比，该类闪烁体具有更高的原子序数及密度，因此其单位体积对 γ 射线的探测效率较高，但其能量转换效率较 NaI(Tl) 闪烁体低［若用硅光二极管作为光敏元件，转换效率比 NaI(Tl) 闪烁体高］。CsI(Tl) 闪烁体不易潮解，使用时可以不密封，除用于测量 γ 射线外，还可用于测量重带电粒子，具有较好的能量分辨率的 CsI(Tl) 闪烁体还能经受较猛烈的震动、冲击及大的温度梯度，其可代替 NaI(Tl) 闪烁体，广泛用于测井、空间探索和军事科学等环境条件比较苛刻的场合。

（5）BGO 闪烁体

BGO 闪烁体是一种由无色透明的纯锗酸铋本征晶体构成的无机闪烁体，分子式为 $Bi_4Ge_3O_{12}$（简称 BGO）。BGO 闪烁体的主要特点是平均原子序数高、密度大，因而对 γ 射线的阻止本领大，其对 1～10 MeV 的射线的吸收系数是 NaI(Tl) 闪烁体的 2.5 倍左右。这表明，为了获得对 γ 射线的相同的吸收效率（探测器效率），BGO 闪烁体的线性尺寸仅为 NaI(Tl) 闪烁体的 40% 左右，而前者的几何体积仅为后者的 6.4%。BGO 闪烁体可以用于任何空间有限而要求对 γ 阻止本领大的场合，特别适合于高能 γ 辐射探测的场合。另外，这种闪烁体还具有化学性能稳定、机械强度好、不潮解等优点。其缺点是能量分辨率较差。

（6）ZnS(Ag) 闪烁体

它是一种用银（Ag）作激活剂的由硫化锌（ZnS）制成的无机闪烁体。它是粒度为几微米到几十微米的多晶粉末，对重带电粒子阻止本领大，能量转换效率高，是探测重带电粒子的一种较好的闪烁体，具有探测效率高和易甄别 β、γ 射线等优点。内壁涂有 ZnS(Ag) 的闪烁室常用于测量氡浓度。ZnS(Ag) 粉末与中子灵敏物质混合在一起，可做成慢中子或快中子闪烁体。ZnS(Ag) 闪烁体的缺点是闪烁衰减时间较长，不易用于快计数，能量分辨率差，透明度很差，不能做得很厚。ZnS(Cu) 也可用作闪烁体，但使用不多。

(7) 玻璃闪烁体

它是以二氧化硅（SiO_2）为主要成分的无机闪烁体，用铈（Ce）作激活剂，同时也都含有锂（Li）。玻璃闪烁体通过 ^6Li 俘获中子，被用作中子探测器，具有闪烁衰减时间短、温度性能好、对慢中子的探测效率高等许多理想的特点。其绝对发光效率约为每个光子 $500 \sim 700$ eV。5 mm 厚、^6Li 丰度达 90% 左右的玻璃闪烁体的折射率已接近 100%。玻璃闪烁体适用于中子束强度绝对标定、飞行时间谱仪、中子照相及石油测井中，也可用于 α 粒子、裂变碎片及 γ 射线探测。它具有耐酸、耐碱、不潮解及耐温度骤变等优点，因此适用于在恶劣环境下探测射线。

(8) 气体闪烁体

它使用高纯度的惰性气体，发光机制简单，入射粒子使气体分子激发，随后退到基态而发射光子，这种光子的波长位于紫外光区域，使用对紫外光灵敏的光敏器件（如紫外光光电倍增管、GaAs 和 Si 紫外光二极管）。它的特点是时间响应快，一般为几纳秒或更快，能量响应线性好，光输出与入射粒子的电荷质量无关。

(9) $LaCl_3(Ce)$ 与 $LaBr_3(Ce)$ 闪烁体

$LaCl_3(Ce)$ 与 $LaBr_3(Ce)$ 闪烁体为近年来研制成功的镧系元素新型 γ 闪烁体，其对 γ 射线具有高的光输出，响应时间快，有较好的能量分辨和时间分辨、较高的探测效率和对能量较好的线性响应。所以，它们在核医学成像、核物理、X 射线衍射、非破坏性测试评估、核条约核查、安全防护、环境监测及地质探测等领域将发挥重要的作用。

6.2.1.3　半导体探测器

半导体核辐射探测器就发展时间来说，还是一类比较新的核辐射探测器。从结构上看，半导体探测器有晶体电导型、P-N 结型、PIN 结型等几种。按 P-N 结的制备工艺，探测器又可分为面垒型、扩散结型、离子注入型等。半导体探测器可用来探测带电粒子、X 射线、γ 射线及中子等。制造半导体探测器的材料有硅、锗等。半导体探测器具有能量分辨率高、能量线性范围宽、脉冲上升时间快及体积小等优点，在精密能谱测量方面明显优于气体电离探测器和闪烁计数器。缺点是耐辐照损伤能力较差、性能对环境温度变化较灵敏，以及有些半导体探测器必须在低温下使用或保存。

(1) 硅 P-N 结探测器

硅 P-N 结探测器在 1960 年就有几家公司生产并作为商品销售，但真正实现硅探测器系列化、商品化是在 20 世纪 60 年代末至 70 年代初。其中有金-硅面垒探测器、全耗尽探测器 DDX 探测器、PSD（位置灵敏）探测器等。另外，采用离子注入技术研制成的探测脉冲辐射的探测器，具有波形响应好、时间响应快、线性输出电流大、动态变化范围宽等特点。国外现在大部分硅面垒探测器，除薄的 dE/dX 探测器外，基本上都可以用平面工艺硅探测器来替代。

（2）Si(Li) 漂移探测器

Si(Li) 探测器在 20 世纪 70 年代构成高分辨的 X 射线探测器，在 X 射线的能谱分析、X 射线的荧光分析、中子活化分析中一直是一枝独秀，但它必须用液氮制冷到 77 K，所以真正的便携式的 X 射线能谱仪和 X 射线荧光分析谱仪系统很难实现。在 20 世纪 90 年代，用半导体制冷（制冷到 −90 ℃）的便携式的 X 射线荧光分析系统被研制出来，这是一种全新的 Si(Li) 探测器的应用研究。它要求探测器有较高的计数率、良好的能量分辨力，不用液氮制冷而采用半导体温差制冷，这样既可实现低温冷却探测器，又可实现装置小型化，从而实现可在野外或恶劣环境下工作的便携式 X、γ 射线谱仪和 X 射线荧光分析谱仪系统。其主要应用领域有对核燃料进行非破坏性分析，确定核燃料同位素的组成，浓缩铀的测量，乏燃料的能谱测量，包括贫铀弹的环境污染测量，燃耗的测量和冷却时间的确定，武器级钚的鉴定，等等。

（3）硅平面工艺 PIN 探测器（PIP 硅探测器）

20 世纪 80 年代，硅平面工艺应用到硅探测器的制备工艺中，使硅探测器增加了新的系列——硅 PIP（硅化离子注入平面工艺）探测器系列，用这种工艺制备的硅 PN 光电二极管探测器，不仅可单独地作为硅核辐射探测器，还可作为光敏元件与 CsI(Tl)、CdWO$_4$ 等闪烁体耦合在一起构成闪烁探测器和闪烁体阵列探测器，其线性阵列探测器已用于安检成像系统。目前由平面工艺制备的硅光二极管和 CsI(Tl) 或 CdWO$_4$ 闪烁体一起构成的探测器线性阵列是安检成像系统中主要使用的探测器阵列之一。另外，硅漂移室探测器（SDC）也被开发出来，这种探测器有很好的能量分辨和空间分辨力。20 世纪 90 年代，在 Si-PIN 光电二极管探测器的基础上，硅光电二极管阵列探测器和 Si-APD（硅雪崩倍增光电二极管）及 Si-APD 阵列也被开发出来。其采用硅平面工艺，不仅可制备出高质量的对低能 X 射线有较高能量分辨力的 Si-APD，而且也可根据应用要求制备成大面积的 Si-APD 阵列，用于宇宙空间的 X 射线的检测。硅探测器制造技术的发展，研制出的 Si-APD 和 Si-CCD，为空间粒子辐射的探测，空间低能 X 射线的探测，以及空间 X、γ 射线的探测提供了十分重要的探测器，这些探测器在空间辐射的探测中都取得了很好的结果。

（4）高纯锗探测器（HPGe 探测器）

20 世纪 50 年代，NaI(Tl) 闪烁计数器的商品化使 γ 射线能谱测量成为一般实验室内均能做的常规实验。20 世纪 60 年代，Ge(Li) 探测器的研发和应用，使 X、γ 射线能谱学在能量分辨率等方面较 20 世纪 50 年代的闪烁 γ 射线能谱学有了本质的提高，使原先分不清或分不开的谱线可被清晰地分辨，为核衰变纲图的精确测量提供了高分辨的探测器。20 世纪 70 年代，HPGe 探测器的研制成功是射线探测器的又一重大进展，它解决了 Ge(Li) 探测器工艺周期长，存放时一旦液氮干枯，Ge(Li) 探测器就受严重影响的缺点。HPGe 探测器在 γ 射线和高能带电粒子领域开辟了新的应用。在近十几年中，研究人员开展了探测器技术的智能化、网络化、小型化的研究，研制成电制冷的便携式 HPGe X、γ 射线谱仪系统。

（5）化合物半导体探测器

化合物半导体探测器最大的特点是它可在室温下工作，又有较高的探测效率和较好的能量分辨力，填补了闪烁探测器和 HPGe 探测器之间的空隙，使许多应用领域发生了明显的变化。如 GaAs、CdTe/CdZnTe、SiC、TIBr$_3$ 探测器。CdTe/CdZnTe（20% ZnTe，80%CdTe）晶体的原子序数高、禁带能宽大、电阻率高，非常适合探测能量在 $10\sim500$ keV 的光子，目前的生产工艺可制备体积为 $1\sim2$ cm^3 的 CdZnTe/CdTe 单晶，探测能量达到 1 MeV 以上。像素面积为 1 mm^2 的 TBr$_3$ 探测器对 Cs 662 keV 的 FWHM 为 1.3%。像素面积为 1 mm^2 的 SiC 探测器在 303 K（30 ℃）温度下，对 Fe 5.9 keV X 射线的 FWHM 为 196 eV，且不需要低温冷却，可在室温或高于室温温度下工作，对 ^{55}Fe 5.9 keV 和 ^{241}Am 59.5 keV 的低能 X 射线和低能 γ 射线有很好的能量分辨力和较高的探测效率；如灵敏面积 $\geqslant10$ mm^2，则在 X 射线荧光分析和 X 射线粉末衍射分析中可替代硅锂漂移和平面工艺硅探测器，从而大大简化实验（测试）装置和降低测试成本。它们可以构成十分轻便的便携式仪器，在环境监测、现场监测、核成像、空间核辐射的探测及核医学等方面有较好的应用。

6.2.1.4 热释光探测器

热释光探测器自 20 世纪 60 年代初以来得到较为迅速的发展。它具有很多优点，如体积小、灵敏度高、量程宽、测量对象广泛，可测 X、γ、α、β、中子和质子等射线，特别是在剂量测量领域中占有日益重要的地位。此外，在核医学、放射生物、地质研究中也是一种有效的工具。

（1）热释光探测器基本原理

由固体能带理论可知，晶体中电子的能量状态已不是分立的能级，而成为能带，如图 6.3 所示。电子分别处在各个容许能带上，各容许能带被禁带分开。晶体的基态是指容许能带被电子所占据的状态。固体可以有几个满带被禁带分开，最上面的一个满带称价带。当带电粒子穿过介质时，电子获得足够能量使原子电离，亦即电子由价带进入导带。但若电子获得的能量不足以使它到达导带，而只能到达激子带，这就是激发过程，这种电子-空穴对就叫激子。激子可以在晶格中运动，但不导电。电子或空穴在晶格内运动的过程中，可

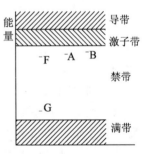

图 6.3 离子晶体的电子能带

能被陷阱俘获而落入深度不同的陷阱能级中或落入杂质原子在禁带所形成的能级（图 6.3 中 F、G 能级）中。陷阱是指磷光体内晶格的不完整性所引起的一些与导带底部能距小的级（图 6.3 中 A、B 能级）。这些被俘获的电子，只有通过热起伏而重新被激发到导带，才能同发光中心复合而发光。显然，提高磷光体的温度，可以使贮存于其中的辐射能加速地释放出来，这一现象称为热释发光。加热放出的总光子数与陷阱中释放出的电子数成正比，而总电子数又与磷光体最初吸收的辐射能量成正比。因此，可以通过测量总光子数来探测各种核辐射。

加热磷光体可以使落在陷阱能级上的电子释放出来，在不同的温度下释放出来的光能不同；光强峰值对应的温度近似地反映了陷阱的深度。图 6.4 表示了 LiF 逐渐升温加热的

发光强度曲线，低温处出现的发光峰对应较浅的陷阱，前五个发光峰对应的陷阱深度分别为 0.9 eV、1.04 eV、1.11 eV、1.19 eV 及 1.25 eV。俘获的在较浅陷阱中的电子，在室温下将有较大的概率逸出陷阱并释放出贮存的能量。由此可见，热释光磷光体经辐照后，其所贮存的能量在室温下会自行衰退。实际使用时可以采取措施，在一定程度上消除衰退对测量结果的影响。

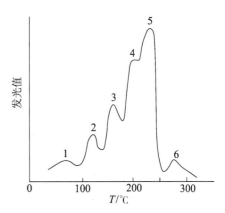

图 6.4　LiF 的发光曲线

（2）热释光磷光体

许多天然矿石和人工合成的物质都具有热释光特性。但要作为探测元件使用，还应满足一定要求，如陷阱密度高、发光效率高、在常温下被俘获的电子能长期贮存，即自行衰退性小、发光曲线比较简单、最好是有效原子序数低的材料。

上述要求实际上不可能全部满足，只能根据不同实验目的来选择较为满意的材料。常用的材料有氟化锂（LiF）、氟化钙（CaF_2）、硼酸锂 $[Li_2B_4O_7(Mn)]$、氧化铍（BeO）、硫酸钙 $[CaSO_4(Dy)]$ 等。其中，最常用的是 LiF，它衰退性较小、能量响应好，但制备工艺较复杂。

热释光材料可以重复使用，只是重复使用前，必须经过低温退火和高温退火。低温退火消除低温峰，高温退火消除潜在的发光中心及残剩剂量。

（3）加热发光测量装置

加热发光测量装置可分为三部分：加热部分、光电转换部分、输出显示部分。加热和光电转换部分组成测量探头。加热发光的测量是通过光电倍增管将光信号转变为电信号的，因此光电倍增管是探头的核心部分。对探头的要求是：收集磷光体所发光的效率尽可能高；尽可能降低其他因素产生的噪声，如热噪声、光电倍增管噪声等；探测效率稳定。探头一般包括以下几部分（图 6.5）：

① 加热盘。

通常由厚为 0.2 mm 左右的不锈钢片、钽片或电阻钢带按一定形状冲压而成。要求加热盘在

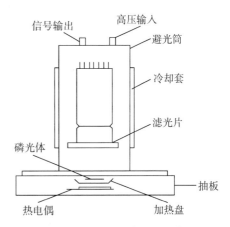

图 6.5　光电倍增管探头示意图

高温下不变形，不易氧化及金属表面的光泽基本不变，也可在加热盘上镀上一层银。

② 温度传感器。

温度传感器通常用热电偶。常用的有镍铬-镍铝，镍铬-青铜或铜-康铜等热电偶。它通常被点焊在加热盘下面的中心处。

③ 滤光片。

各种滤光片具有各自特定的透射光谱曲线，它基本上要与所用的磷光体的发光光谱一致，使磷光体发出的光大部分透过，其他光谱则被滤去。

④ 光导。

光导用透明的光学玻璃或有机玻璃做成。它使光电倍增管和加热盘之间有一定距离，以减少加热盘的电磁干扰及高温对光电倍增管工作的影响，并能使磷光体发出的光能够有效地输送至光电倍增管的光阴极。

⑤ 光电倍增管。

光电倍增管是探头的重要部件，其性能好坏和其工作状况对测量结果有很大影响。因此，一般应选择光阴极具有高的光量子效率的光电倍增管，其光谱特性与磷光体的热释发光光谱相匹配，暗电流要极低。

此外，为了降低光电倍增管的暗电流，应在避光筒外装上冷却水套或半导体致冷器。由于光电倍增管对电磁场敏感，除避光铁筒可以起磁屏蔽作用外，还可以在铁筒内加一层高导磁系数坡莫合金做成的圆筒，以得到更好的电磁屏蔽作用。

（4）热释光探测器的应用

热释光探测器主要用在剂量监测方面，是目前应用最广泛的一种个人剂量计。热释光探测器通常由一个或多个热释光探测器（探测元件）和一个便于佩带的适宜的剂量盒组成。其测量原理为加热使磷光体受照时所储存的能量以光子的形式释放出来，光子的强度（或释放陷阱中电子的数量）直接与材料受到的辐射剂量有关。其优点为：TLD材料的组织等效性好、灵敏度高和量程宽（一般为 $10^{-5} \sim 10^3$ Gy）；作为小型固体探测器，商业可用性强，可重复使用；不受电磁干扰。目前最常用的 LiF（Mg、Cu、P）热释光探测器有极高的信噪比和灵敏度，探测下限为 1 μGy，线性范围跨 8 个数量级，是理想的个人辐射剂量和环境探测器。

热释光个人监测一般分为躯干（全身）剂量计和局部（手足）剂量计。躯干剂量计通常佩戴于人体左胸前，用于全身剂量监测。局部剂量计通常佩戴于人体头部、手部、足部等部位，用于局部剂量监测。按监测对象（场所）分类，热释光个人剂量计分为：X、γ 个人剂量计，β 个人剂量计，β-γ 个人剂量计、手足剂量计和反照中子剂量计等。

① X、γ 个人剂量计。

目前，国内在外照个人监测中，采用热释光个人剂量计进行 X、γ 射线监测较为普遍，佩戴盒也是多种多样，有圆形、方形、圆柱形和笔式剂量计等。按监测的射线能量考虑，个人剂量计分为两种：一种用于低能（≤100 keV）组分较多的情况下；另一种用于能量高于 300 keV 的 X、γ 场，或 β-γ 混合场中放射工作人员的 γ 剂量测量。

② β 个人剂量计。

β 外照射主要是对皮肤造成损伤。由于皮肤基底层深度约为 7 mg/cm²，因此 β 个人剂量计是测量裸露皮肤 7 mg/cm² 处组织的吸收剂量。目前，用于 β 剂量测量的探测器多采用聚四氟乙烯薄膜和石墨热释光探测器。

③ β-γ 个人剂量计。

单一辐射场的剂量监测较为简单，但实际剂量监测中多是混合辐射场的监测。要求估算出皮肤和全身的剂量当量。为了满足这些要求，剂量计应包括两个组织等效的热释光探测器，它们应具有不同的屏蔽层。目前，用于混合辐射场的剂量计一般采用多探测器，在 β-γ 混合辐射场中就是采用两个剂量计来区分两种辐射组分的剂量当量值的：一个是滤掉 β 射线并只对 γ 射线灵敏的 γ 剂量计；另一个是对 β 和 γ 射线都灵敏的剂量计，称 β 剂量计。

④ 手足剂量计。

手部剂量的监测对于从事同位素操作、放射性厂矿设备的维修、钠元件的加工等工作的人员是非常重要的。在有些情况下，手部不但要接受较大的剂量，而且还存在着 β 射线烧伤的可能。对手部的 β-γ 剂量监测，可以用对 β、γ 同样灵敏的 LiF 聚四氟乙烯膜制成的指环剂量计。

⑤ 反照中子剂量计。

反照中子剂量计是用来测量中子混合场中的剂量计，由一对或几对 ^{6}LiF 和 ^{7}LiF 热释光探测器元件及佩戴盒组成。根据反照原理，当快中子入射到人体后，一部分被人体慢化，变成中能中子和热中子，反射后被探测到。反照中子剂量计，主要测量反散射出来的热中子和部分中能中子，这种反散射出来的中子称为反照中子。剂量计内的探测器元件是 ^{6}LiF 和 ^{7}LiF，其中 ^{6}LiF(n,α)^{3}H 反应产生的 α 和 ^{3}H 粒子被探测器元件吸收。^{7}LiF 是用来扣除 n、γ 混合场中 γ 射线对 ^{6}LiF 的响应的。

此外，热释光探测器在考古、地质方面也有很重要的应用。一般陶瓷都具有热释光特性，由热释光测量可推算出陶瓷的年代。这种方法为出土文物的年代鉴定提供了科学的测量手段。

6.2.1.5　其他探测器

（1）径迹探测器

20 世纪 50 年代末，人们在天然云母中用电子显微镜观察到核裂变碎片使云母片受到损伤的痕迹，痕迹直径约为 10^{-10} m，称"潜迹"；20 世纪 60 年代，人们用化学方法使损伤的痕迹受腐蚀而扩大成一个"蚀坑"，直径约为 10^{-6} m，称之为"径迹"。研究发现，α 径迹、质子径迹和裂变碎片径迹各有特征。

径迹探测器则是直接记录粒子走过径迹图像的探测器。这类探测器或是直接给出能够长久保持的径迹图像，如核乳胶和固体径迹探测器，或是把径迹拍成照片，再进行自动分析和处理，如云室、气泡室、火花室、闪光室等，从而得到有关粒子的信息。

① 核乳胶径迹探测器。

核乳胶是指能记录进入其中的单个带电粒子径迹的照相乳胶。与照相乳胶一样，核乳胶液是由银的卤素化合物微晶体均匀分散于明胶中而制成的。核乳胶的特点：微晶体极小（0.01～0.5 μm）；对带电粒子灵敏度高，且可根据需要选择不同灵敏度的乳胶，从只对裂变碎片灵敏到对电子灵敏。核乳胶径迹探测器在核物理、宇宙线与粒子物理研究，放射性地质矿床研究，核试验中的快中子能谱测量，生命科学与材料科学中的自射线照相与电子显微镜自射线照相中，都有着重要应用。由于乳胶径迹测量是用显微镜做三维跟踪测量，全面自动化很难，目前还只能在某些特定条件下进行自动化测量，这也限制了它的广泛应用。

② 固体径迹探测器。

固体径迹探测器是一种利用辐射损伤效应记录重带电粒子径迹的探测器。当重带电粒子通过探测器，在它的路径上探测器材料会产生直径 3～5 nm 的辐射损伤。这种带有潜伏径迹的探测器用蚀刻剂蚀刻处理后，对于辐射损伤密度超过阈值的潜伏径迹，其孔间直径可达微米量级，故可用光学显微镜观察和测量，可测定重带电粒子的数目、飞行方向及原子序数、质量和能量。固体径迹探测器可分为晶体、玻璃和塑料三类，各种材料的记录特性不同。固体径迹探测器适于在特殊核环境（即强本底辐射场）中进行核数据和核事件测量，如测量核爆炸中辐射的强度、能谱及空间分布、核爆炸燃耗，野外布点普查铀矿资源，测量核燃料元件破损等。此外，它在核物理、核辐射剂量防护、天体物理及生物医学等方面也得到较广泛的应用。

（2）切仑科夫探测器

自 20 世纪 50 年代起，随着高能加速器的发展，切仑科夫探测器被广泛用于高能粒子的探测。切仑科夫探测器与普通的闪烁器探测有些相似，因为它也是通过与切仑科夫介质保持光学接触的光电倍增管将所发射的光转换成电信号的。为了产生切仑科夫辐射，粒子在给定的介质中必须具备最低值以上的速度。因此，切仑科夫探测器具备一种固有的甄别能力。

切仑科夫辐射光子产额很小，对单个入射粒子的测量精度往往因统计涨落大而较差。这种探测器比较适合测量一群粒子（粒子束）的特性。

（3）液体电离室

使用液体作探测器介质的电离室称为液体电离室，它具有半导体探测器所具有的较高的密度，而尺寸又可以做得比半导体探测器的大得多。自 20 世纪 70 年代以来，这种探测器发展很快，主要用作高能量探测器。

液体电离室的基本原理和气体电离室相同，通过两极上的高压在液体介质上形成电场，入射粒子在液体介质中产生电离，在电场的作用下电离的电子和正离子分别向两极漂移而产生输出信号。

液体电离室常用惰性元素作液体介质，主要是使用液氩和液氙。其中，液氩用得最多，因为它有较为合适的性能，如密度较大（1.48 g/cm^3）、不吸附电子、有较高的电子迁移率、不易燃烧，氩比氙更不容易被负电性杂质污染，易于纯化，故能得到较纯的液氩，且费用较低。液氙电子迁移率也大，且和 NaI（Tl）的原子序数和密度大致相同，故两者体积相同时对 γ 射线有大致相同的探测效率。

6.2.2　探测技术的发展趋势

近半个多世纪以来，核辐射探测技术一直在军事、社会需求的牵引下，在基础理论与应用技术进步的推动下不断地发展。总体趋势是一机多能、高可靠度、宽量程和平台综合集成，并向核化生一体化与信息化方向发展。

① 向高灵敏度、高分辨率方向发展。国外宽量程 γ 辐射探测技术已发展得很成熟，并已应用于科研。例如，国外研制出高灵敏电荷直接贮存型核辐射探测器，它探测的 γ 射线的输出信号比一般半导体探测器高 1 000 倍。核辐射探测技术要求量程宽、准确度

高、可靠性高及小型化，可从测量环境本底 γ 辐射到核事故、核爆炸水平的探测。

② 将多种传感器结合在一起，能够在一个探测装置内并入多种现有技术，从而拓宽量程，增加功能，使性能稳定可靠，如将传统的 G-M 技术与其他技术相结合，又如多功能数字化 γ 谱仪将 NaI(Tl) 或 LaBr(Ce) 闪烁探测器与 G-M 计数管相结合，既实现了现场剂量与剂量率测量，又能快速判别核素种类，实现定量测量分析。

③ 核电子技术有了新的发展。探测技术最显著的进步之一就是信号处理和显示技术。核电子学的进步已经能够在一个探测装置内并入多种现有技术。其能够精确控制探测器件的高压，减少时间的影响，使得先进的算法得以实现。这拓宽了探测器的测量范围，延长了探测器件的使用寿命等。探测器智能化，高压电源、前置放大器、放大器、信号甄别器和信号处理器，以及与主机的通讯、接口关系及与控制这些部件相关联的功能，包括关键参数的控制和存储、设置、刻度和警报设置等都集成于智能化探测器中。电缆对测量结果没有任何影响，开机状态下探测器与主机之间可随意插接或断开。把探测器连接到运行智能探头软件的计算机可以直接用探测器执行刻度。

④ 能快速判别核辐射种类的装备有所发展。这些设备包括在核辐射爆炸装置爆炸之前就能将其发现的更有效、更灵敏的探测器，以及一旦发生爆炸就能快速判别核辐射种类的装备。

⑤ 新型探测器件的应用。核技术发展突飞猛进，使许多新型的探测器被开发出来。例如，硅探测器，有平面工艺硅探测器，包括 PIP-硅探测器、硅漂移室 SDC、P-N 结 CCD、混合像素探测器、微条带探测器等；化合物半导体探测器，包括 CdTe、CdZnTe、GaAs、HgI_2 和 SiC 等；X 射线荧光分析谱仪系统，不需要液氮制冷，仅需要简便的热电制冷就能正常工作；核辐射成像探测器，包括 γ 射线成像探测器和 X 射线成像探测器。这些成像探测器的出现和应用，开创了数字探测器代替传统胶片的新时代。

6.2.3　辐射探测的应用发展

随着国民经济和科学技术的发展，辐射探测的应用日益广泛，如医学、生物防护、食品检测、受控核反应等。另外，随着各种探测器和探测技术取得突破，人类利用辐射探测的视野也在不断地拓展。

（1）宇宙空间辐射探测应用

空间粒子辐射主要是空间的带电粒子（银河宇宙线、太阳宇宙线、太阳风等离子体和磁层粒子等）、空间 X 射线（太阳 X 射线、宇宙 X 射线和极光带 X 射线）、空间 γ 射线（太阳射线、宇宙射线和大气中的射线）、空间中性粒子（太阳中子及大气中中性原子和分子）和宇宙尘埃。空间粒子辐射探测技术是指用气球、火箭、卫星和飞船装载的探测系统。除高能宇宙辐射的地面观测外，空间粒子辐射的探测起始于 20 世纪 40 年代末期用火箭探测宇宙射线和太阳 X 射线，此后用气球观测有了很大的发展。人造卫星和飞船不仅运行时间较长，而且飞越空间大。它们既可避开地球大气的影响，又可以飞出地球磁场作用范围之外，这为空间粒子的辐射探测开辟了广阔的前景。

近十年来，X、γ 射线空间测量的发展，揭示了人们以前不知道的一系列新天体、新过程，大大开阔了人们在天文学方面的眼界。到目前为止，研究人员已经发现了数以百计的 X 射线源及若干辐射脉冲 X 射线的 X 射线星，发现了能够发射 γ 射线的各类型的天体，并由此开辟了新型的 X 射线和 γ 射线天文学。空间粒子辐射探测技术促进了空间物理学、高能天文学的发展。

空间 X 射线的通量小，而宇宙 X 射线的通量更小，因为对空间 X、γ 射线进行探测要求探测器有较高的灵敏度，所以研究人员希望探测器有较大的面积和较薄的入射窗。随着科学技术的发展，不仅核辐射探测器的种类增加了许多，而且探测器的性能（能量分辨、空间分辨、角分辨、成像性能等）也有很大的提高。

如要提高测量灵敏度和测量精度，就要增大探测的面积，研究人员常采用增大探测器的直径、长度或采用多个探测器系统的方法。另外，高层大气物理（空间物理和天文物理）领域的测试环境可能存在高的快中子通量、强的磁场和其他的高能辐射，并且具有高能辐射的活度高和种类变化大等特点。所以，在这些物理领域进行核辐射探测，对探测器有抗磁的要求，并要求有高的探测灵敏度，希望探测器是结实的小巧结构。CdTe 和 CdZnTe 的原子序数高、密度大、电阻率高、噪声小、受磁场的影响小，所以是比较适合于空间物理和天体物理等领域应用的探测器。

（2）天体物理辐射探测应用

最近通过天文纬度卫星测量表明，宇宙中存在高能辐射源，其能量范围在 0.5～10 MeV，源的强度和数目变化很大，而且具有令人感兴趣的频谱特性。这些初步结果表明，要得到天体物理学中令人感兴趣而又较详细的信息，必须使用具有下列特性的第二代高性能仪器：在较宽的能带范围内有好的能量分辨；具有角分辨力好的成像性能（1 MeV，0.5°）。为实现这一目标，到目前为止研究人员已提出既可成像也可构成谱仪的独立实验系统——使用 CdTe、CdZnTe 核辐射探测器阵列。实际以现有的技术和实验条件，形成具有上千个灵敏元件的阵列是完全可能的。这既克服了仪器相互排斥的问题，提高了角分辨力，又具有位置灵敏探测器的性质，为天体物理学的应用提供了新的实用技术。

（3）极深地下辐射探测

暗物质探测是目前国际科研的最前沿领域之一。迄今的研究和分析表明，暗物质在宇宙中所占的份额远远超过目前人类可以看到的物质，通常人类所观测到的普通物质只占宇宙质量的 5%。暗物质涉及宇宙产生和演化的一些最基本问题。

21 世纪以来，国际上相继开展了暗物质探测实验，利用各种技术来寻找暗物质。2010 年 12 月，中国首个极深地下实验室"中国锦屏地下实验室"投入使用。锦屏地下实验室垂直岩石覆盖达 2 400 米，是目前世界岩石覆盖最深的实验室。它的建成标志着中国已经拥有了世界一流的、洁净的低辐射研究平台，能够自主开展像暗物质探测这样国际最前沿的基础研究课题。我国暗物质实验构建了包括聚乙烯、铅、无氧铜等在内的优良的被动屏蔽系统，并且采用碘化钠探测器搭建了反康普顿主动屏蔽系统。为了获得低的能量阈值，实验室以 20 gV 超低能量阈高纯锗探测器为主体建立了包括探测器及液氮灌装系统、电子学信号处理及数据获取系统、数据采集软件系统三大部分的实验测量装置。经过调试与测试，该实验测量装置在 9 keV 以下能区的线性偏离小于 0.2%；在 5 keV 的能量分辨率（半高宽）达到约 200 eV；噪声水平（半高宽）达到约 120 eV，可以实现 220 eV 的能量阈值。这些性能基本满足低质量区暗物质实验研究的要求。暗物质粒子质量在 2～4 GeV/c² 区域的测量灵敏度达到了国际最好的水平。同时，为了实现更高的灵敏度，中国暗物质实验正在升级质量更高的锗探测器。

思考题

1. 简述闪烁探测器的工作过程？
2. 核辐射探测器信号传输有哪些特征？
3. NaI(Tl) 闪烁体有哪些优点？
4. 化合物半导体探测器有哪些优点？
5. 探测技术的发展趋势有哪些？

参考文献

[1] 张玉敏. 国外放射性探测装备和技术的发展现状与趋势 [J]. 舰船防化，2009，1 (1)：1－5.

[2] 吕玉琴，曾光宇. 核辐射探测器的研制 [J]. 机械工程与自动化，2009，2 (2)：173－174，177.

[3] 丁洪林. 核辐射探测器 [M]. 哈尔滨：哈尔滨工程大学出版社，2010.

[4] 陈伯显，张智. 核辐射物理及探测学 [M]. 哈尔滨：哈尔滨工程大学出版社，2011.

[5] 汤彬，葛良全，方方，等. 核辐射测量原理 [M]. 哈尔滨：哈尔滨工程大学出版社，2011.

[6] 郝云霄. 半球型 CdZnTe 核辐射探测器的制备与性能 [J]. 核电子学与探测技术，2012，32 (7)：766－768.

[7] 吴昱城. 超低能量阈高纯锗探测器的暗物质直接探测 [D]. 北京：清华大学，2013.

[8] 张合金. 核辐射探测装备和技术的发展趋势 [J]. 化学工程与装备，2016，8 (8)：277－278.

[9] 王伟，阳璞琼，李港，等. 核辐射探测器的现状及其展望 [J]. 求知导刊，2017 (12)：94－95.

[10] RUZIN A. 半导体辐射探测器 [J]. 湘潭大学自然科学学报，2018，40 (4)：106－114.

[11] 宿凌超，雷茂，姚远程. 核辐射探测器前端高斯成形电路研究与改进 [J]. 现代计算机，2020，35 (2)：8－12，25.

（杨小勇　王　进　党　鹏）